Herausforderndes Verhalten bei Menschen mit psychischen Störungen

Herausforderndes Verhalten bei Menschen mit psychischen Störungen

Bo Hejlskov Elvén, Sophie Abild McFarlane

Wissenschaftlicher Beirat Programmbereich Pflege:

André Fringer, Winterthur; Jürgen Osterbrink, Salzburg; Doris Schaeffer, Bielefeld; Christine Sowinski, Köln; Angelika Zegelin, Dortmund

Bo Hejlskov Elvén
Sophie Abild McFarlane

Herausforderndes Verhalten bei Menschen mit psychischen Störungen

Praxisbuch für Pflege und Gesundheitsberufe

2., überarbeitete und erweiterte Auflage

Aus dem Englischen von Gabriella Frank

Deutschsprachige Ausgabe herausgegeben von Christoph Müller

Mit Beiträgen von
Jürgen Georg
Christoph Müller
Christian Zechert

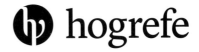

Bo Hejlskov Elvén. Klinischer Diplom-Psychologe, Dozent und Berater für die Themen „Autismus" und „herausforderndes Verhalten", Lomma, Schweden
E-Mail: bohejlskovj@me.com
Website: www.hejlskov.se

Sophie Abild McFarlane. Expertin aus Erfahrung in der psychiatrischen Versorgung. Peer-Supporterin auf einer Psychose-Station, Malmö, Schweden

Christoph Müller. (Dt. Hrsg.) Psychiatrisch Pflegender, Fachautor, Dozent, Pflegejournalist und Redakteur der Fachzeitschrift „Psychiatrische Pflege", Wesseling
E-Mail: arscurae@web.de

Wichtiger Hinweis: Der Verlag hat gemeinsam mit den Autoren bzw. den Herausgebern große Mühe darauf verwandt, dass alle in diesem Buch enthaltenen Informationen (Programme, Verfahren, Mengen, Dosierungen, Applikationen, Internetlinks etc.) entsprechend dem Wissensstand bei Fertigstellung des Werkes abgedruckt oder in digitaler Form wiedergegeben wurden. Trotz sorgfältiger Manuskripterstellung und Korrektur des Satzes und der digitalen Produkte können Fehler nicht ganz ausgeschlossen werden. Autoren bzw. Herausgeber und Verlag übernehmen infolgedessen keine Verantwortung und keine daraus folgende oder sonstige Haftung, die auf irgendeine Art aus der Benutzung der in dem Werk enthaltenen Informationen oder Teilen davon entsteht. Geschützte Warennamen (Warenzeichen) werden nicht besonders kenntlich gemacht. Aus dem Fehlen eines solchen Hinweises kann also nicht geschlossen werden, dass es sich um einen freien Warennamen handelt. Der Verlag weist ausdrücklich darauf hin, dass im Text enthaltene externe Links vom Verlag nur bis zum Zeitpunkt des Redaktionsschlusses eingesehen werden konnten. Auf spätere Veränderungen hat der Verlag keinerlei Einfluss. Eine Haftung des Verlags ist daher ausgeschlossen.

Bibliografische Information der Deutschen Nationalbibliothek
Die Deutsche Nationalbibliothek verzeichnet diese Publikation in der Deutschen Nationalbibliografie; detaillierte bibliografische Daten sind im Internet über http://www.dnb.de abrufbar.

Dieses Werk einschließlich aller seiner Teile ist urheberrechtlich geschützt. Jede Verwertung außerhalb der engen Grenzen des Urheberrechtes ist ohne Zustimmung des Verlages unzulässig und strafbar. Das gilt insbesondere für Kopien und Vervielfältigungen zu Lehr- und Unterrichtszwecken, Übersetzungen, Mikroverfilmungen sowie die Einspeicherung und Verarbeitung in elektronischen Systemen.

Anregungen und Zuschriften bitte an:
Hogrefe AG
Lektorat Pflege
z.Hd. Jürgen Georg
Länggass-Strasse 76
CH-3012 Bern
Schweiz
Tel. +41 31 300 45 00
info@hogrefe.ch
www.hogrefe.ch

Lektorat: Jürgen Georg, Martina Kasper, Alissa Leuthold
Bearbeitung: Christoph Müller
Übersetzung: Gabriella Frank
Herstellung: René Tschirren
Umschlagabbildung: Getty Images/CaiaImages
Umschlag: Claude Borer, Riehen
Kapiteltrenner (Innenteil): Bettina vom Eyser, Wesseling
Satz: punktgenau GmbH, Bühl
Druck und buchbinderische Verarbeitung: Multiprint Ltd., Kostinbrod
Printed in Bulgaria

Das vorliegende Buch ist eine Übersetzung aus dem Englischen. Der Originaltitel lautet „Frightened, Disturbed, Dangerous – Why working with patients in psychiatric care can be really difficult, and what to do about it" von Bo Hejlskov Elvén und Sophie Abild McFarlane.
© 2017. Bo Hejlskov Eléven und Sophie Abild McFarlane. First published by Jessica Kingsley Publishers, London/Philadelphia.

2., überarbeitete und erweiterte Auflage 2024
© 2024 Hogrefe Verlag, Bern
(E-Book-ISBN_PDF 978-3-456-96328-0)
(E-Book-ISBN_EPUB 978-3-456-76328-6)
ISBN 978-3-456-86328-3
https://doi.org/10.1024/86328-000

Inhaltsverzeichnis

Vorwort		11
Einleitung		15

Teil I: Prinzipien		21
1	**Prüfen, wer ein Problem hat**	23
1.1	Wer löst Frau Kuhns Problem?	25
1.2	Patienten lösen keine Probleme	25
1.3	Zusammenfassung	27
1.4	Weiterführende Literatur	27
2	**Menschliches Verhalten nach individuellen Fähigkeiten**	29
2.1	Fähigkeiten, Anforderungen und Erwartungen	30
2.2	Eigenschaften und Normalverteilung	32
2.3	Individuelle Fähigkeiten	33
2.4	Herausforderndes Verhalten ist Teil des Alltags	33
2.5	Überhöhte Ansprüche	34
2.6	Rücksicht auf Bedürfnisse nehmen	36
2.7	Zusammenfassung	36
2.8	Weiterführende Literatur	36
3	**Sinnvoll erscheinende Handlungen**	39
3.1	Handlungen, die Sinn ergeben	40
3.2	Regeln, die keinen Sinn ergeben	41
3.3	Kunstgriffe für eine sinnvolle Alltagsgestaltung	42
3.4	Zusammenfassung	43
3.5	Weiterführende Literatur	43
4	**Verantwortungsübernahme**	45
4.1	Wer trägt die Verantwortung?	46
4.2	Konsequenzen und Bestrafung	48
4.3	Grenzen unserer Fähigkeiten	50

4.4	Zusammenfassung	51
4.5	Literatur und weiterführende Literatur	52
5	**Misserfolge und Lernen**	**55**
5.1	Lernen wir aus Erfolgen oder Misserfolgen?	56
5.2	Warum Maßregelung nicht funktioniert	57
5.3	Wie ein Verlierer aus Erfolgen lernt	58
5.4	Zusammenfassung	59
5.5	Literatur und Weiterführende Literatur	59
6	**Zusammenarbeit und Affektregulation**	**61**
6.1	Wenn Menschen im Affekt handeln	62
6.2	Das Modell der Affektregulation	63
6.3	Phasen der Affektregulation	64
6.4	Zusammenfassung	65
6.5	Literatur und Weiterführende Literatur	65
7	**Beherrschung nicht verlieren**	**67**
7.1	Das Beste geben	68
7.2	Alternative Strategien anbieten	69
7.3	Zusammenfassung	70
7.4	Weiterführende Literatur	70
8	**Affektübertragung**	**71**
8.1	Spiegelneuronen	72
8.2	Wirkung unserer Reaktionen auf Patienten	73
8.3	Warum der Gewinner verliert	75
8.4	Zusammenfassung	75
8.5	Weiterführende Literatur	75
9	**Konfliktlösungen und Handlungsplan**	**77**
9.1	Warum Konflikte aus Lösungsversuchen bestehen	78
9.2	Wenn das Personal gewinnen will	79
9.3	Bei Versagen ist ein Handlungsplan erforderlich	79
9.4	Körperliche Zwangsmaßnahmen vermeiden	80
9.5	Mehrfach fixieren ist eine Methode	81
9.6	Zusammenfassung	81
9.7	Weiterführende Literatur	82
10	**Alltagsanforderungen und eingeschränkte Patientenautonomie**	**83**
10.1	Übliche Anforderungen des Alltags	84

10.2	Einschränkung der Patientenautonomie	84
10.3	Sich Zustimmung einholen	86
10.4	Sinnvolle Strukturen schaffen	87
10.5	Ablenken anstatt Grenzen setzen	89
10.6	Zusammenfassung	89
10.7	Literatur und Weiterführende Literatur	90
11	**Zuerkannte Autorität**	**91**
11.1	Der Hobbessche Staat	92
11.2	Autorität gewinnen und Macht verstehen	93
11.3	Macht verdienen	93
11.4	Allen Bürgern steht Meinungsfreiheit zu	94
11.5	Die Meinungsfreiheit der Patienten	95
11.6	Das Recht, Autoritätspersonen zu kritisieren	95
11.7	Autorität und Führung	97
11.8	Zusammenfassung	97
11.9	Weiterführende Literatur	98

Teil II: Fallstudien und Handlungspläne 99

12	**Wir arbeiten in einer Werkstatt**	**101**
12.1	Die Ausreden des Mechanikers	102
12.2	Die Ausreden des Pflegepersonals	103
12.3	Falschparken	104
12.4	Zusammenfassung	105
12.5	Weiterführende Literatur	105
13	**Fallstudien und Handlungspläne**	**107**
13.1	Ein guter Handlungsplan	108
13.2	Unpassend formulierte Aufforderung	110
13.3	Zerstörtes Vertrauen und nur Verlierer	112
13.4	Konfliktsituationen wiederholen sich	112
13.5	Konfliktsituationen verhindern	113
	13.5.1 Die Alltagsphase	113
	13.5.2 Die Eskalationsphase	113
	13.5.3 Die Chaosphase	114
	13.5.4 Die Deeskalationsphase	114
13.6	Professionalisierung: auf die Methode fokussieren	115
13.7	Lösungsversuche, die Konflikte eskalieren lassen	116

13.8	Was muss im Alltag geändert werden?	118
13.9	Gewalttätige Konflikte verhindern	118
13.10	Für Entspannung sorgen	119
13.11	Konfliktprävention ist wichtig	119
13.12	Soziale Bedürfnisse	121
13.13	Literatur und Weiterführende Literatur	124
14	**Das Prinzip des rücksichtsvollen Umgangs**	**127**
14.1	Die kleinen Details	130
14.2	Klare Ziele und Beteiligung	130

Teil III: Arbeitsmaterial ... 133

15 Teil I: Prinzipien ... 135

16 Teil II: Fallstudien und Handlungspläne ... 139

Teil IV: Herausforderndes Verhalten bei seelisch erkrankten Menschen ... 141

17 Herausforderndes Verhalten: Einordnung in die Psychiatrie ... 143
Christoph Müller

17.1 Literatur ... 150

18 Herausforderndes Verhalten und das Gezeiten-Modell ... 151
Christoph Müller

18.1	Gespür entwickeln	153
18.2	Alltägliche Interaktion	154
18.3	Weg zur Lebensgeschichte	157
18.4	Literatur	161

19 Herausforderndes Verhalten, Humor und Heiterkeit ... 163
Christoph Müller

19.1	Was ist herausforderndes Verhalten?	164
19.2	Wie kommt es zu herausforderndem Verhalten?	166
19.3	Was ist Heiterkeit?	169
19.4	Die Figur des Clowns	172
19.5	Interaktionelle Pflege nach Hildegard Peplau	173
19.6	Therapeutischer Humorprozess	178

19.7	Was hat das herausfordernde Verhalten mit dem Clown zu tun?	180
19.8	Von der Not, die Perspektive zu verändern	181
19.9	Literatur	183
20	**Von Symptomträgern und einem Freispruch**	**185**
	Christoph Müller im Gespräch mit Christian Zechert	
20.1	Weiterführende Literatur	199
21	**Herausforderndes Verhalten einschätzen und verstehen**	**201**
	Jürgen Georg und Christoph Müller	
21.1	Vorkommen herausfordernden Verhaltens in der Praxis	202
21.2	Ansätze zum Verständnis herausfordernden Verhaltens	203
	21.2.1 Das Adaptation-Coping-Modell	204
	21.2.2 Das Modell der unbefriedigten Bedürfnisse	204
	21.2.3 Das Modell der niedrigeren Stressschwelle	207
21.3	Herausforderndes Verhalten im Pflegeprozess	212
	21.3.1 Pflegeassessment herausfordernden Verhaltens	212
	21.3.2 Pflegediagnosen und herausforderndes Verhalten	218
	21.3.3 Pflegeinterventionen bei herausforderndem Verhalten	223
21.4	Literatur	231

Anhang	235
Nachwort des deutschen Herausgebers	237
Christoph Müller	
Autor*innen- und Herausgeberverzeichnis	243
Psychiatrische Pflege im Hogrefe Verlag	246
Sachwortverzeichnis	254

Vorwort

Liebe Leserinnen und Leser,
liebe Kolleginnen und Kollegen,

im Umgang mit Menschen, deren Seelen aus dem Gleichgewicht geraten sind, ist herausforderndes Verhalten an der Tagesordnung. Dies verwundert nicht. Eine seelische Erkrankung ist immer auch mit einer Orientierungs- und Hilflosigkeit im Erleben und Verhalten verbunden. Der krisenhafte Zustand sorgt dafür, dass eine größere Verletzlichkeit gegeben ist. Und diese Verletzlichkeit bei den Betroffenen lässt Eskalationsspiralen rascher voranschreiten.

Das herausfordernde Verhalten ist grundsätzlich für diejenigen ein Problem, die damit umgehen müssen – als An- oder Zugehörige oder als professionell Tätige. Auffälliges Verhalten ist in der Interaktion mit dem sozialen Umfeld eines Menschen v. a. im Fokus. Den älteren Angehörigen fällt es schwer, wenn der demenziell veränderte Lebenspartner ständig in der gemeinsamen Wohnung umherläuft. Die Nachbarn können kaum damit umgehen, dass die junge Frau in der akuten Psychose zu jeder Tages-und Nachtzeit herumschreit und häufig die Menschen weckt. Der manische Mensch lässt sich in seinem Aktionsdrang nicht begrenzen.

Herausforderndes Verhalten hat etwas Wechselseitiges. Auf eine Aktion folgt konsequent eine Reaktion. So erscheint es natürlich, dass bei den Menschen, die mit auffälligem Verhalten konfrontiert werden, leibliche oder auch emotionale Reaktionen wachgerufen werden. Dem Nicht-Betroffenen gelingt es in vielen Momenten nicht mehr, den eigenen Verstand stärker sein zu lassen. Dies führt dazu, dass der Umgang mit herausforderndem Verhalten schwerfällt oder gar unmöglich gemacht wird.

Wenn ein Mensch herausforderndes Verhalten zeigt, so ist dies sicher ein Signal dafür, wie es ihm oder ihr geht. Herausforderndes Verhalten ist ein Gradmesser dafür, wie ausgeprägt seine Orientierungs- und Hilflosigkeit ist. Je hilfloser sich jemand fühlt, umso schwieriger fällt der Umgang mit ihm oder mit ihr.

So gegenwärtig auffälliges Verhalten im Miteinander mit seelisch erkrankten Menschen ist, so dürftig ist die Literatur zu diesem häufig aufkommenden Phänomen. Der Blick in die Regale von Bibliotheken und Buchhandlungen zeigt, dass die Beschäftigung mit herausforderndem Verhalten bei Menschen mit einer geistigen Behinderung oder einer Demenz, bei Menschen mit Autismus oder verhaltensauffälligen Kindern und Jugendlichen zu gelungenen Publikationen geführt hat. Startet man die Suche nach spezifischer Literatur zu herausforderndem Verhalten mit psychischen Erkrankungen, so bleiben die Entdeckungen begrenzt. Das Buch „Schreckhaft, verstört, gefährlich?" füllt eine Lücke, die es immer noch gibt.

Bo Hejlskov Elvén und Sophie Abild McFarlane sind ein Autoren-Tandem, das für die Auseinandersetzung mit herausforderndem Verhalten bei seelischen Erkrankungen wichtige Impulse geben kann. Hejlskov Elvén hat sich in Forschung und Lehre quasi objektiv mit dem Phänomen beschäftigt. Kenntnisreich und reflektiert nimmt er herausforderndes Verhalten unter die Lupe. Ihm geht es darum, dass Wissenschaft nicht nur lebens- und praxisnah arbeitet. Durch die Einbeziehung seiner Tochter Sophie Abild McFarlane wird es nicht nur lebensnah.

McFarlane weiß als Betroffene, was eine seelische Erkrankung bedeutet. Mit der Expertin aus Erfahrung kommt die subjektive Seite des herausfordernden Verhaltens zur Sprache. Sie weiß selbst, wie die emotionalen Entgleisungen eines Menschen zu herausforderndem Verhalten führen. Noch mehr: Sie bringt viele Erfahrungen in den Diskurs ein. Dabei wird eindrücklich dokumentiert, wie es in der Interaktion von psychiatrisch Tätigen und Menschen, die von einer seelischen Erkrankung betroffen sind, zu Missverständnissen oder zu Interpretationen von Verhalten kommt, das letztendlich von einem inneren zu einem äußeren Chaos führt.

In der klinischen Psychiatrie, aber auch in der sozialpsychiatrischen Versorgung kommt herausforderndes Verhalten vor. Psychiatrisch Tätige haben oft keine Handlungsressourcen. Faktisch führt auffälliges Verhalten immer wieder zu restriktiven Interventionen psychiatrisch Tätiger. Es ist nicht selten, dass Menschen mit herausforderndem Verhalten eine freiheitsbeschränkende Maßnahme erleben, sich dem subtilen Druck ihrer Betreuerinnen und Betreuer fügen müssen oder sich an autoritäre Strukturen anpassen müssen.

Dass Bo Hejlskov Elvén und Sophie Abild McFarlane mit dem Buch „Herausforderndes Verhalten bei Menschen mit psychischen Störungen" die subjektive Seite herausfordernden Verhaltens in den Diskurs einbringen, wird ein Zugewinn für den fachlichen Austausch sein. Psychiatrische Begleitung lebt davon, sich möglichst auf gleicher Augenhöhe zu bewegen. Psychiatrische Begleitung lebt davon, dass nach gemeinsamen Antworten auf anstehende Fragen gesucht wird. Psychiatrische Versorgung lebt davon, dass Betroffene, An- und Zugehörige sowie psychiatrisch Tätige gemeinsam die Wege gehen, die zu gehen sind. Psychiatrische Versorgung muss trialogisch sein, sonst wird sie künftig keinen Wert haben.

Gemeinsam nach den Ursachen herausfordernden Verhaltens zu schauen birgt die Chance in sich, dem Übel an den Wurzeln zu begegnen. Gemeinsam Lösungen zu erarbeiten, um herausforderndes Verhalten reduzieren oder verhindern zu können, dies gibt dem Vorhaben ein breiteres Fundament. Das Ganze zeigt, dass sich Menschen, ganz egal ob seelisch erkrankt oder psychisch gesund, mit dem nötigen Respekt und der nötigen Akzeptanz begegnen.

Dass Bo Hejlskov Elvén an wenigen Stellen die Asymmetrie zwischen Betroffenen und Helfenden als gegeben hinnimmt, ist sicher der Tatsache geschuldet, dass er es in dem Versorgungssystem, in dem er lebt, nicht anders erlebt hat. Für uns psychiatrisch Tätige sollte es Ermunterung sein, sich der trialogischen Psychiatrie annähern zu wollen. Dass psychiatrisch Tätige mehr Verantwortung tragen, sollte sich im Bemühen ausdrücken, den seelisch erkrankten Menschen in seiner Not ernstzunehmen.

Bo Hejlskov Elvén spricht sich u. a. dafür aus, dass seelisch erkrankte Menschen, die ihre Mitmenschen verletzt haben, nicht polizeilich angezeigt werden sollten. Er zeigt die Schere auf, das Betroffene einerseits nicht zur Verantwortung gezogen werden können – aufgrund der seelischen Krise. Andererseits stellt sich die Frage, ob der Realitätsbezug nicht die polizeiliche Anzeige zur Folge haben muss, um beispielsweise die Beschäftigten nicht zum Freiwild in den psychiatrischen Einrichtungen werden zu lassen.

Mit dem Zwischenruf von Bo Hejlskov Elvén und Sophie Abild McFarlane ist ein Zeichen gesetzt, sich intensiver mit dem Phänomen des herausfordernden Verhaltens zu beschäftigen. Ihr Zwischenruf sollte eine große Beachtung unter Betroffenen, Angehörigen und psychiatrisch Tätigen finden. Als psychiatrisch Pflegender wünsche ich dem Buch, dass es ein Startpunkt für ein Mehr an Miteinander von Betroffenen, Angehörigen und psychiatrisch Tätigen ist.

Wesseling, im Oktober 2019

Christoph Müller
Psychiatrisch Pflegender, Fachautor

Einleitung

Schreckhaft, verstört, gefährlich?

Warum die Arbeit mit Psychiatriepatienten so herausfordernd sein kann und wie wir damit zurechtkommen

Meine Tochter und ich haben dieses Buch gemeinsam geschrieben. Ich bin Psychologe und bereits seit vielen Jahren als Privatdozent und Pädagoge in der Behindertenhilfe und Psychiatrie tätig. Meine Tochter befindet sich seit nunmehr zehn Jahren in psychiatrischer Behandlung, die mit ihrem 17. Lebensjahr begann. In diesem Buch haben wir uns vorgenommen, herausforderndes Verhalten sowohl aus der Betroffenen- als auch aus der Beschäftigtenperspektive zu beleuchten. Zwar haben wir die Psychiatrie aus einem jeweils anderen Blickwinkel erlebt, jedoch hinderte uns das nicht, unsere unterschiedlichen Eindrücke zusammenzuführen, was nicht zuletzt der Tatsache zu verdanken ist, dass wir Vater und Tochter sind.

In meiner Arbeit beschäftige ich mich in erster Linie mit behinderten Menschen, führe Untersuchungen durch und leite Personalschulungen. Mit der stationären Psychiatrie bin ich erstmals als Angehöriger eines Betroffenen in Berührung gekommen.

Es war nicht immer eine angenehme Erfahrung, die Entwicklung meiner Tochter als Außenstehender mitzuerleben. Diese Erfahrung hat mich jedoch umso mehr davon überzeugt, dass wir die Arbeitsmethoden der Psychiatrie weiter entwickeln müssen. Seitdem arbeite ich in der Psychiatrie mit folgendem Ziel: Wir müssen besser darin werden, uns um diejenigen Menschen zu kümmern, die unsere Fürsorge am meisten brauchen.

Wenn ich Beschäftigte in psychiatrischen Einrichtungen unterrichte und ausbilde, bekomme ich häufig die unterschiedlichsten Geschichten zu hören. Darin geht es oft um Patienten, die laut werden, andere bedrohen, handgreiflich werden oder sich selbst verletzen. Aber ich höre auch von Praktiken, die Patienten in ihr Zimmer schicken, isolieren, mechanisch fixieren oder ihnen Bedarfsmedikamente verabreichen. Oft ist der Fokus darauf gerichtet, was der Patient eigentlich tun sollte und was das Personal unternimmt, damit die Patienten ruhig bleiben.

Beschäftigte in der Psychiatrie berichten außerdem häufig davon, dass sie sich machtlos fühlen, wenn Patienten verhaltensauffällig werden. Psychiatriepatienten erzählen ihrerseits von Mitarbeitern, die ihre Stimme erheben und strikten Gehorsam fordern, und von der Unzufriedenheit, nicht über sich selbst bestimmen zu können, sowie von ihrem Gefühl der Machtlosigkeit. Bei der Zusammenarbeit mit psychiatrischen Einrichtungen habe ich mir im Laufe der Jahre angewöhnt, gezielt nach diesem Gefühl der Machtlosigkeit zu suchen, da es destruktiver ist als jedes andere Gefühl, ganz gleich ob es Mitarbeiter, Patienten oder Angehörige betrifft.

Aus der Betroffenenperspektive ist es leicht verständlich, dass Machtlosigkeit verheerend ist. Als Psychiatriepatient hat man keine Kontrolle über sein Leben und man fühlt sich sowohl dem Personal als auch der eigenen Krankheit ausgeliefert. Das eigene Leben fühlt sich etwa so an, als würde man einen reißenden Fluss hinabgetrieben, kreuz und quer gegen Felsen geworfen und manchmal unter Wasser gedrückt. Machtlosigkeit ist aber auch für die Beschäftigten verheerend. Mitarbeiter, die sich hilflos fühlen, sind häufig streitlustig und begegnen Patienten mit hohen Ansprüchen. Wir als Mitarbeiter reagieren dann z. B. zynisch und resigniert. Und manchmal werden wir so hilflos, dass wir genau die Patienten meiden, um die wir uns eigentlich kümmern sollten.

Wenn aber das ganze System von Machtlosigkeit betroffen ist – wenn sich sowohl das Personal als auch die Patienten machtlos fühlen –, dann handelt es sich um die wohl verheerendste Form der Machtlosigkeit. Anstatt das Problem der Machtlosigkeit gemeinsam anzugehen, kämpfen Personal und Patienten immer erbitterter gegeneinander an. Oft ist die Atmosphäre von gegenseitigem Misstrauen gekennzeichnet. In solchen Situationen greifen Beschäftigte und Patienten zu Verhaltensweisen und Methoden, die nicht die gewünschte Wirkung erzielen. Das ist die extremste Konsequenz von Machtlosigkeit.

Die Hauptaufgabe der Psychiatrie

Die Aufgabe der Psychiatrie liegt in der Diagnostik und Therapie. Da herausforderndes Verhalten aber den Arbeitsablauf stört, sollte der Umgang mit herausforderndem Verhalten möglichst unkompliziert und reibungslos verlaufen, damit sich die Psychiatrie auf ihre eigentliche Tätigkeit konzentrieren kann. Sie besteht allerdings nicht darin, Betroffene zu korrektem Verhalten anzuleiten und sie dahingehend zu therapieren. Vielmehr geht es um Bewältigung und Vorbeugung ungünstiger Verhaltensweisen, die den Betroffenen in seiner Entwicklung behindern können, wieder in ein geregeltes Leben zurückzufinden. Bestenfalls geschieht das mithilfe von Methoden, die möglichst wenig Raum, Zeit und Energie beanspruchen. Deshalb liegt es nicht beim Betroffenen, ein bestimmtes Verhalten zu zeigen. Vielmehr ist es die Aufgabe der Psychiatrie, Rahmenbedingungen zu schaffen, die dem Patienten gutes Verhalten ermöglichen, sodass die Psychiatrie ihrer behandelnden Tätigkeit gerecht werden kann.

Ziel dieses Buches

Dieses Buch ist ein Versuch, den in der Psychiatrie herrschenden, äußerst unglückseligen Mangel an Wissen über herausforderndes Verhalten zu beheben. Deshalb soll der erfolgreiche, professionelle und evidenzbasierte Umgang mit herausforderndem Verhalten beleuchtet werden. Durch die Auseinandersetzung mit Ansätzen und Methoden wird es uns möglich sein, den Alltag in psychiatrischen Kliniken wie in der ambulanten und sozialpsychiatrischen Versorgung deutlich positiver zu gestalten.

In diesem Buch geht es darum, wie wir uns als Beschäftigte gegenüber Betroffenen verhalten können, damit sie nach der Behandlung ihr Leben wieder selbstbestimmt und selbstverantwortlich bewältigen können. Das Buch richtet sich in erster Linie an Klinikpersonal und Beschäftigte des sozialpsychiatrischen Dienstes, jedoch können auch Mitarbeiter der ambulanten Versorgung von den Methoden und dem Menschenbild davon profitieren. Der Schwerpunkt liegt auf dem Umgang mit herausforderndem Verhalten – und nicht auf der Behandlung –, weshalb es insbesondere für Mitarbeiter hilfreich ist, die in größerem Umfang bzw. nicht nur im therapeutischen Rahmen mit Patienten arbeiten.

In diesem Buch werden keine Diagnosen genannt. Das ist beabsichtigt. Diagnosen sind zwar wichtig für die Behandlung und die Prognose einer Krankheit, jedoch spielen sie keine Rolle, wenn jemand handgreiflich wird oder randaliert.

Der Aufbau dieses Buches

Das Buch ist in drei Teile untergliedert. Der erste Teil besteht aus elf Kapiteln, die jeweils ein Prinzip vorstellen und erläutern. Ein Prinzip lässt sich als ein Grundsatz definieren, nach dem man handeln sollte. Das erste Kapitel beruht beispielsweise auf dem Grundsatz „Prüfen Sie zuerst immer, wer tatsächlich ein Problem hat".

Diese Prinzipien sind Bestandteil des Low-Arousal-Approach und basieren auf wissenschaftlicher Forschung zum Umgang mit herausforderndem Verhalten. Ich bin zuversichtlich, dass diese Prinzipien ausreichen, um eine gewisse Offenheit zu schaffen und neue Denk- und Verhaltensmuster zu erproben. Wer den Mut dazu hat, wird in der Regel mit Erfolgen und guten Ergebnissen belohnt. Allerdings verlangt das von Ihnen als Leser eine gewisse Offenheit und Flexibilität.

Jedes Prinzip wird mit einer Alltagssituation (bzw. mit einem Fallbeispiel) illustriert. Die geschilderten Situationen hat die Co-Autorin, meine Tochter Sophie, als Patientin auf Psychiatriestationen und in psychiatrischen Wohnheimen selbst erlebt. Gestatten Sie, dass sich Sophie vorstellt.

Sophie

„Die oben beschriebene Situation, in der sich die Mitarbeiter wie auch die Betroffenen machtlos fühlen und es zu Gewalt und Auseinandersetzungen kommt, habe ich, Sophie, aus erster Hand erlebt. Mehr als zehn Jahre, von meinem 17. Lebensjahr an, war ich in stationärer und ambulanter Behandlung, wurde sozialpsychiatrisch betreut und wohnte in psychiatrischen Wohnheimen. Mein Beitrag zu diesem Buch sind die Fallbeispiele, die den Ausgangspunkt für jedes Kapitel bilden. Die Beispiele beschreiben Situationen, die ich oder meine Mitpatienten auf Stationen bzw. in Wohnheimen erlebt haben. Alle Situationen wurden bis auf die Tatsache, dass Sie um meine Anwesenheit wissen, anonymisiert. Heute habe ich es gut; ich wohne mit meinem Verlobten in einem kleinen Stadthaus und komme mit ambulanter Versorgung zurecht. Deshalb erlebe ich solche geschilderten Situationen zum Glück nicht mehr. Da ich mich nun in einem guten Zustand befinde, möchte ich zur Weiterentwicklung der Behandlungsmethoden in der Psychiatrie beitragen."

In einigen Fallbeschreibungen erscheint das Verhalten des Personals möglicherweise unvertretbar und unethisch. In diesem Buch geht es mir aber nicht darum, die Fehler des Personals herauszustellen. Ich bin mir sicher, dass Sie das als Leser selbst einschätzen können. In den meisten Fallbeispielen geht es um Situationen, die deshalb einen unguten Verlauf nehmen, weil die Methoden und Vorgehensweisen ungeeignet sind. Ein weiteres Ziel ist, Mitarbeitern bei der Suche nach besseren Arbeitsmethoden zu helfen, damit die Behandlung erstens sowohl für die Betroffenen als auch für die Mitarbeiter sicherer wird, zweitens wahrscheinlicher zum Erfolg führt und drittens sich auch aus ethischer Sicht verbessert. Um das zu erreichen, müssen wir uns sowohl mit uns selbst als auch unseren Methoden auseinandersetzen.

Im zweiten Teil dieses Buches betrachten wir mehr Fallbeispiele aus Sophies Leben. Dabei berücksichtigen wir die Prinzipien, die im ersten Teil behandelt wurden. Indem wir die Fallbeispiele analysieren, können wir nachvollziehen, was genau in diesen Situationen vor sich geht, um anschließend bessere Bewältigungsstrategien für ähnliche Situationen zu erarbeiten.

Grundlage für dieses Buch bilden Erkenntnisse aus der Verhaltensforschung sowie Forschungsergebnisse zu Ansätzen und Methoden, die sich im Gesundheitswesen, in der Behindertenarbeit und Pädagogik als wirksam bzw. unwirksam erwiesen haben. Zugunsten der Lesbarkeit habe ich bis auf einige Ausnahmen keine Quellen im Fließtext angegeben. Wenn Sie sich die verwendeten Quellen erschließen möchten, finden Sie in in jedem Kapitel ein erweitertes Literaturverzeichnis (weiterführende Literatur), in dem die Quellen vorgestellt werden. Im Teil III finden Sie außerdem eine Sammlung mit Arbeitsmaterial, das in Personalsitzungen als Grundlage für Diskussionen verwendet werden kann.

Teil I: Prinzipien

Teil I behandelt eine Reihe von Prinzipien für das Verhaltensmanagement, die in der Tradition des Low-Arousal-Approach stehen.

Jedes Kapitel beginnt mit einem Fallbeispiel, das ein Prinzip illustriert.

1
Prüfen, wer ein Problem hat

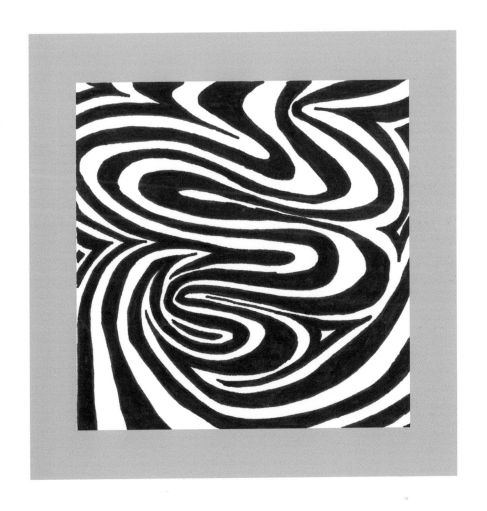

Prinzip: Prüfen Sie immer zuerst, wer tatsächlich ein Problem hat

Fallbeispiel Frau Kuhn

Frau Kuhn hat sich freiwillig in die Psychiatrie einweisen lassen. Abends hat sie manchmal Schwierigkeiten einzuschlafen, sodass sie lange wachliegt und sich im Bett wälzt. Deshalb hat sie den Stationsarzt in der letzten Sprechstunde darum gebeten, ihr Schlaftabletten zu verschreiben. Dieser hat ihr jedoch davon abgeraten, noch mehr Medikamente einzunehmen, und ihr stattdessen empfohlen, vor dem Schlafengehen eine Tasse Tee zu trinken. Dies würde ihr wahrscheinlich beim Entspannen und Einschlafen helfen.

Auf dieser Station dürfen Patienten vor der abendlichen Medikamentenausgabe um 22 Uhr nicht zu Bett gehen. Bis dahin ist der Teewagen für die Patienten allerdings schon weg.

Einige Tage nach dem Arztgespräch beschließt Frau Kuhn, den ärztlichen Rat zu beherzigen. Weil der Teewagen bereits fortgeschafft wurde, begibt sie sich zum Personalraum, um nach Tee zu fragen.

Vielleicht kann das Personal für sie eine Ausnahme machen? Die Mitarbeiter in der Küche wollen aber Frau Kuhn keinen Tee ausgeben. Frau Kuhn fragt: „Aber Sie haben doch Tee. Können Sie mir nicht einfach eine Tasse davon geben?" Nein, die Mitarbeiter möchten ihr keinen Tee geben. Es gibt Regeln, wann Patienten Tee ausgeschenkt wird, und wo kämen wir hin, wenn jeder vor dem Schlafengehen Tee trinken wollte?

Frau Kuhn fühlt sich gestresst, beginnt zu weinen und setzt sich im Flur auf den Boden. Ein Pflegeassistent, Herr Huber, tritt aus dem Personalraum, packt sie am Arm, hebt sie hoch in den Stand und sagt: „Gehen Sie sofort in Ihr Zimmer und dann ab ins Bett." Frau Kuhn versucht, sich aus dem Griff zu befreien, indem sie eine ausladende Bewegung mit den Armen macht. Dabei trifft sie Herrn Huber in den Bauch, sodass dieser stürzt. Herr Huber drückt den Alarmknopf. Wenn ein Mitarbeiter während der Nacht den Alarm auslöst, kommen Pflegekräfte aus zwei verschiedenen Stationen herbeigeeilt. Insgesamt sechs Pflegekräfte zwingen Frau Kuhn zu Boden und verabreichen ihr eine Spritze. Anschließend wird sie ins Bett gebracht und auf eine geschlossene Station verlegt. Bis sie sich wieder auf der offenen Station befindet, vergehen zwei Wochen.

1.1
Wer löst Frau Kuhns Problem?

Das Prinzip „Prüfen, wer tatsächlich ein Problem hat" ist wichtig. Im geschilderten Beispiel rät der Stationsarzt Frau Kuhn dazu an, eine Tasse Tee zu trinken, damit sie besser einschlafen kann. Als sie versucht, das in die Tat umzusetzen, stößt sie auf Widerstand, den sie als frustrierend und wahrscheinlich als beleidigend erlebt. Darauf reagiert sie im Flur mit Tränen und dann mit einer ausladenden Bewegung, um sich aus dem Griff des Pflegers zu befreien, der ihr helfen wollte. Darauf folgt ein drastischer Eingriff, und das Ergebnis sind zwei Wochen auf einer geschlossenen Station.

Für den Leser klingt das nach keiner sinnvollen Lösung. Doch aus der Sicht des Personals stellt Frau Kuhn ein Problem dar. Sie hält sich nicht an die Regeln und Vorschriften, an welche die Mitarbeiter gebunden sind. Sie weint, will nicht schlafen gehen und riskiert, dass sich ein Mitarbeiter verletzt.

Frau Kuhns Handlungsspielraum ist begrenzt, sie findet es aber richtig, sich gegen Ungerechtigkeiten zu wehren. Die Mittel, die ihr dafür zur Verfügung stehen, sind Weinen oder der Versuch, sich zu befreien. Daher hat Frau Kuhn kein Interesse, ihr Verhalten zu ändern. Sie versucht, eine schwierige Situation mit den Mitteln lösen, die ihr zur Verfügung stehen.

Wenn die Mitarbeiter davon ausgehen, dass es Frau Kuhn ist, die ein Verhaltensproblem hat, dann wird es heikel. In diesem Fall werden sie von Frau Kuhn verlangen, dass sie ihr Verhalten ändert. Frau Kuhn findet ihr Verhalten jedoch nicht problematisch, und sie ist auch nicht in der Lage zu erkennen, wie sie die Situation anderweitig lösen könnte. Deshalb muss das Personal nach Lösungen suchen, damit sich solche Situationen nicht wiederholen. Die Mitarbeiter müssten eigentlich einen größeren Anreiz haben als Frau Kuhn, etwas an der Situation zu ändern. Denn sie sind Fachleute. Frau Kuhn ist eine Betroffene, die nachweislich Probleme mit Alltag und Routine hat. Frau Kuhn mit Gewalt auf eine geschlossene Station zu verlegen, ist daher nicht sinnvoll und auch keine gute Lösung. Unfreiwillige Pflegemaßnahmen müssen durch eine Fremd- oder Selbstgefährdung begründet sein. Und die Gefahr muss beträchtlich sein. Hier ist das aber keineswegs der Fall.

1.2
Patienten lösen keine Probleme

In diesem Buch geht es darum, wie wir Probleme, mit denen wir in der Psychiatrie und Sozialpsychiatrie möglicherweise konfrontiert werden, in den Griff bekommen können. Es ist jedoch wichtig, von Anfang an darauf hinzuweisen, dass der Schwerpunkt auf dem Unterscheiden zwischen den Problemen des Personals und denjenigen des Betroffenen liegt. In erster Linie behandelt dieses Buch Methoden, die zur Lösung von schwierigen Situationen im Arbeitsalltag eingesetzt werden können, um so für eine reibungslosere und weniger kraftraubende Arbeit zu sorgen.

Betroffene versuchen häufig, ihre Probleme mit den Mitteln zu lösen, die ihnen zur Verfügung stehen. Sie befinden sich aber in psychiatrischer Behandlung, gerade weil sie Probleme haben, mit ihrem Alltag, ihrem Leben und ihren Gefühlen klarzukommen. Deshalb hat das Personal mehr Verantwortung als die Patienten. Wir sind Fachleute; die Patienten sind keine. Deswegen tragen wir die Verantwortung. Nur wenn wir Verantwortung übernehmen, können wir auch schwierige Situationen lösen.

Fallbeispiel Frau Berger

Frau Berger wird aus der psychiatrischen Notfallambulanz auf eine Station verlegt. Während der Verlegung hat sie sich die Kapuze über den Kopf gezogen, um sich von äußeren Einflüssen abzuschirmen. Die Mitarbeiter fordern sie auf, die Jacke auszuziehen. Frau Berger möchte dies jedoch nicht. Die Mitarbeiter ermahnen sie mehrmals. Als Frau Berger die Jacke immer noch nicht abgelegt hat, ziehen sie ihr die Kapuze ab. Frau Berger wartet eine Weile ab und zieht die Kapuze schließlich wieder hoch.

Auch Frau Berger hat einen Grund für ihr Verhalten. Sie fühlt sich unwohl und hat das Bedürfnis, sich abzuschirmen. Die Mitarbeiter können das nicht verstehen und ziehen ihr die Kapuze ab. Frau Berger ist jedoch nicht dumm; sie wartet geduldig eine Weile ab, um die Kapuze wieder hochzuziehen. Offensichtlich hat das Personal ein Problem damit, dass Frau Berger die Kapuze hochgezogen hat. Und Frau Berger hat ein Problem mit dem ganzen Wirbel um sie herum wie auch mit der Tatsache, dass das Personal ihr die Kapuze abzieht. Also haben beide Seiten zwei unterschiedliche Probleme und daher zwei unterschiedliche Lösungsansätze. Von Frau Berger zu erwarten, dass sie die Probleme des Personals versteht und löst, ist eher unrealistisch.

1.3
Zusammenfassung

In der Psychiatrie und Sozialpsychiatrie ist es beinahe alltäglich, herausforderndes Verhalten als ein Problem des Patienten anzusehen und dementsprechend damit umzugehen. In Wirklichkeit sind es die Mitarbeiter, die glauben, es gebe ein Problem. Ein Patient, der kein Problem sieht, ist nur selten motiviert, sein Verhalten zu ändern. Deshalb ist es die Aufgabe des Personals, die Situation so zu beeinflussen, dass kein herausforderndes Verhalten auftritt.

1.4
Weiterführende Literatur

Es freut mich, dass Sie dieses Buch lesen und Ihr Hintergrundwissen zu diesem Thema vertiefen möchten. Nachfolgend stelle ich hinter jedem Kapitel die Quellen vor, aus denen die Konzepte und Methoden dieses Buches stammen. Das bedeutet zwar, dass ich mich wiederholen werde, zugleich wird aber der Hintergrund der Prinzipien deutlicher.

Prinzip: Prüfen Sie immer zuerst, wer tatsächlich ein Problem hat

Die Grundkonzepte aus diesem Kapitel wurden von Andrew McDonnell entwickelt und stammen aus dem Buch:
McDonnell, A. (2010). *Managing aggressive behaviour in care settings*. Wiley.

Sie bilden außerdem die Grundlage für:
Hejlskov Elvén, B. (2010). *No fighting, no biting, no screaming: how to make behaving positively possible for people with autism and other developmental disabilities*. Jessica Kingsley Publishers.

2
Menschliches Verhalten nach individuellen Fähigkeiten

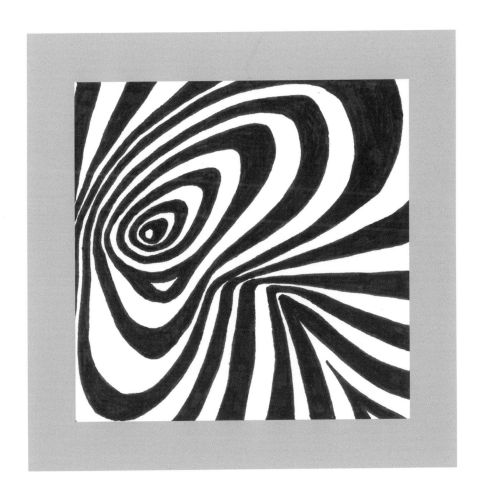

Prinzip: Menschen verhalten sich gut, wenn sie dazu in der Lage sind

Fallbeispiel Frau Hofmann

Das Personal im psychiatrischen Wohnheim, in dem Frau Hofmann lebt, hat alle Bewohner zu einem gemeinsamen Abendessen um 18 Uhr eingeladen. Allerdings haben die Mitarbeiter nicht daran gedacht, genügend Essen mitzubringen. Frau Hofmann ist ziemlich aufgeregt, weil sie sich in großen Gruppen nicht wohlfühlt und beim Essen eigentlich lieber allein ist. Es ist bereits 18.15 Uhr, als das Essen endlich auf den Tisch gebracht wird.

Frau Hofmann geht ziellos durch den Raum und fragt die Mitarbeiter darüber aus, was sie gleich essen wollen. Diese sind es irgendwann leid und fordern sie auf, dass sie sich ihre Portion nimmt und in ihr Zimmer geht. In der Eile nimmt sich Frau Hofmann etwas mehr, als sie normalerweise essen würde. Die Mitarbeiter fordern sie auf, etwas Salat zurückzulegen. Darauf reagiert sie gereizt und aufmüpfig. Die Beschäftigten wollen sie nun aus dem Raum schicken. Frau Hofmann wird wütend und beginnt zu schimpfen. Dann wirft sie das Essen auf den Boden und geht zum Rauchen in den Hof.

2.1 Fähigkeiten, Anforderungen und Erwartungen

Das Prinzip „Menschen verhalten sich gut, wenn sie dazu in der Lage sind" wurde vom Psychologen Ross W. Greene formuliert. Das Prinzip ist eigentlich sehr einfach. Wenn sich eine Person gut verhält, dann liegt es daran, dass sie dazu in der Lage ist. Und wenn sich eine Person schlecht verhält, dann liegt dies daran, dass sie es anders nicht kann. Es bedeutet, dass sich das Umfeld dieser Person fragen muss, ob zu hohe Anforderungen an ihre Fähigkeiten gestellt werden.

Die unterschiedlichen Abschnitte der Fallsituation erfordern verschiedene Fähigkeiten, z. B. sich in einer ungewohnten Situation zurechtzufinden.

An einem normalen Tag bereitet Frau Hofmann ihre Mahlzeit gemeinsam mit dem Betreuungspersonal zu und nimmt dann das Essen allein ein. Und eines Tages passiert plötzlich etwas Ungewohntes: Sie wird mit den anderen Heimbewohnern gemeinsam essen – und sich freundlich verhalten müssen. Der bloße Gedanken daran stresst sie. Und als sie auf das Essen warten muss, wird sie noch unruhiger. Warten erfordert Ausdauer, jedoch verfügt Frau Hofmann nur begrenzt darüber. So wird sie immer ungeduldiger.

Hinzu kommt, dass von ihr erwartet wird, sich schnell an die Situation anzupassen, als die Mitarbeiter bemerken, dass der Abend nicht wie vorgesehen verläuft. Daraufhin ändern sie schnell den Plan. Dies kann zwar an sich eine gute Sache sein, insbesondere, wenn damit die Mitarbeiter auf Frau Hofmanns wachsende Unruhe reagieren. Frau Hofmann kommt damit aber einfach nicht zurecht. Viele Patienten sind in Stresssituationen weniger flexibel und haben Schwierigkeiten, sich schnell anzupassen.

Frau Hofmann tut ihr Bestes. Sie fängt an, sich am Buffet zu bedienen. Durch den Stress schafft sie es nicht, sich eine Portion auf den Teller zu nehmen, die in dieser Situation angemessen wäre. Stattdessen bedient sie sich nach ihrem Appetit. Als die Mitarbeiter sie auffordern, ein wenig Essen zurückzulegen, bringt dies das Fass zum Überlaufen. Sie schämt sich, weil sie sich eine zu große Portion genommen hat; sie ist frustriert, weil sie sich nicht nach ihrem Appetit bedienen darf; sie ist wütend, weil die Mitarbeiter sie in Verlegenheit bringen und wie ein Kind behandeln. Vielleicht ist sie auch traurig, weil sie wieder daran erinnert wird, dass sie in einem Wohnheim lebt und solche Situationen generell nicht vermeiden kann. Sie kommt nicht länger zurecht. Also stellt sie die Autorität der Mitarbeiter infrage und widersetzt sich.

Die Mitarbeiter wollen nicht, dass ihre Autorität angezweifelt wird. Sie greifen zu härteren Maßnahmen und schicken sie aus dem Raum. Das verstärkt nur Frau Hofmanns Machtlosigkeit und die beginnt laut zu fluchen. Zum Glück gibt das Personal in diesem Moment nach. Hier hätte die Situation weiter eskalieren und in einer Fixierung bzw. in Gewalt enden können. Zwar wirft Frau Hofmann ihr Essen auf den Boden, aber sie geht aus eigener Initiative in den Hof, um sich zu beruhigen.

Im Allgemeinen hat Frau Hofmann Probleme damit, sich ungewohnten Situationen anzupassen, Teil einer größeren Gruppe zu sein, die richtige Portionsgröße zu bestimmen, die Konsequenzen ihres Verhaltens abzuschätzen und ihre Emotionen zu regulieren. Dennoch tut sie durchweg ihr Bestes. Ihr Bestes ist aber scheinbar nicht gut genug.

Frau Hofmann ist keineswegs eine ungewöhnliche Psychiatriepatientin. Die meisten Psychiatriepatienten haben Probleme damit, die alltäglichen Dinge zu regeln. Die Schwierigkeiten, auf die sie dabei stoßen, sind zwar verschieden, in diesem Fall wurden aber definitiv überhöhte Anforderungen an Frau Hofmanns Fähigkeiten gestellt.

2.2
Eigenschaften und Normalverteilung

Menschliche Eigenschaften sind innerhalb der Bevölkerung normalverteilt. Dies betrifft Eigenschaften wie Körpergröße, Gewicht, Intelligenz, Aufmerksamkeit, Selbstorganisation, Lernfähigkeit, Geduld, soziale Kompetenzen und eine Reihe anderer Eigenschaften. Normalverteilung wird häufig wie in **Abbildung 1** dargestellt.

Zur Veranschaulichung kann man sich Abbildung 1 als eine Gruppe von Menschen vorstellen, die sich je nach Ausprägung einer bestimmten Eigenschaft aufgestellt haben, beispielsweise nach ihrer Körpergröße: Kleine Menschen stehen links, große Menschen rechts, Menschen durchschnittlicher Größe in der Mitte. Da die meisten Menschen von mittlerer Größe sind, bildet die Kurve an dieser Stelle einen Hügel. Folglich liegen die Eigenschaften der meisten Menschen im Durchschnittsbereich. Je stärker ein Punkt vom Mittelwert abweicht, ganz gleich ob nach rechts oder links, umso weniger Menschen haben diese Ausprägung. Dies ist am Beispiel der Körpergröße leicht zu verstehen. Die Fähigkeiten, die das gemeinsame Abendessen von Frau Hofmann erforderte, sind normalverteilt. Beherrscht jemand Fähigkeiten wie Affektregulation nur auf weit unterdurchschnittlichem Niveau, steigt die Wahrscheinlichkeit, dass diese Person eine Diagnose erhält.

Der Übergang vom Pathologischen zum Normalen ist fließend. Dies bedeutet für den Alltag in der Psychiatrie und in Wohnheimen, dass ein Großteil der Menschen gut mit Abweichungen von der Routine zurechtkommt, während es einem anderen Teil sehr gut gelingt. Ein weiterer kleiner Teil kann halbwegs mit solchen Änderungen umgehen, wohingegen sich ein paar Ausnahmefälle sehr schwer damit tun, wenn die Routine durch neue Anforderungen unterbrochen wird. Auch die Tagesform hat Einfluss darauf. Den meisten Patienten gelingt die Anpassung an neue Situationen besser, wenn sie sich gut fühlen (wie jedem anderen Menschen auch).

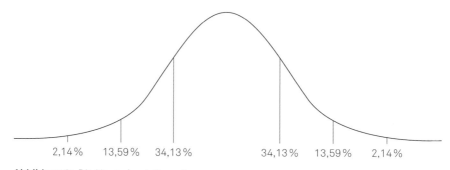

Abbildung 1: Die Normalverteilungskurve

2.3
Individuelle Fähigkeiten

Ein zentrales Thema dieses Buches ist, dass Fähigkeiten von Mensch zu Mensch unterschiedlich ausgeprägt sind. In Bezug auf herausforderndes Verhalten unterscheide ich zwischen Menschen, die über die nötigen Kompetenzen verfügen, um von außen gestellten Anforderungen gerecht zu werden, und solchen, die nicht darüber verfügen. Es gibt viele verschiedene Gründe, warum jemand nicht in der Lage ist, Anforderungen und Erwartungen von außen zu genügen. Stress kann ein Grund dafür sein, durch problematische Beziehungen oder andere Unsicherheitsfaktoren ein Leben schwer zu machen. Der Wille oder die Absicht zu gutem Verhalten sind jedoch nicht Thema dieses Buches. Wichtiger Grund dafür ist folgende Erkenntnis aus der Forschung: Durch die Anwendung von Greenes Prinzip „Menschen verhalten sich gut, wenn sie dazu in der Lage sind" werden wir erfolgreicher in unserer Arbeit. Diese Grundannahme leistet uns gute Dienste, um schwierige Situationen in unserem Arbeitsalltag zu lösen.

2.4
Herausforderndes Verhalten ist Teil des Alltags

Es wird immer Situationen geben, die nicht so verlaufen, wie wir es uns gewünscht hätten. Immer wieder bin ich überrascht, wenn Mitarbeiter herausforderndes Verhalten als eine Abweichung von der Norm darstellen. Dies ist es nämlich nicht. Herausforderndes Verhalten gehört zum Alltag. Dennoch sollten wir uns jedes Mal nach einer unglücklich verlaufenen Situation hinsetzen und darüber nachdenken, was genau schlecht gelaufen ist. Indem wir den Situationsverlauf und die einzelnen Situationsabschnitte genauer betrachten, werden wir genau verstehen, an welcher Stelle wir hohe Anforderungen an den erkrankten Menschen gestellt haben – sofern wir danach suchen. Wenn wir uns nur darauf konzentrieren, was der Betroffene hätte tun sollen – statt uns zu fragen, was er tatsächlich getan hat –, dann werden wir in vergleichbaren Situationen wieder mit den gleichen Schwierigkeiten zu kämpfen haben. So werden wir nur den Misserfolg und nicht die Lösung sehen.

Also müssen wir unser Verhalten und unsere Erwartungen an die psychisch erkrankten Menschen überprüfen, um sie anschließend mit ihren tatsächlichen Fähigkeiten zu vergleichen. Dadurch lässt sich leichter erkennen, worin die Schwierigkeiten liegen. Wenn sich ein Betroffener nicht gut verhält, werden wir auch immer einen Bereich finden, in dem wir selbst unter unseren Möglichkeiten geblieben sind. So ist es nun einmal. Es mag schwer sein, dies zu akzeptieren, aber so ist das eben.

Es erfordert viel Engagement von unserer Seite, damit wir unseren eigenen Anteil am Verhalten des betroffenen Menschen erkennen können. Dieser Schritt ist unbedingt notwendig, wenn sich die Situation nicht wiederholen soll. Jedes Verhalten entsteht durch ein Zusammenspiel zwischen einer Person und ihrer Umwelt – entweder durch eine direkte Interaktion mit uns selbst oder durch eine Interaktion mit der Umwelt, auf die wir Einfluss haben.

2.5
Überhöhte Ansprüche

Konflikte entstehen, weil zu hohe Anforderungen an die Fähigkeiten eines seelisch Erkrankten gestellt werden. Haben wir vielleicht überhöhte Erwartungen an seine Fähigkeiten zur Selbstorganisation, Impulskontrolle oder Sozialkompetenz?

Nach einem zeitraubenden Konflikt sollte man gleich im Anschluss einen Plan entwerfen, um ähnliche Konflikte zukünftig zu verhindern. Wie sollte die tägliche Routine gestaltet werden, um das Konfliktrisiko zu reduzieren? Können sich die Betroffenen alle gleichzeitig in Gemeinschaftsräumen aufhalten? Sollte zu bestimmten Uhrzeiten mehr Personal anwesend sein? Sollte es mehr geplante Aktivitäten für bestimmte Menschen geben?

Wir müssen überprüfen, ob wir überhöhte Erwartungen in Bezug auf bestimmte Fähigkeiten haben:
- **In komplexeren Situationen die Konsequenzen einer Handlung abschätzen:** Diese Fähigkeit ist erforderlich, um die Konsequenzen unserer eigenen Handlungen abzuschätzen, aber auch, um ungefähr vorherzusagen, was im nächsten Moment geschehen könnte. Betroffene, die damit Schwierigkeiten haben, brauchen mehr Struktur und Vorhersehbarkeit in ihrem Alltag als andere.
- **Tätigkeiten strukturieren, planen und vollenden:** Viele Betroffene sind nicht in der Lage, eine Übersicht über einen Vormittag zu erstellen bzw. Vorhaben im Voraus zu planen. Sie wissen nicht, wie viel Zeit sie für eine Tätigkeit benötigen.
- **Sich etwas beim Denken merken:** Diese Fähigkeit heißt auch Arbeitsgedächtnis. Einige Betroffene sind nicht in der Lage, sich etwas zu merken und

gleichzeitig Informationen zu verarbeiten. In solchen Fällen sollte man vorzugsweise auf schriftliche Anleitungen oder Zeichnungen zurückgreifen und auf mündliche Anweisungen möglichst verzichten.
- **Impulsen widerstehen:** Viele Betroffene reagieren sofort auf jeden Reiz und können Impulsen nicht widerstehen. Deshalb müssen wir herausfinden, welche Impulse wir durch unsere Regeln und unser Verhalten bei anderen Menschen auslösen. Regeln, die etwas Bestimmtes verbieten, wecken häufig eher den Impuls, genau das Verbotene zu tun.
- **Geduld und Ausdauer:** Manche Betroffene tun sich mit dem Warten schwerer als andere. Häufig haben dieselben Betroffenen Schwierigkeiten bei der Ausführung von Tätigkeiten, die lange Konzentrationsspannen erfordern.
- **Flexibilität oder die Fähigkeit, sich schnell anzupassen:** Die meisten Menschen bevorzugen es, wenn Dinge wie gewohnt ablaufen. Es gibt aber auch Menschen, die massive Schwierigkeiten haben, mit Veränderungen umzugehen – auch dann, wenn die Veränderung unvermeidbar ist. Die Mitarbeiter glauben, dass sich die Betroffenen nur albern verhalten.
- **Soziale Kompetenzen und einschätzen können, wie andere Menschen denken, fühlen und sich verhalten:** Einige tun sich sehr schwer damit, ihren eigenen Anteil an Konflikten zu erkennen. Häufig ist ihnen nicht bewusst, wie ihr Verhalten von anderen Menschen wahrgenommen wird. Oft fällt es ihnen schwer, die Absichten anderer Menschen zu verstehen.
- **Stresstoleranz:** Wie viel Stress wir ertragen können, ist von Mensch zu Mensch unterschiedlich. Psychisch erkrankte Menschen auf Psychiatriestationen stehen in der Regel unter starkem Stress. In der ambulanten und sozialpsychiatrischen Versorgung kann es in anderen Lebensbereichen zu Stresssituationen kommen, die der aktiven Mitwirkung an der Behandlung im Weg stehen.
- **Zustimmen:** Es klingt vielleicht seltsam, aber es gibt Menschen, die zu fast allem ja sagen, und solche, die fast immer nein sagen. Dabei handelt es sich um eine Persönlichkeitseigenschaft, die sich zwar nicht leicht ändern lässt, die aber zumindest ausgeglichen werden kann. Stimmt ein Betroffener nur ungerne zu, müssen wir dafür sorgen, dass er sich bei Entscheidungen stärker einbezogen fühlt, indem wir ihm mehrere Optionen anbieten, aus denen er selbst wählen kann.
- **Sich beruhigen und ruhig bleiben:** Dies wird auch Affektregulation genannt, die von Person zu Person verschieden gut ausgebildet ist und sich mit steigendem Alter stetig verbessert. Affektregulation ist keine Frage des Wollens, sondern eine Fähigkeit, denn eigentlich will niemand die Kontrolle über seine Gefühle verlieren.

2.6
Rücksicht auf Bedürfnisse nehmen

Greenes Arbeit besteht darin, Menschen bei der Verbesserung derjenigen Fähigkeiten zu unterstützen, die nicht unseren Erwartungen entsprechen. Dieses Buch zielt jedoch nicht darauf ab. Hier geht es darum, wie wir den Alltag von Menschen, die einen Großteil ihrer Zeit in psychiatrischer Behandlung verbringen, so positiv und unkompliziert wie möglich gestalten können. Dies erreichen wir nicht, indem wir viel Zeit auf Überzeugungsarbeit verwenden, damit die Patienten die Behandlung akzeptieren, sondern indem wir allen Patienten die nötige Rücksicht entgegenbringen, damit sie sich überhaupt auf eine Mitwirkung einlassen können.

Zwar wissen wir nicht, ob Greenes Grundannahme „Menschen verhalten sich gut, wenn sie dazu in der Lage sind" wahr ist. Jedoch wissen wir, dass sie in der Anwendung die gewünschte Wirkung erzielt. Dies genügt mir bereits. Mit dieser Denkweise kommt es zu weniger Konflikten, die Betroffenen sind zufrieden und machen Fortschritte in ihrer Entwicklung. Damit erleben die Beschäftigten mehr Erfolge bei ihrer Arbeit.

2.7
Zusammenfassung

Menschen verhalten sich so gut, wie sie dazu in der Lage sind. Zeigen Patienten kein positives Verhalten, haben wir sehr wahrscheinlich überhöhte Erwartungen an ihre Fähigkeiten. Um etwas daran zu ändern, müssen wir zunächst unsere Anspruchshaltung überdenken, mit der wir seelisch Erkrankten in Konflikten begegnen. Anschließend müssen wir unsere Erwartungen zurückzuschrauben, sodass die Betroffenen ihnen tatsächlich genügen können.

2.8
Weiterführende Literatur

Prinzip: Menschen verhalten sich gut, wenn sie dazu in der Lage sind

Der Ausdruck „Menschen verhalten sich gut, wenn sie dazu in der Lage sind" ist eine von vielen Möglichkeiten, Ross W. Greenes Aussage „Kinder entwickeln sich gut, wenn sie dazu in der Lage sind" zu formulieren. Meiner Meinung nach ist es das wichtigste Prinzip. Die Aussage stammt aus dem Buch:

Greene, R. W. (2014). *The explosive child: a new approach for understanding and parenting easily frustrated, chronically inflexible children*. Harper Paperbacks.

Wenn Sie sich ausführlicher mit exekutiven Funktionen befassen möchten (in Frau Hofmanns Fall haben die Beschäftigten zu hohe Erwartungen daran), könnten Sie wahrscheinlich von der Lektüre dieses Buches profitieren:
Gazzaniga, M. S., Ivry, R. B. & Mangun, G. R. (2013). *Cognitive neuroscience*. W. W. Norton.

Greene selbst führt auf seiner Website (www.livesinthebalance.org) eine ständig aktualisierte Liste mit einschlägiger Forschungsliteratur.

Liste der Fähigkeiten
Die Auflistung der Fähigkeiten, an die wir oft überhöhte Ansprüche stellen, ist meine eigene. Zahlreiche Schriftwerke behandeln die jeweiligen Fähigkeiten:

In komplexeren Situationen die Konsequenzen einer Handlung abschätzen:
Eine gute Zusammenfassung dieses Konzepts findet sich hier:
Happé, F. (2013). Weak central coherence. In F. R. Volkmar (Ed.), *Encyclopedia of autism spectrum disorders* (pp. 3344–3346). Springer.

Tätigkeiten strukturieren, planen und vollenden:
Gazzaniga, M. S., Ivry, R. B. & Mangun, G. R. (2013). *Cognitive neuroscience*. W. W. Norton.

Sich etwas beim Denken merken:
Baddeley, A. (2007). *Working memory, thought, and action* (Oxford Psychology Series). Oxford University Press.

Impulsen widerstehen:
Gazzaniga, M. S., Ivry, R. B. & Mangun, G. R. (2013). *Cognitive neuroscience*. W. W. Norton.

Geduld und Ausdauer:
Ein guter wissenschaftsjournalistischer Artikel zu diesem Thema findet sich hier:
Lehrer, J. (2009, May 18). Don't! *The New Yorker*. Available from https://www.newyorker.com/magazine/2009/05/18/dont-2

Flexibilität oder die Fähigkeit, sich schnell anzupassen:
Dies ist ein älterer, jedoch wegweisender Artikel:
Scott, W. A. (1962). Cognitive complexity and cognitive flexibility. *American Sociological Association, 25*(4), 405–414.

Soziale Kompetenzen:
Frith, U. (2003). *Autism: Explaining the Enigma.* Wiley.

Stresstoleranz:
Hejlskov Elvén, B. (2010). *No fighting, no biting, no screaming: how to make behaving positively possible for people with autism and other developmental disabilities.* Jessica Kingsley Publishers.

Zustimmen:
DiStefano, C., Morgan, G. B. & Motl, R. W. (2012). An examination of personality characteristics related to acquiescence. *Journal of Applied Measurement, 13*(1), 41–56.

Sich beruhigen und ruhig bleiben:
Diekhof, E. K., Geier, K., Falkai, P. & Gruber, O. (2011). Fear is only as deep as the mind allows: a coordinate- based meta-analysis of neuroimaging studies on the regulation of negative affect. *Neuroimage, 58*(1), 275–285.
Sjöwall, D., Roth, L., Lindqvist, S. & Thorell, L. B. (2013). Multiple deficits in ADHD: executive dysfunction, delay aversion, reaction time variability, and emotional deficits. *Journal of Child Psychology and Psychiatry, 54*(6), 619–627.

3
Sinnvoll erscheinende Handlungen

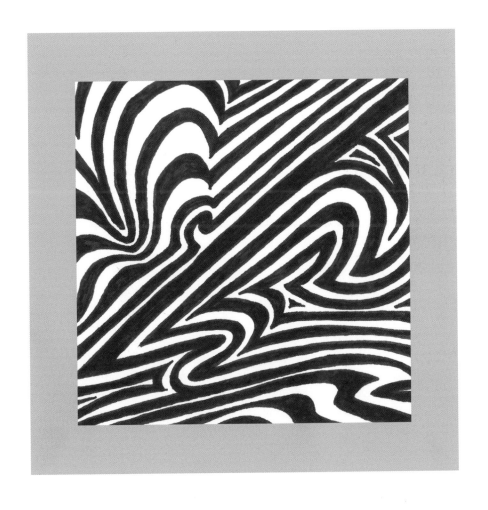

Prinzip: Menschen tun das, was ihnen sinnvoll erscheint

Fallbeispiel Herr Konrad

Herr Konrad geht es seit einer Weile nicht gut. Diesen Morgen kam seine Mutter vorbei und sah, in welchem Zustand er sich befand. Als sie ankam, lag Herr Konrad noch im Bett und in seiner Wohnung herrschte pures Chaos. Er wirkte müde und traurig. Seine Mutter versuchte, mit ihm zu sprechen. Schließlich fuhren sie mit dem Taxi zur psychiatrischen Notfallambulanz, in die er stationär eingewiesen wurde. Da die Station aber schon voll belegt war, wurde er im Flur untergebracht.

Es handelt sich um eine sehr alte Klinik mit einem langen Flur. Alle Geräusche übertragen sich dort sehr stark. Herr Konrad fühlt sich gestresst, weil er im Flur ausharren muss. Eigentlich will er nur seine Ruhe haben, die er aber nicht bekommt, weil Mitarbeiter im Flur ständig auf und ab eilen. Plötzlich wird ein Patient im Warteraum gewalttätig. Dieser beginnt, andere anzuschreien und um sich zu schlagen. Das Personal löst den Alarm aus und es kommen zehn Pflegekräfte herbeigeeilt. Sie zwingen ihn zu Boden und schleifen ihn in den Fixierraum, der sich direkt hinter Herr Konrads Bett befindet.

Nach einer Weile beginnt Herr Konrad zu singen. Es hört sich wunderbar an, im Flur zu singen: Die Akustik ist gut und es hallt hier so schön. Und: Es übertönt alle anderen Geräusche. Ein Patient läuft an ihm vorbei und beklagt sich, dass es verdammt noch mal schrecklich klinge, und ruft ihm noch „blöder Schreihals" hinterher. Herr Konrad beginnt zu weinen. Er kann gar nicht aufhören und jammert so laut vor sich hin, dass die anderen Patienten unruhig werden. Nach einer Weile kommt ein Mitarbeiter vorbei, der ihn nach seinem Befinden fragt.

3.1
Handlungen, die Sinn ergeben

Die meisten von uns tun das, was ihnen in einer gegebenen Situation am sinnvollsten erscheint. Dafür gibt es viele Beispiele. Generell tendieren wir dazu, auf schmaleren Straßen langsamer als auf breiteren zu fahren. Auf einer Straße mit vielen Kurven fahren wir eher noch langsamer. Auf schmalen Straßen das Tempo zu drosseln, ist das Sinnvollste, was wir in diesem Fall tun können. Für ein Kindergartenkind ist es sinnvoll und nachvollziehbar, in eine Pfütze zu springen, die regelrecht dazu einlädt. Sich für etwas anderes zu entscheiden, würde hingegen aktive Impulskontrolle erfordern. Was in diesem Fall Sinn ergibt, hat also weniger mit rationalem Denken zu tun.

Vielmehr entspricht es dem, was man aus der Situation heraus tun würde – genauso wie bei Herrn Konrad, der zu singen anfängt, wenn er eine gute Akustik entdeckt.

Ich habe immer wieder die Erfahrung gemacht, dass Mitarbeiter glauben, man könne das Verhalten eines psychisch erkrankten Menschen ändern, indem man nur mit ihm spreche. Dieser Ansicht bin ich nicht. Ein „Bestimmt können Sie verstehen..." ist keinesfalls zielführend, wenn der Betroffene in einem komplexeren Rahmen keinen Zusammenhang zwischen Ursache und Konsequenz herstellen kann. Bei vielen psychisch Erkrankten ist diese Fähigkeit meistens kaum ausgeprägt, unter Stress kommt sie allerdings auch den meisten Menschen abhanden. Unter Stress zu stehen ist wahrscheinlich die treffendste Beschreibung für den Zustand, in dem sich Betroffene befinden.

3.2
Regeln, die keinen Sinn ergeben

Zu den häufigsten Verhaltensproblemen gehört, dass Menschen, die in psychiatrischen Einrichtungen untergebracht sind, die Regeln nicht einhalten. Wenn ich mit Mitarbeitern darüber spreche, scheinen die meisten zu glauben, dass man selbstverständlich die Regeln befolgen müsse. Wenn ein Konflikt entsteht, ist es nicht unüblich, als Erstes eine neue Regel einzuführen. Meistens frage ich die Mitarbeiter, ob sie denn alle Regeln unserer Gesellschaft befolgen. Dabei stellt sich jedes Mal heraus, dass sie es nicht tun. Menschen befolgen die Regeln, die ihnen sinnvoll und wichtig erscheinen. Wir tun uns im Allgemeinen schwer damit, Regeln zu befolgen, die wir für sinnlos erachten.

Ein gutes Beispiel dafür ist, dass viele Menschen es sinnlos finden, in geschlossenen Räumen ihren Hut oder ihre Mütze abzulegen. Für die meisten Menschen, die um 1975 oder früher geboren sind, ist diese Regel jedoch vollkommen nachvollziehbar. Unsere Gewohnheiten sind ein Grund dafür, ob eine Regel für uns Sinn ergibt oder nicht. Wenn man damit groß geworden ist, dass sich das Tragen von Kopfbedeckung in geschlossenen Räumen nicht gehörte, dann ist diese Regel nachvollziehbar. Menschen, die vor 1975 geboren wurden, sehen darin eher ein praktisches Kleidungsstück, das den Zweck hat, den Kopf zu wärmen. Für Menschen, die nach 1975 geboren wurden, ergibt diese Regel aber wenig Sinn, weil für sie Hüte und Mützen in erster Linie ein modisches Kleidungsstück und damit Ausdruck der eigenen Persönlichkeit sind. Als Resultat nahmen irgendwann Mitarbeiter ihre Kopfbedeckung in geschlossenen Räumen nicht mehr ab, sodass an vielen Orten die Regeln geändert werden mussten.

Wenn Betroffene eine Regel missachten, liegt es hauptsächlich daran, dass sie keinen Sinn darin sehen, den Hut beim Betreten eines Hauses abzulegen, da er eben für die eigene Persönlichkeit steht. Wenn wir von Betroffenen verlangen, keine Kopfbedeckung in geschlossenen Räumen zu tragen, dann müssen wir sie immer wieder ermahnen und zurechtweisen. Dies hat seinen Preis. Betroffene werden von herumnörgelnden Mitarbeitern denken, dass sie „doof" sind. Dies beschädigt die Beziehung zwischen Betroffenen und Personal. Es beschädigt damit auch das Vertrauen, das dem Personal entgegengebracht werden muss, um von der Behandlung profitieren zu können. Ich würde sogar so weit gehen zu sagen, dass ein Hutverbot in geschlossenen Räumen einige eher in ihrem Prozess beeinträchtigt, wieder in ein normales Leben zu finden. Zwar betrifft es nicht jeden, jedoch ist diese Freiheit besonders wichtig für diejenigen, deren Kopfbedeckung Ausdruck der eigenen Identität ist.

3.3
Kunstgriffe für eine sinnvolle Alltagsgestaltung

Für eine sinnvolle Alltagsgestaltung kann man auf einige Tricks zurückgreifen. Es bietet sich an, zunächst an den räumlichen Rahmenbedingungen anzusetzen. Dies ist oft die preiswerteste Möglichkeit, um herausforderndes Verhalten zu reduzieren. Ruhige Farbtöne, Räume mit geräuscharmer Akustik, leise schließende statt knallender Türen sind alles Faktoren, die für eine ruhige Umgebung sorgen. Eine chaotische Umgebung führt in der Regel zu einem chaotischeren Alltag. Dies mag nach einem unwichtigen Detail klingen. Jedoch ist es erfahrungsgemäß das Wichtigste und Einfachste, was wir dafür tun können.

Vorhersehbare Strukturen zu schaffen, ist eine weitere Strategie, um den Alltag der Patienten sinnvoller zu gestalten. Viele Patienten kommen problemlos durch den Tag, wenn sie einen Überblick über die bevorstehenden Tätigkeiten bzw. deren Dauer haben (genauso wie die meisten Menschen, einschließlich denen, die keine Patienten sind). Einen Tagesplan zu erstellen und ihn für die Patienten sichtbar zu machen, trägt maßgeblich zur Eindämmung von herausforderndem Verhalten bei.

Dazu gehört auch, abgeschlossene Tätigkeiten für einen besseren Überblick abzuhaken. Einige Betroffene brauchen womöglich einen Tagesplan, den sie selbst mit sich tragen. Dies hat sich im Laufe meiner Arbeit als eine nützliche Investition herausgestellt. Um ihrem Alltag mehr Sinn zu verleihen, benötigen einige für ihren Tagesplan mehr Detailinformationen als andere. Zur Wiederholung: Die Ausprägung von Fähigkeiten variiert vom einen zum anderen. Dabei tritt herausforderndes Verhalten insbesondere dann auf, wenn wir von Patienten bestimmte Fähigkeiten erwarten, über die sie nicht verfügen.

Auch Freizeit sollte vorhersehbar und geplant sein. Für manche Patienten ist es besser, ihre Freizeit sinnvoll zu gestalten, statt sich einfach nur zu entspannen – insbesondere dann, wenn jemand zu selbstverletzendem Verhalten neigt. Einige Betroffene haben dieses Problem gelöst, indem sie sich regelmäßigen Tätigkeiten wie dem Kartenspielen widmen.

3.4 Zusammenfassung

Menschen tun das, was ihnen am sinnvollsten erscheint. Deshalb ist herausforderndes Verhalten leichter nachvollziehbar, wenn man versteht, inwiefern ein bestimmtes Verhalten für den Patienten Sinn ergibt. Um Situationen zu beeinflussen, müssen wir solche Rahmenbedingungen schaffen, die das gewünschte Verhalten herbeiführen. Dies erreichen wir, indem wir das gewünschte Verhalten zum sinnvollsten in einer gegebenen Situation erheben.

3.5 Weiterführende Literatur

Prinzip: Menschen tun das, was ihnen sinnvoll erscheint

In Bezug auf sinnvolle Umgebungsbedingungen können Sie hier nachlesen:
Hejlskov Elvén, B. (2014). Fysiske rammer og problemskabende adfærd. In D. From, M. Kaas, S. Skovgaard Schmidt & H. M. Damgård Kristensen (Eds.), *Særforanstaltninger – anbefalinger til god praksis for organisering, samarbejde og borgerinddragelse* (pp. 38–45). Socialstyrelsen.
Norman, D. (1988). *The Psychology of Everyday Things*. Basic Books.

Zum Thema Struktur und Vorhersehbarkeit als Voraussetzung für sinnvolle Alltagsbedingungen:
Kabot, S. & Reeve, C. E. (2012). *Building independence: how to create and use structured work systems*. Lenexa, KS: Autism Asperger Publishing Co.

4
Verantwortungsübernahme

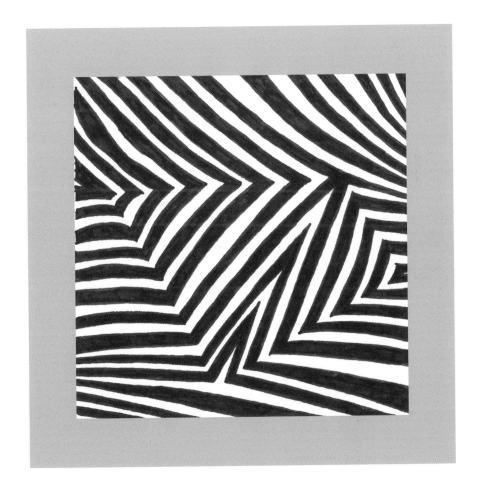

Prinzip: Wer Verantwortung übernimmt, kann etwas bewirken

Fallbeispiel Frau Petrowski

Frau Petrowski ist 19 Jahre alt und macht eine stationäre Behandlung. Seit ihre Medikation vor Kurzem geändert wurde, sondern ihre Brüste eine milchige Flüssigkeit ab, was sie v. a. in ihrer Psychose ziemlich beängstigend findet. Deshalb möchte sie mit einem Arzt sprechen. Die Stationsmitarbeiter versprechen ihr, einen Arzttermin für sie zu arrangieren.

Zwei Tage später ist noch kein Arzt vorbeigekommen. Auch nach drei Tagen hat keiner nach ihr gesehen. Am vierten Tag kommt morgens eine Pflegefachfrau in Frau Petrowskis Zimmer, um ihr die Morgenmedikation zu bringen. Frau Petrowski weigert sich aber, die Medikamente einzunehmen, und sagt: „Sie haben mir versprochen, dass ich mit dem Arzt über die Milch in meinen Brüsten sprechen kann. Es ist nichts passiert. Diese ekligen Medikamente will ich nicht nehmen. Ich will mit dem Arzt sprechen." Die Pflegerin entgegnet ihr: „Wenn Sie noch nicht mal Ihre Medikamente nehmen wollen, warum sind Sie dann hier?" Frau Petrowski schlägt ihren Kopf drei Mal kräftig gegen die Wand und beginnt zu bluten. Die Pflegerin verlässt den Raum, schickt eine Pflegehelferin zu ihr, damit sie sich um Frau Petrowskis Wunden kümmert.

Eine Stunde später geht Frau Petrowski zur Stationsleitung und verlangt auf der Stelle einen Arzttermin. Darauf bekommt sie zu hören, dass sie sich beruhigen soll. Frau Petrowski beginnt laut zu schimpfen und wirft einen Stuhl um. Anschließend wird sie so lange fixiert, bis sie sich nach einer Stunde wieder beruhigt hat.

Am Nachmittag wird Frau Petrowski in das Sprechzimmer der Stationsleitung gerufen. Sie wird ermahnt, dass sie nicht einfach das Personal durch Selbstverletzung oder Randale erpressen könne. Sie müsse sich gedulden, bis der Arzt für sie Zeit habe. Sollte sich dieses Verhalten wiederholen, würde sie auf eine geschlossene Station verlegt.

4.1
Wer trägt die Verantwortung?

Das Prinzip „Wer Verantwortung übernimmt, kann etwas bewirken" wurde vom Psychologen Bernard Weiner formuliert. In der Arbeitspsychologie ist das Prinzip auch unter Begriffen wie „die Gestaltung der eigenen Arbeitsumgebung" bekannt –

eine wirksame Strategie, um die Zahl der Krankschreibungen zu reduzieren und das Wohlbefinden am Arbeitsplatz zu steigern. Im Kontext der Pflege hat der Psychologe Dave Dagnan die Weiterentwicklung von Weiners Konzepten am weitesten vorangetrieben. Dabei untersuchte er, wie Beschäftigte das Verhalten von Patienten wahrnehmen bzw. wie sie deren Fähigkeiten zur Verhaltenssteuerung einschätzen. Er kam zum Ergebnis, dass sich dies wesentlich auf den Therapieerfolg auswirkt.

Im Fallbeispiel mit Frau Petrowski wird es heikel, wenn die Beschäftigten glauben, dass sich solche Situationen vermeiden ließen, indem man mit Frau Petrowski über deren Verhalten spricht. Es würde bedeuten, dass Frau Petrowski dafür sorgen müsste, dass solche Situationen nicht mehr vorkommen. Sollte es dennoch zu solchen Vorfällen kommen, so wären die Beschäftigten völlig ratlos. Wenn sie schwierige Situationen auf die Art und Weise regeln, dass sie die Verantwortung auf den Patienten abwälzen, dann bringen sich sie sich selbst in eine hilflose Lage und verlieren die Möglichkeit, den Konflikt tatsächlich zu lösen. Machtlose Mitarbeiter sind ein großes Problem und eher ein Hindernis, wenn es darum geht, herausforderndes Verhalten zu reduzieren.

Dave Dagnan hat in seiner Forschung die Auswirkungen untersucht, wenn Beschäftigte den Patienten unterstellen, sich aus einer bösen Absicht heraus gewalttätig zu verhalten oder selbst zu verletzen. Dies verglich er mit der Annahme, dass der Betroffene zwar sein Bestes versucht, sich dabei aber eher schwertut. Das Ergebnis ist verblüffend. Beschäftigte, die Frau Petrowski für ihr Verhalten selbst verantwortlich machen, werden noch viele ähnliche Situationen erleben. Außerdem werden sie sich immer wieder machtlos fühlen, da sie nicht in der Lage sind, das Verhalten anderer Menschen zu beeinflussen. Sie werden also jeden Tag mit einem unguten und beklemmenden Gefühl zur Arbeit gehen, weil wieder alles aus dem Ruder laufen könnte. Es kann so weit kommen, dass sie es von Frau Petrowski abhängig machen, ob sie einen guten Tag haben werden oder nicht. Vor einem solchen Hintergrund kommt es zu mehr krankheitsbedingten Fehltagen und stärkeren Personalfluktuationen. Dies wirkt sich wiederum negativ auf die Behandlungsqualität für alle Patienten aus.

Wenn Beschäftigte sich zur Annahme entschließen, dass Frau Petrowski zwar ihr Bestes versucht, sich jedoch mit dem Milchfluss schwertut, haben sie auf einmal die Möglichkeit, Anpassungen vorzunehmen, die verhindern können, dass ähnliche Situationen wieder auftreten. Vor allem ermöglicht es ihnen aber, ihre eigene Situation und in langfristiger Hinsicht ihre Arbeit zu gestalten. Dies führt wiederum zu weniger krankheitsbedingten Fehltagen und weniger Personalfluktuationen, wie auch zu einer besseren Entwicklung der psychisch erkrankten Menschen und besseren Behandlungseffekten.

4.2
Konsequenzen und Bestrafung

Oft geraten gerade leicht reizbare Mitarbeiter in solche Situationen wie im Praxisbeispiel mit Frau Petrowski. Diese Mitarbeiter sagen manchmal Dinge wie: „Darf sich der Patient überhaupt so benehmen und in so einem Ton mit mir reden? Sollte es da etwa keine Konsequenzen geben?" Dies ist in der Tat ein interessanter Punkt. Zunächst einmal findet es wahrscheinlich niemand in Ordnung, dass sich Frau Petrowski verletzt oder handgreiflich wird – noch am allerwenigsten die Betroffene selbst. Jedoch tut sie in einer schwierigen Lage ihr Bestmögliches, auch wenn es nicht gut ausgeht. Die Situation ist einfach, wie sie ist. Damit müssen wir uns abfinden. Daher sollten wir uns besser fragen, wie wir das Risiko verringern können, dass es wieder geschieht. Nun kommen die Konsequenzen ins Spiel. Die meisten Menschen glauben, dass man ein unerwünschtes Verhalten abstellen kann, wenn darauf eine negative Konsequenz folgt – weil wir glauben, dass dies bei uns funktioniert.

Worin sich Bestrafung und wirksame Konsequenzen genau unterscheiden, wurde von Psychologen, Soziologen und Pädagogen viele Jahre kontrovers diskutiert. Sieht man sich die zugehörige Forschungsliteratur an, findet man eine interessante Tatsache: Wenn sich jemand bestraft fühlt, dann nimmt das Problemverhalten langfristig sogar zu. Deshalb geht es nicht um die Konsequenz an sich, sondern wie sie vom Betroffenen wahrgenommen wird. Konsequenzen, an die wir uns erinnern können und die wir als hilfreich erlebt haben, haben sich nicht wie eine Strafe angefühlt. Über Bestrafung wissen wir jedoch noch viel mehr.

Bestrafung fühlt sich ungerecht an.

Für Beschäftigte ist dies sicher keine Überraschung. Wenn wir eingreifen und seelisch erkrankte Menschen bestrafen, bekommen wir oft von ihnen zu hören: „Was? Das war nicht nur ich!" Wenn sich die Betroffene von den Beschäftigten ungerecht behandelt fühlen, wird dadurch das Verhältnis zwischen psychisch Erkrankten und Beschäftigten beeinträchtigt. Diese Beziehung, die als Zusammenarbeit zu verstehen ist, ist für die Behandlung von zentraler Bedeutung.

Durch Bestrafung verstärken wir genau das Verhalten, das wir eigentlich bestrafen.

Dies gilt für Gruppen wie auch für den Einzelnen. Aus diesem Grund erhalten Ersttäter meistens Bewährungsstrafen. Im Vergleich dazu sind Strafen ohne Bewährungsmöglichkeit mit einer 150 % höheren Rückfallquote verbunden.

Bestrafung kann herausforderndes Verhalten legitimieren.
Die Wirtschaftswissenschaftler Gneezy und Rustichini haben in ihrer Forschung gezeigt, dass doppelt so viele Kinder bei Kindergartenschluss auf ihre Eltern warten, wenn Eltern ein Bußgeld für zu spätes Abholen zahlen müssen. Die Strafe wäscht das Gewissen rein. Wenn es mir die Geldsumme wert ist, dann brauche ich kein schlechtes Gewissen zu haben. Dieser Effekt gilt auch umgekehrt.

Bestrafungstendenzen sind von einem Menschen zum anderen Menschen unterschiedlich ausgeprägt.
Diesen Effekt können wir auch den Quervain-Effekt, nach dem Schweizer Neurowissenschaftler Dominique de Quervain, nennen. Gemeinsam mit einigen Kollegen (de Quervain et al., 2004) ging er zwei Fragen auf den Grund: Gibt es Unterschiede im Bestrafungsverhalten und warum bestrafen wir überhaupt? Darauf fanden sie eine Antwort: Der Hang zu bestrafen ist individuell unterschiedlich stark ausgeprägt. Es lässt sich vorhersagen, wer am ehesten andere Menschen bestrafen würde, wenn man die Aktivität in einem Hirnareal misst, das dorsales Striatum heißt und als Belohnungszentrum bekannt ist. Je stärker die Aktivität, umso stärker ist die Tendenz zu bestrafen. Doch das Interessante daran war, dass alle Probanden ein Gefühl der Befriedigung verspürten, wenn sie eine andere Person bestraften. Es fühlte sich einfach gut an! Sogar wenn jemand einen Verlust in Kauf nehmen musste, hinterließ es bei ihm ein Gefühl der Souveränität und Gerechtigkeit. Über die Gründe wurde bisher nur spekuliert. Der Evolutionspsychologe Robert Boyd hat eine von vielen Theorien, die es dazu gibt, aufgestellt. Der prähistorische Mensch hatte demnach einen Überlebensvorteil, wenn er Störenfriede aus der Gemeinschaft oder dem Dorf verbannte, bevor sie größeren Schaden anrichten konnten. Auf diese Weise soll das Gefühl der Genugtuung, wenn wir andere maßregeln, entstanden sein. Allerdings haben wir in der Psychiatrie die Aufgabe, für das Wohl von Menschen zu sorgen, die häufig und ständig ausgeschlossen werden. Deshalb können wir nicht jedes Mal, wenn jemand eine Beleidigung gegen einen Beschäftigten ausspricht, auf einen evolutionär bedingten Mechanismus zurückgreifen, der einzig zum Überleben der Gruppe dient.

Daher geht es nicht darum, ob es dem Patienten erlaubt sein sollte, bestimmte Dinge zu tun oder zu sagen. Vielmehr geht es um die Frage, wie ähnlichen Situationen vorgebeugt werden kann. Dies bringt uns zurück zur Überschrift des letzten Kapitels: „Menschen verhalten sich gut, wenn sie dazu in der Lage sind". Was hat dazu geführt, dass Frau Petrowski mit der Situation überfordert war? Wie können wir bessere Bedingungen schaffen?

4.3
Grenzen unserer Fähigkeiten

Beschäftigte sind ziemlich gut darin, Verantwortung zu übernehmen, wenn sie auf eine gute Methode zurückgreifen können. Wenn wir wissen, was zu tun ist und was funktioniert, dann tun wir dies freiwillig. Manchmal gelangen wir an einen Punkt, wo es uns an einer ergiebigen Methode und den nötigen Kompetenzen mangelt. Dies können wir „die Grenze unserer Fähigkeiten" nennen. An diesem Punkt neigen wir dazu, die Verantwortung auf jemand anderen abzuwälzen. Beispielsweise bestrafen wir den Betroffenen, schreien ihn an und schimpfen ihn aus (und rechtfertigen uns mit Argumenten wie: Dann lernt er es vielleicht; er muss schließlich Verantwortung übernehmen). Ich glaube, dass Beschäftigte manchmal so denken: Er hat sich gefälligst zu benehmen, und wenn er das nicht begreift, dann werde ich ihm es nochmal sagen müssen – diesmal aber lauter, damit er es endlich versteht.

Ein weiteres Beispiel wäre, wenn wir den Chef oder die Politiker verantwortlich machen. Es passiert, wenn wir sagen: „Der Patient benimmt sich so schlecht, dass er eigentlich nicht hierhergehört. Er sollte sich auf einer geschlossenen Station in der Forensik befinden." Einige Betroffene benötigen mehr Unterstützung, als die Sozialpsychiatrie oder die Betreuung in einem Wohnheim bieten kann. Ein Eingeständnis, dass wir nicht in der Lage sind, auf die Bedürfnisse des psychisch erkrankten Menschen einzugehen, würde jedoch von deutlich mehr Fairness zeugen, anstatt zu behaupten, er gehöre nicht in unsere Obhut. Es hat meistens eher mit unserer mangelnden Bereitschaft oder unserer eigenen Unfähigkeit zu tun, das nötige Entgegenkommen zu zeigen, damit der Betroffene überhaupt in der Lage ist, sich auf unsere Pflege einzulassen. Eine andere Art, Verantwortung abzuwälzen, kann sich auch dadurch äußern, dass wir gutes Verhalten einfordern, ihm mit Zwangsmaßnahmen drohen oder ihm Verhaltensregeln einschärfen wollen. Wenn Gespräche über Verhaltensregeln unser einziger Beitrag sind, dann liegt es mit aller Wahrscheinlichkeit daran, dass wir selbst eigentlich nicht weiterwissen.

Wenn wir wirklich etwas aus unserem Pflegeauftrag machen wollen, dann müssen wir unsere Methoden anpassen. Wenn wir uns darüber unterhalten, was der Betroffene eigentlich wissen und tun sollte, dann führt das nicht dazu, dass wir unseren Pflegeauftrag besser erfüllen, sondern allenfalls dazu, dass wir uns weniger Mühe geben. Damit lassen wir den Betroffenen schwer im Stich. Wenn jemand wegen seines Verhaltens aus der Gemeinschaft ausgeschlossen wird, dann wächst dadurch unsere Verantwortung und unser Arbeitsaufwand. Die Notwendigkeit, gute Arbeit zu leisten, schwindet dadurch nicht. Wenn es uns gelingen soll, dann müssen wir wissen, wann wir an die Grenzen unserer Fähigkeiten stoßen. Womöglich gehört dies zu den wichtigsten Regeln, die wir für unsere Arbeit brauchen.

Als Mitarbeiter sind wir die Fachleute. Deshalb müssen wir wirksame Methoden anwenden. Wir müssen wissen, was funktioniert und was nicht. Wir müssen beurteilen können, ob unsere Taten gute Auswirkungen haben. Wenn wir also den Betroffenen darüber belehrt haben, was er tun und lassen sollte, und dies keinen Erfolg hatte, dann ist es nicht die Schuld des Erkrankten. Wenn Gespräche nicht weiterhelfen, liegt es wohl daran, dass wir dem Betroffenen mit unrealistischen Erwartungen begegnen.

Eine oft verwendete Faustregel lautet: „Wer dasselbe zehnmal tut und beim zehnten Mal mit einem anderen Ergebnis rechnet, der ist verrückt!" Dieser Aussage kann man nur zustimmen. Um zu erkennen, wann wir an die Grenzen unserer Fähigkeiten gestoßen sind, bietet es sich also an, zu zählen. Habe ich das schon mehrmals versucht? Hat es funktioniert? Wenn nicht, soll ich es wirklich wieder versuchen? Wenn wir an die Grenzen unserer Fähigkeiten kommen und die Verantwortung für das Verhalten der Erkrankten ihnen selbst, unseren Vorgesetzten, den Politikern oder anderen Menschen in die Schuhe schieben, dann verlieren wir die Möglichkeit, das Verhalten der Betroffenen zu beeinflussen. Dann machen wir unsere Arbeit umsonst, die krankheitsbedingten Fehlzeiten nehmen zu und wir riskieren eher einen Zusammenbruch.

4.4
Zusammenfassung

Indem wir Verantwortung übernehmen, können wir Möglichkeiten schaffen, um unsere eigene Situation zu beeinflussen. Wenn wir von anderen Menschen erwarten, dass sie unsere eigenen Probleme lösen, dann verlieren wir diese Möglichkeit und werden dadurch machtlos. Deshalb sollten wir auf Methoden verzichten, die uns dazu verleiten, die Verantwortung anderweitig zuzuweisen. Wenn wir das Verhalten der Patienten beeinflussen wollen, sollten wir also von Bestrafung, Konsequenzen und Zurechtweisungen absehen.

4.5
Literatur und weiterführende Literatur

de Quervain, D. J.-F., Fischbacher, U., Treyer, V., Schellhammer, M., Schnyder, U., Buck, A. & Fehr, E. (2004). The neural basis of altruistic punishment. *Science, 305*(5688), 1254–1258. Available from https://www.science.org/doi/10.1126/science.1100735

Weiterführende Literatur

Prinzip: Wer Verantwortung übernimmt, kann etwas bewirken

Dieses Prinzip stammt aus:
Weiner, B. (1995). *Judgments of responsibility: A foundation for a theory of social conduct*. Guilford Press.

Hier können Sie sich über Dave Dagnans Arbeit informieren:
Dagnan, D. & Cairns, M. (2005). Staff judgements of responsibility for the challenge behaviour of adults with intellectual disabilities. *Journal of Intellectual Disability Research, 49*(1), 95–101.

Dieses Kapitel setzt sich kritisch mit dem Thema Bestrafung auseinander. Wohlgemerkt entspricht der Bestrafungsbegriff aus diesem Buch dem Allgemeinsprachlichen. Dieser ist nicht mit dem Bestrafungsbegriff des Behaviorismus gleichzusetzen. Forschungsergebnisse und Theorien, die die schädlichen Auswirkungen von Bestrafung belegen, können Sie hier finden:
Gershoff, E. T. (2002). Corporal punishment by parents and associated child behaviors and experiences: a meta-analytic and theoretical review. *Psychological Bulletin, 128*(4), 539–579.
Shutters, S. T. (2013). Collective action and the detrimental side of punishment. *Evolutionary Psychology, 11*(2), 327–346.
Sigsgaard, E. (2005). *Scolding: Why It Hurts More Than It Helps*. Teachers College Press.

Was die legitimierenden Effekte von Bestrafung anbelangt, können Sie hier weiterlesen:

Gneezy, U. & Rustichini, A. (2000). A fine is a price. *The Journal of Legal Studies, 29*(1), 1–17.

In Bezug auf die Unterschiede im Bestrafungswunsch können Sie hier nachlesen:
de Quervain, D. J.-F., Fischbacher, U., Treyer, V., Schellhammer, M., Schnyder, U., Buck, A. & Fehr, E. (2004). The neural basis of altruistic punishment. *Science, 305*(5688), 1254–1258.

Warum wir bestrafen, wird hier diskutiert:
Boyd, R., Gintis, H., Bowles, S. & Richerson, P. J. (2003). The evolution of altruistic punishment. *Proceedings of the National Academy of Science USA, 100*(6), 3531–3535.

5
Misserfolge und Lernen

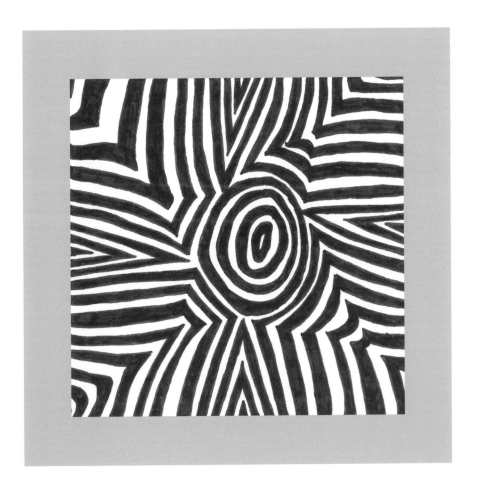

Prinzip: Wer an Misserfolge gewöhnt ist, lernt nichts aus neuen Misserfolgen

Fallbeispiel Herr Riemann

Herr Riemann spielt Gitarre und hat eine Leidenschaft für Hardrock. Beides ist ein wichtiger Bestandteil seines Lebens und seiner Identität. Er spielt Gitarre schon seit seiner Kindheit. Als Teenager spielte er in verschiedenen Bands. Heute als Erwachsener trifft er sich ein oder zwei Mal im Monat mit einem Freund, um gemeinsam zu jammen. Herr Riemann kleidet sich wie ein Hardrocker. Er trägt Piercings, Ketten, schwarze Kleidung. Er hat lange schwarze Haare.

Herr Riemann lebt in einer Wohnung in einem psychiatrischen Heim und spielt dort regelmäßig E-Gitarre. Dabei ist er meistens ziemlich laut. Oft möchte er für das Personal spielen, insbesondere für eine junge Mitarbeiterin, Frau Eisner, die auch Hardrock mag. Frau Eisner weiß nicht, wie sie es ihm sagen soll, aber sie glaubt, dass er nicht so gut spielt. Sie findet, dass es eher schief klingt. Eines Tages nimmt sie ihren Mut zusammen und gesteht ihm: „Herr Riemann, Sie werden wahrscheinlich nie ein Rockstar werden. Sicher, dass Sie gut genug sind?"

Entgegen ihrer Befürchtung wird Herr Riemann nicht wütend oder traurig. Er antwortet: „Natürlich werde ich nie einer sein. Ich weiß, es klingt scheiße. Aber was solls, sonst gibt es auch nichts, was ich gut kann."

5.1
Lernen wir aus Erfolgen oder Misserfolgen?

Das Prinzip „Wer Misserfolge gewohnt ist, lernt nichts aus neuen Misserfolgen" beruht auf den Forschungsergebnissen eines niederländischen Teams um die Neuropsychologin Anna van Duijvenvoorde. Im Jahr 2008 fanden die Forscher heraus, dass Kinder unter 15 Jahren nichts aus negativen Rückmeldungen lernen. Studienteilnehmer unterzogen sich einer Magnetresonanztomographie, die ihre Hirnaktivität aufzeichnete, während sie sich mit verschiedenen Dingen beschäftigten. Dabei handelte es sich um ein einfaches Experiment: Jeder Proband musste innerhalb von etwa 15 Minuten eine Reihe von Aufgaben lösen. Darüber, wie die Teilnehmer die Aufgaben lösen sollten, erhielten sie keine Informationen. Wenn Probanden eine Aufgabe gut gelöst hatten, wurden sie gelobt: „Jetzt liegst du richtig." Lösten sie die Aufgabe nicht richtig, hörten sie: „Jetzt liegst du falsch." Das Forscherteam wollte herausfinden, ob dem Lernen aus Erfolgen und Misserfolgen die gleichen neurologischen Lernmechanismen zugrunde liegen.

Mit diesem Ergebnis hatte man nicht gerechnet. Wenn ein 15-Jähriger ein „Jetzt liegst du falsch" hörte, nahm die Aktivität in bestimmten Hirnregionen zu, von denen wir wissen, dass sie am Lernen beteiligt sind. Wenn dieselbe Person aber zu hören bekam, dass sie richtig lag, so fiel die Aktivität in derselben Hirnregion stark ab. Als Kinder unter 11 Jahren das Experiment durchliefen, verhielt es sich genau umgekehrt. Bekamen sie die Rückmeldung, dass sie richtig lagen, stieg die Aktivität an. Sagte man ihnen, dass sie falsch lagen, nahm die Aktivität ab.

Van Duijvenvoorde und Kollegen (2008) deuteten die gesteigerte Hirnaktivität als Hinweis auf einen Lernprozess. Demnach lernen Personen über 15 Jahre aus Fehlern, während Kinder jünger als 11 Jahre aus Erfolgen lernen. In der Altersgruppe der 11- bis 15-Jährigen verhält es sich von Kind zu Kind unterschiedlich, was die Forscher als eine Übergangsphase von einem Lernen aus Erfolgen zu einem Lernen aus Fehlern interpretierten.

Die Theorie basiert auf dem Konzept, dass Lernprozesse in Gang gesetzt werden, wenn wir vom Ideal abweichen. Normal entwickelte Kinder machen ständig Fehler, wenn sie noch klein sind. Doch im Laufe ihrer Entwicklung verbessern sie sich stetig, und irgendwann vor ihrem 15. Lebensjahr erreichen sie eine Stufe, in der sie mehr Erfolge als Misserfolge erleben.

Kleine Kinder sind überrascht, wenn ihnen etwas gelingt; als Erwachsene sind wir überrascht, wenn uns etwas misslingt. Deshalb hören viele im Alter von 13 bis 15 mit einem Sport oder Musikinstrument auf. Uns wird auf einmal bewusst, dass wir nicht sehr gut sind. Nur die sehr guten machen i.d.R. weiter. Das bedeutet, dass wir im Erwachsenenalter nicht überrascht sind, wenn uns jemand sagt, dass wir etwas gut beherrschen. Ebenso sind Kinder wenig überrascht, wenn ihnen etwas nicht gelingt. Sie machen den gleichen Fehler immer wieder – und machen weiter –, weil sie nicht erwarten, richtig zu liegen (genauso wie Herr Riemann im Fallbeispiel).

5.2
Warum Maßregelung nicht funktioniert

Um die Ergebnisse ernst zu nehmen, zu denen van Duijvenvoorde und ihr Team gekommen sind, so bedeutet das für uns, dass wir Kinder und Jugendliche unter 15 Jahren nicht zurechtweisen dürfen. Vermutlich ist das nutzlos. Hingegen helfen ein paar gute Ratschläge, damit sie Fortschritte machen können. Wir können ihre

Erfolge bedenkenlos anerkennen, wenn wir vor allem ihre Anstrengungen loben: „Du hast sehr gut gearbeitet. Und es ist dir gelungen. Gut gemacht!"

Normal entwickelte Jugendliche ab 15 Jahren und Erwachsene können wir korrigieren, indem wir ihnen in ruhigem Ton erklären, was sie falsch gemacht haben – jedoch nur, wenn sie selten Fehler machen. Wenn Jugendliche weiterhin viele Fehler machen, ist es völlig zwecklos, sie zu korrigieren. Nur wem etwas häufiger gelingt, als es ihm misslingt, kann etwas aus Fehlern lernen.

Diese Tatsache ist auch für die Psychiatrie relevant. Lebenserfolg bedeutet, nicht in einer Betreuungseinrichtung zu wohnen bzw. nicht auf die Sozialpsychiatrie angewiesen zu sein. Viele psychisch erkrankte Menschen haben es nie so weit gebracht, dass sie mehr Erfolge als Misserfolge erleben. Einige hatten zwar begonnen, häufiger Erfolgserlebnisse zu haben, fielen dann aber mit dem Beginn ihrer psychischen Erkrankung in ihren alten Zustand zurück und begannen wieder überwiegend zu scheitern. Menschen in stationärer Behandlung haben gemeinsam, dass – zumindest zum Zeitpunkt der Behandlung – die Misserfolge überwiegen. Demnach haben die meisten begonnen, eher mit Fehlschlägen zu rechnen. Daher wundern sie sich nicht, wenn ihnen jemand sagt, dass sie wieder einen Fehler gemacht haben. Manche Menschen sind eben selbst als Erwachsene überrascht, wenn ihnen etwas gelingt.

5.3
Wie ein Verlierer aus Erfolgen lernt

Menschen, die Misserfolge gewohnt sind, lernen nicht aus Fehlern – sondern aus Erfolgen. Deshalb ist folgendes Argument ungültig: „Wenn wir ihn nicht auf seine Fehler aufmerksam machen, wird er es nie lernen". Wenn wir einen positiven äußeren Rahmen schaffen, indem wir auf die Fähigkeiten des seelisch Erkrankten eingehen, dann wird er Fortschritte machen und etwas dabei lernen. Vielleicht gewöhnt sich der Betroffene an den Erfolg und lernt irgendwann ganz normal aus Fehlern. Je häufiger jemand scheitert, umso weniger kann er daraus lernen – es gilt auch langfristig. Deshalb ist das Argument „Wenn wir zu nachgiebig sind, dann wird er es nie lernen" schlichtweg falsch. Eine kleine Übung zum Leseverständnis: Wer ständig Misserfolge erlebt, kann erst dann aus Fehlern lernen, wenn ihm vorher bereits viele Erfolge zuteilgeworden sind.

Wenn wir bestrafen und zurechtweisen, versuchen wir damit meistens, ein dringendes Problem zu lösen, und verhindern zugleich eine Wiederholung. Das wollen wir dadurch erreichen, dass wir den Patienten in eine unangenehme Lage bringen. Fälschlicherweise gehen wir davon aus, dass ein unangenehmes Erlebnis den Patienten dazu bewegen wird, solchen Situationen aus dem Weg zu gehen, indem er sein Verhalten ändert. Doch es wird niemals funktionieren.

Es führt uns zu einem wichtigen Prinzip. Es ist nicht realistisch, eine Situation zu lösen und im gleichen Moment dafür zu sorgen, dass sie nicht wieder auftritt. Stattdessen brauchen wir einen Plan für den Umgang und die Vorbeugung schwieriger Situationen:
1. Lösen Sie die Situation, ohne sie zu verschärfen.
2. Reflektieren Sie die Situation. Was ist schiefgelaufen?
3. Nehmen Sie die nötigen Anpassungen vor, damit sich die Situation nicht wiederholt.

Mit dieser Vorgehensweise können wir einerseits akute Probleme lösen und andererseits verhindern, dass sie sich wiederholen – und zwar, indem wir Verantwortung übernehmen, anstatt sie auf den Patienten abzuwälzen. Dadurch behalten wir die Möglichkeit bei, die Situation zu beeinflussen.

5.4
Zusammenfassung

Die meisten Erwachsenen lernen etwas daraus, wenn ihnen ein Fehler unterläuft. Die meisten Menschen machen deshalb nur ein paar Mal denselben Fehler. Kinder hingegen sitzen immer wieder den gleichen Fehlern auf, ohne dass sie etwas daran stört. Dagegen lernen sie aus Erfolgserlebnissen. Psychisch erkrankte Menschen sind in ihrer Entwicklung oft nicht so weit gekommen. Sie erleben nach wie vor überwiegend Misserfolge. Deshalb dürfen wir sie nicht zurechtweisen oder bestrafen. Es ist sinnvoller, sie für ihre Erfolge zu loben.

5.5
Literatur und Weiterführende Literatur

van Duijvenvoorde, A.C.K., Zanolie, K., Rombouts, S.A.R.B., Rajimakers, M.E.J. & Cone, E.A. (2008). Evaluating the negative or valuing the positive? Neural mechanisms supporting feedback-based learning across development. *The Journal of Neuroscience, 28*(38), 9495–9503. Available from https://www.jneurosci.org/content/28/38/9495

Weiterführende Literatur

Prinzip: Wer an Misserfolge gewöhnt ist, lernt nichts aus neuen Misserfolgen

Grundlage für dieses Kapitel bildet folgender Artikel:

van Duijvenvoorde, A.C.K., Zanolie, K., Rombouts, S.A.R.B., Raijmakers, M.E.J. & Crone, E.A. (2008). Evaluating the negative or valuing the positive? Neural mechanisms supporting feedback-based learning across development. *The Journal of Neuroscience, 28*(38), 9495–9503.

6
Zusammenarbeit und Affektregulation

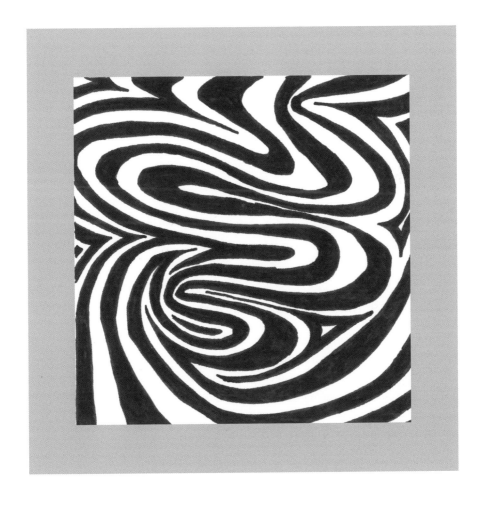

Prinzip: Zusammenarbeit erfordert Selbstbeherrschung

Fallbeispiel Herr Jahn

Herr Jahn ist sich nicht sicher, ob er am Nachmittag zum Ergotherapeuten muss. Er hat Frau Meier, eine Pflegehelferin, darum gebeten, für ihn nachzusehen. Frau Meier hat ihm versprochen, nochmal auf ihn zuzukommen. Nachdem schon zwei Stunden vergangen sind, ohne etwas von ihr zu hören, wird Herr Jahn unruhig. Also begibt er sich zum Personalraum, um danach zu fragen. Dort steht er vor verschlossener Tür, weil in dem Raum gerade eine Sitzung stattfindet. Herr Jahn klopft an. Ein Pflegehelfer, Herr Roth, öffnet daraufhin die Tür und sagt ihm, dass sie wegen einer Sitzung gerade keine Zeit haben, und verschließt sofort wieder die Tür.

Herr Jahn, der in so kurzer Zeit sein Anliegen nicht äußern konnte, klopft erneut an. Herr Roth öffnet wieder die Tür und ermahnt ihn, nicht erneut zu klopfen, weil sie gerade in einer Sitzung seien.

Herr Jahn tritt gegen die Tür. Wieder macht Herr Roth auf, der jetzt in einem scharfen Ton sagt: „Sie müssen sich gedulden! Wir haben gerade eine Sitzung, und je mehr Sie die Sitzung stören, umso länger wird sie dauern. Also – gehen Sie in Ihr Zimmer." Herr Jahn wirft sein Handy nach Herrn Roth. Dann dreht er sich um und geht zurück in sein Zimmer.

Noch am gleichen Tag sprechen Herr Roth und Herr Jahn über den Vorfall. Herr Jahn sagt: „Es tut mir leid, aber ich war einfach so wütend." Herr Roth entgegnet darauf: „Sie haben es mit Absicht gemacht. Dies ist nicht in Ordnung. Sie haben sich entschieden, Ihr Handy nach mir zu werfen. Nun, Sie haben immer die Wahl."

6.1
Wenn Menschen im Affekt handeln

Das Prinzip „Zusammenarbeit erfordert Selbstbeherrschung" ist einfach. Oft glauben wir, dass man angespannten und gereizten Menschen einfach nur sagen müsse, dass sie sich beruhigen sollen. So funktionieren Menschen natürlich nicht. Im Affekt können Menschen nicht normal denken und sie regieren stärker auf Impulse als gewöhnlich. Genauso wenig führt Ausschimpfen in einer solchen Situation zum gewünschten Effekt.

Wenn wir die Geschichte von Herrn Jahn betrachten und dabei die Prinzipien der vorherigen Kapitel berücksichtigen, können wir erkennen, dass Herr Jahn nicht in der Lage ist, seine Wut zu kontrollieren. In der Verzweiflung erscheint es ihm am sinnvollsten, mit seinem Handy nach Herrn Roth zu werfen. In Anbetracht seines Zustands werden überhöhte Anforderungen an seine Geduld und Affektregulation gestellt. Herr Jahn kann sich nicht „einfach beruhigen". Sein Adrenalinspiegel ist zu hoch.

6.2
Das Modell der Affektregulation

In vielen Situationen müssen wir mit wütenden und unbeherrschten Menschen umgehen können – manchmal indem wir sofort einschreiten, um einen anderen Patienten zu schützen, manchmal, indem wir einfach nur abwarten und im Hintergrund bleiben. Es ist wichtig zu verstehen, was genau in einer Situation vor sich geht, in der herausforderndes Verhalten auftritt. Es ist wichtig zu wissen, wie man in den unterschiedlichen Phasen eines Konfliktes handeln muss. Im Jahr 1983 entwickelten Stephen Kaplan und Eugenie Wheeler das Modell eines Affektdurchbruchs (Kaplan & Wheeler, 1983), das als Grundlage für zahlreiche Varianten dienen sollte. **Abbildung 2** zeigt meine Version davon (Hejlskov Elvén, 2010).

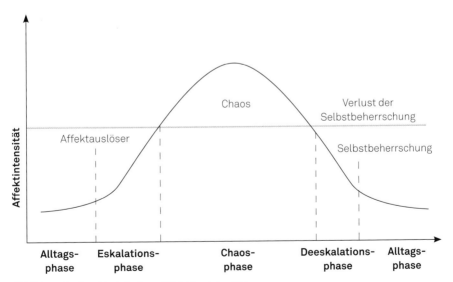

Abbildung 2: Das Modell eines Affektdurchbruchs

Die vertikale Achse zeigt die Intensität des Affekts, während die horizontale Achse den zeitlichen Verlauf anzeigt. Wie sich der Affekt im Verlauf einer Konflikt- bzw. Chaos-Situation entwickelt, wird anhand der Kurve abgebildet. Die Gerade in der Mitte gibt an, wie viel Affekt eine Person maximal tolerieren kann.

Neugeborene vertragen nicht viel davon: Sie können ihren Affekt nicht regulieren und sind jedes Mal ganz außer sich vor Hunger. Bei ihnen nimmt die Gerade einen sehr niedrigen Wert an. Mit steigendem Alter verbessert sich jedoch unsere Affekttoleranz, sodass die Gerade weiter nach oben wandert. Im Allgemeinen wird dies Reifeprozess genannt. Da wir als Erwachsene den meisten Situationen gewachsen sind, liegt bei den meisten Menschen die Gerade oberhalb der Kurve. Bei Menschen, die in der Psychiatrie in Behandlung sind, befindet sich diese Gerade jedoch deutlich tiefer. Sie verlieren also häufiger die Beherrschung als andere. Hierbei spricht man auch von einer ungenügenden Affektregulation.

6.3
Phasen der Affektregulation

Das Modell ist in fünf Abschnitte unterteilt, die jeweils eine Phase darstellen. Im ersten Abschnitt, der für die *Alltagsphase* steht, ist die Affektintensität niedrig. Der seelisch erkrankte Mensch ist entspannt. Es läuft gerade gut. Dann kommt ein Auslösefaktor, ein Affekttrigger, hinzu. In Herrn Jahns Fall ist es so, dass Frau Meier nicht auf ihn zurückkommt. Während der *Eskalationsphase* ist es noch möglich, sich mit dem Patienten zu verständigen. Zwar verläuft die Kommunikation nicht so reibungslos wie in der Alltagsphase. Es besteht die Möglichkeit, den Konflikt zu lösen. In dieser Phase unternimmt der Betroffene noch Versuche, um die Situation zu lösen. Herr Jahn sucht nochmals den Kontakt zu den Beschäftigten. Gelegentlich kommt es zu einer Verschärfung des Konflikts bis zur *Chaosphase*. Ab diesem Punkt ist der psychisch Erkrankte nicht mehr zugänglich und handelt auch nicht länger strategisch sinnvoll. Nach einer Weile beruhigt er sich (denn ein Affektdurchbruch geht immer vorüber). Er kehrt wieder zurück in die Alltagsphase.

Da sich der seelisch Erkrankte in jeder Phase anders verhält, müssen wir mit jeweils unterschiedlichen Methoden darauf reagieren, wenn wir den Konflikt konstruktiv lösen wollen.

Die wichtigste Aussage ist, dass Zusammenarbeit nur dann gelingen kann, wenn man unterhalb der Geraden bleibt. Wenn der Affektdruck diese Grenze übersteigt, verliert man jede Möglichkeit, sich zu verständigen. Kooperation gelingt am besten in der Alltagsphase, wenn sich der Patient also vollständig im Griff hat. In der Eskalations- und Deeskalationsphase ist das zwar schwieriger, aber immer noch möglich. Jedoch erfordert es wiederum mehr Entgegenkommen vonseiten der psychiatrisch Tätigen. Grund dafür ist, dass der Betroffene in diesen Phasen damit beschäftigt ist, die Selbstbeherrschung nicht zu verlieren.

6.4 Zusammenfassung

Damit psychisch erkrankte Menschen mit psychiatrisch Tätigen kooperieren, müssen sie sich vollständig beherrschen können. Zusammenarbeit heißt, jemandem Selbstkontrolle zu ermöglichen. Dafür muss man sich selbst im Griff haben. Wenn wir die Kooperationsbereitschaft erhöhen wollen, dürfen wir also keine Methoden anwenden, die dazu dienen, Kontrolle über den Betroffenen zu gewinnen.

6.5 Literatur und Weiterführende Literatur

Hejlskov Elvén, B. (2010). *No fighting, no biting, no screaming: How to make behaving positively possible for people with autism and other developmental disabilities.* Jessica Kingsley Publishers.

Kaplan, S. G. & Wheeler, E. G. (1983). Survival skills for working with potentially violent clients. *Social Casework, 64*(6), 339–345.

Weiterführende Literatur

Prinzip: Kooperation erfordert Selbstbeherrschung

Dies ist der Originalartikel von Kaplan und Wheeler:

Kaplan, S. G. & Wheeler, E. G. (1983). Survival skills for working with potentially violent clients. *Social Casework, 64*(6), 339–346.

Das Modell wurde erstmals in folgendem Buch veröffentlicht:

Hejlskov Elvén, B. (2010). *No Fighting, No Biting, No Screaming: How to Make Behaving Positively Possible for People with Autism and Other Developmental Disabilities.* Jessica Kingsley Publishers.

Hier haben Sie die Möglichkeit, das Thema zu vertiefen:

Diekhof, E. K., Geier, K., Falkai, P. & Gruber, O. (2011). Fear is only as deep as the mind allows: a coordinate-based meta-analysis of neuroimaging studies on the regulation of negative affect. *Neuroimage, 58*(1), 275–285.

Sjöwall, D., Roth, L., Lindqvist, S. & Thorell, L. B. (2013). Multiple deficits in ADHD: executive dysfunction, delay aversion, reaction time variability, and emotional deficits. *Journal of Child Psychology and Psychiatry, 54*(6), 619–627.

7
Beherrschung nicht verlieren

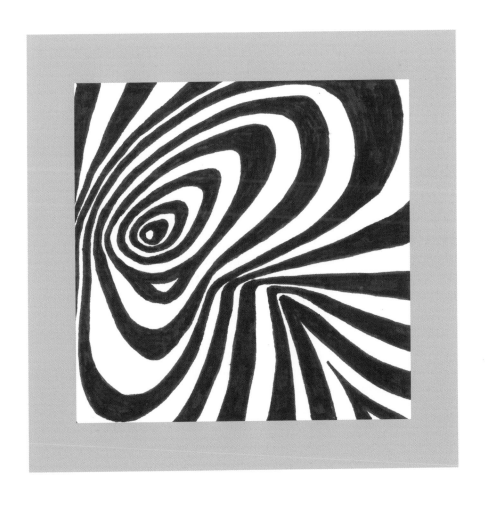

Prinzip: Wir alle tun unser Bestes, um nicht die Beherrschung zu verlieren

Fallbeispiel Frau Fellmann

Heute ist nicht Frau Fellmanns Tag. Der Vormittag ist schon schwierig gewesen. Angeblich hat sie das Personal zu früh geweckt. Seitdem ist es nur noch bergab gegangen. Beim Frühstück hat Frau Fellmann kaum einen Bissen gegessen und wurde ständig von einem Mitpatienten, Herrn Arnheim, belästigt, der ihr von seinen psychischen Problemen erzählen wollte.

Kurz vor dem Mittagessen erfährt sie, dass es Fisch geben wird. Sie hasst Fisch. Dies gibt ihr den Rest. Sie verlässt den Speiseraum, um sich in der Toilette einzuschließen. Kurze Zeit später klopft ein Pflegeassistent, Herr Celik, an die Tür, um zu fragen, wie es ihr geht. „Beschissen", ist ihre Antwort. Herr Celik ruft den Hausmeister, um die Tür aufzuschließen. Als die Tür geöffnet ist, schlägt Frau Fellmann nach Herrn Celik und drückt sich schnell an ihm vorbei, um schließlich in ihr Zimmer zu eilen und sich auf ihr Bett zu setzen.

7.1
Das Beste geben

Das Prinzip „Wir alle tun unser Bestes, um nicht die Beherrschung zu verlieren" ist einfach. Wir tun schlicht alles, was in unserer Macht steht, um nicht die Fassung zu verlieren. Das ist keinesfalls ungewöhnlich. Niemand möchte Möbel durch den Raum werfen, Fensterscheiben einschlagen, herumschimpfen, handgreiflich werden oder gar seinen Kopf gegen die Wand schlagen. Daher versuchen wir unser Bestes – besonders in der Eskalationsphase (Abb. 2) –, um eine schwierige Situation nicht ausufern zu lassen. Strategien, um die Selbstkontrolle nicht zu verlieren, sind:
- Rückzug aus einer schwierigen Situation, um sich wieder etwas zu beruhigen.
- Abschirmung nach außen, um die Situation nicht zu verlassen, aber dafür zu sorgen, dass sich der schwierigste Teil erträglicher anfühlt.
- Optimismus und Konzentration auf das Positive.
- Etwas Gewohntes tun, um sich etwas wohler zu fühlen.
- Sich Unterstützung beim Personal holen.

Manchmal wenden wir Strategien an, die bestimmt wirksam sein mögen, aber von anderen Beteiligten nicht so positiv aufgenommen werden:

- Mitwirkung verweigern. Einfach nein zu sagen, ist vielleicht der leichteste Weg, jedoch ist er zugleich mit den meisten Risiken verbunden. Viele Konflikte zwischen Mitarbeitern und Patienten beginnen mit einer Aufforderung, der sich die Patienten verweigern.
- Lügen, um eine schwierige Situation in den Griff zu bekommen. Aus der Forschung der kanadischen Psychologin Victoria Talwar geht hervor, dass wir aus Selbstschutz lügen, wenn das die einfachste Lösung ist. Gesunde Erwachsene sind so geschickt darin, dass ihre Lügen meistens nicht ans Licht kommen. Viele Patienten sind aber eher schlechte Lügner, sodass wir sie meistens gleich durchschauen. Lügen erfordert zu verstehen, wie andere Menschen denken, fühlen und wahrnehmen. Psychiatriepatienten entwickelten unabhängig von ihrer Diagnose diese Fähigkeit selten so gut wie andere. Dies müssen wir berücksichtigen, wenn wir mit einem Patienten arbeiten, den wir für einen notorischen Lügner halten. Er versucht zwar sein Bestes, ihm will es aber nicht so recht gelingen.
- Drohen, jemandem Gewalt anzutun oder ihn zu verlassen.
- Andere angreifen, um sie auf Abstand zu halten.
- Soziale Bestätigung suchen, indem man ausfallend wird.

Die Strategien können auch als herausforderndes Verhalten interpretiert werden. Dabei handelt es sich jedoch um strategisches Verhalten – Verhalten, das nicht darauf abzielt, eine komplizierte Situation zu verschlimmern, sondern sie zu lösen. Als psychiatrisch Tätige müssen wir möglichst vermeiden, herausforderndes Verhalten moralisch zu verurteilen. Wenn wir Verhalten beeinflussen wollen, müssen wir uns auf die Prinzipien der letzten Kapitel zurückbesinnen und den Grund für das Verhalten finden. Anschließend müssen wir die Rahmenbedingungen anpassen, um einem erneuten Auftreten vorzubeugen. Manchmal genügt es sogar, den Betroffenen einfach zu fragen, warum er sich so verhalten hat, um dann zu besprechen, wie er eine bessere Lösung finden kann.

7.2
Alternative Strategien anbieten

Dem seelisch Erkrankten eine bestimmte Strategie zu verbieten, ohne ihm Alternativen aufzuzeigen, ist der gravierendste Fehler, den wir begehen können. Stattdessen ist es effektiver, wenn wir mit dem Patienten besprechen, was er beim nächsten Mal in einer solchen Situation tun kann. Wenn wir den Patienten einfach nur ermahnen („Das dürfen Sie nicht. Bestimmt wissen Sie selbst, dass das nicht gut ausgehen kann."), bieten wir ihm nicht genug Unterstützung, um ein bestimmtes Verhalten abstellen zu können.

Wenn wir uns das Affektregulationsmodell (Abb. 2) ansehen, so bedeutet das für die Eskalationsphase, dass jede Methode letztlich zum Ziel haben muss, dass der Patient seine Selbstbeherrschung zurückgewinnt.

7.3
Zusammenfassung

Der psychisch Erkrankte tut sein Bestes, um die Beherrschung nicht zu verlieren. Hinter vielen scheinbar herausfordernden Verhaltensweisen stecken in Wirklichkeit Strategien, um die eigene Selbstkontrolle und so die eigene Kooperationsfähigkeit aufrechtzuerhalten. Wenn wir die Strategien des Patienten bekämpfen, führt das meistens zu noch schwererem Problemverhalten.

7.4
Weiterführende Literatur

Prinzip: Wir alle tun unser Bestes, um nicht die Beherrschung zu verlieren

Für eine ausführlichere Auseinandersetzung mit dieser Denkweise können Sie hier nachlesen:

Hejlskov Elvén, B. (2010). *No fighting, no biting, no screaming: how to make behaving positively possible for people with autism and other developmental disabilities.* Jessica Kingsley Publishers.

Zum Thema, wie man Gespräche mit Patienten führt:
Rollnick, S. & Miller, W. R. (1995). What is motivational interviewing?. *Behavioural and Cognitive Psychotherapy, 23,* 325–334.

Ein guter wissenschaftsjournalistischer Artikel über das Lügen:
Bronson, P. (2008, February 8). Learning to lie. *New York Magazine.* Available from: http://nymag.com/news/features/43893

8
Affektübertragung

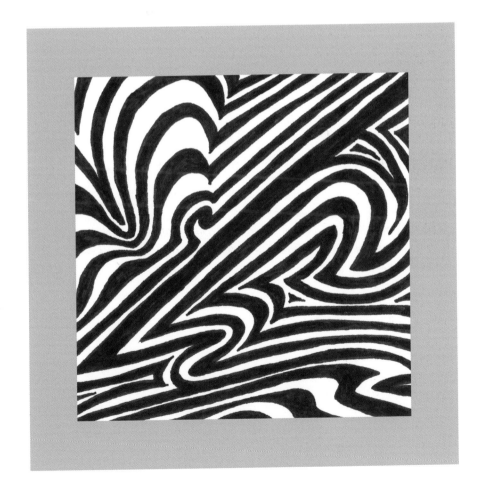

Prinzip: Gefühle sind ansteckend

Fallbeispiel Herr Christensen

Herr Christensen ist ein träger Mensch. Die meiste Zeit verbringt er am Computer in seinem Wohnheimzimmer. Er schläft viel. Eine Mitarbeiterin auf der Station ist genau das Gegenteil. Frau Niemeyer ist sehr lebendig und hat viele Interessen. Sie spricht gerne mit den Betroffenen darüber, wie sie sich ihr Leben und ihre Zukunft vorstellen. Frau Niemeyer kann es nicht leiden, wenn sich Betroffene nicht genug einbringen. Wenn sich ein Patient unfreundlich verhält, kann sie ziemlich wütend werden. Mit Herrn Christensen hat sie besonders große Schwierigkeiten, weil sie ihn für faul hält.

Eines Nachmittags, als Herr Christensen ein bisschen müde ist und sich nicht konzentrieren kann, sitzt er vor dem Computer und starrt ins Leere. Seine Zimmertür steht offen. Als Frau Niemeyer ihn so vor sich hinstarren sieht, fordert sie ihn auf, in den Aufenthaltsraum zu gehen: „Sie können doch nicht den ganzen Tag so herumhängen." Herr Christensen blickt sie teilnahmslos an, reagiert darauf aber nicht. Frau Niemeyer wird wütend und schreit ihn an: „Herr Christensen! Stehen Sie auf!"

Nun wird auch Herr Christensen ärgerlich: „Wieso muss ich denn in den Gemeinschaftsraum? Ich sitze hier doch einfach nur und tue Ihnen nicht weh, oder? Sie dumme Ziege!" Daraufhin zieht er die Tür zu und schließt ab.

Später im Personalraum erzählt Frau Niemeyer vom Zwischenfall. Sie findet Herrn Christensen einen elenden Faulenzer, der den ganzen Tag nur herumhängt. Sie sagt, sie habe genug davon, dass er jedes Mal herumschreit und flucht, wenn sie ihn kritisiert. Ein anderer Pflegehelfer, Herr Nolte, der ein sehr ruhiger Mensch ist, entgegnet darauf: „Herr Christensen? Aber das ist doch ein total ruhiger Typ – es gibt kaum jemand freundlicheren als ihn!"

8.1 Spiegelneuronen

Bereits in den 1960er Jahren formulierte der Psychologe Silvan Tomkins das Prinzip „Gefühle sind ansteckend". Erst in den 1990er Jahren fand der italienische Hirnforscher Giacomo Rizzolatti heraus, wie es funktioniert: Wenn eine Person eine Handlung ausführt, wird das Muster, das dabei in ihrem Gehirn aktiv ist, zugleich im Gehirn anderer Menschen gespiegelt. Wenn also jemand lächelt, wird im Gehirn des Gegenübers das gleiche Muster aktiviert, als ob er selbst gelächelt hätte – was ein echtes Lächeln auslösen kann!

Wir erfahren die Gefühle anderer Menschen, indem sie sich auf uns übertragen. Demzufolge neigen wir zu guter Laune, wenn wir uns mit gut gelaunten Menschen umgeben. Wir sind ruhig und gelassen, wenn wir mit entspannten Menschen zusammen sind. Außerdem wurde gezeigt, dass die Veranlagung, wie leicht wir uns von den Emotionen unserer Mitmenschen abschirmen können, von einem zum anderen unterschiedlich ist. Einige Menschen lassen sich kaum von den Emotionen anderer beeinflussen. Wohingegen die meisten Menschen bis zu einem gewissen Grad auf fremde Emotionen ansprechen, während andere wiederum fremden Emotionen völlig ausgeliefert sind. Unter den psychisch erkrankten Menschen finden sich überwiegend letztere. Betroffene lassen sich stark von den Emotionen der psychiatrisch Tätigen und insbesondere denen anderer Betroffener beeinflussen.

Herr Christensen ist sehr empfänglich für fremde Emotionen, weshalb Frau Niemeyer und er ein unglückliches Zusammentreffen erleben. Frau Niemeyers energische und extrovertierte Art nimmt ihn so stark ein, dass es ihn in seinem Lebensalltag einschränkt. Das größte Problem daran ist Frau Niemeyers Temperament. Wenn sie wütend wird, reagiert Herr Christensen sehr stark darauf, da er seinen Affekt schlechter regulieren kann als die meisten Menschen und er sehr empfänglich für fremde Emotionen ist. Daher fühlt er sich am wohlsten, wenn er ruhige Menschen um sich hat, die ihre Gefühle gut regulieren können, während ihm die Energie und das Temperament von Frau Niemeyer eher zusetzen.

8.2
Wirkung unserer Reaktionen auf Patienten

Wenn wir uns an die Prinzipien der letzten Kapitel erinnern, können wir erkennen, dass Frau Niemeyer aufgrund ihrer Persönlichkeit überhöhte Anforderungen an Herrn Christensens Affektregulation stellt. Da sie zu den psychiatrisch Tätigen gehört und Herr Christensen ein Betroffener ist, ist sie es, die sich ändern muss. Dies heißt, dass sie ihn schützen muss, indem sie ihm mehr Zeit zum Alleinsein gibt, um so ihrem Fürsorgeauftrag gerecht zu werden.

Dem kommt umso größere Bedeutung bei, je mehr Konflikte wir mit einem Patienten haben. Nach meiner Erfahrung sind unsere Körpersprache und unser Tonfall umso bestimmter, je mehr Konflikte wir mit einem Betroffenen haben. Wir gestikulieren womöglich stärker, fordern das Gegenüber mit unserem Blick heraus und treten näher an ihn heran. Diese Handlungen verstärken die Affektübertragung und erhöhen damit das Konfliktrisiko. Leider führt das auch dazu, dass der Patient seinerseits entschlossener wird, was wiederum zu einem höheren Konfliktrisiko beiträgt. Folgende Strategien senken das Konfliktrisiko:

- **Niemals Blickkontakt suchen.** Blickkontakt ist ein einfaches Mittel, um Dominanz auszustrahlen, und endet häufig in einem Konflikt.
- **In Anforderungssituationen bzw. Konflikten nie länger als drei Sekunden Blickkontakt halten.** Der Psychologe Daniel Stern sagte einmal, dass 30 Sekunden Blickkontakt entweder zu Gewalt oder zu Sex führe. Wahrscheinlich ist diese Behauptung nicht wahr, aber zumindest sind dies typische Situationen für langen Blickkontakt. Dauert er länger als drei Sekunden, entsteht eine intensive Affektübertragung, die entweder in eine positive oder negative Richtung geht – wohl aber niemals in eine für die psychiatrische Arbeit wünschenswerte Richtung.
- **In Anforderungssituationen und bei potenziellen Konflikten einen Schritt zurück gehen.** Wenn wir den räumlichen Abstand zum seelisch Erkrankten verringern und dabei Forderungen aufstellen oder Grenzen setzen, erhöht sich dadurch das Stressniveau des Betroffenen. Wenn Sie einen psychisch Erkrankten zu etwas auffordern und zugleich einen Schritt zurück gehen, wird das höhere Stressniveau durch die geringere Affektübertragung ausgeglichen.
- **Uns setzen oder gegen eine Wand lehnen, wenn der Patient angespannt wirkt.** Ruhige Körpersprache wirkt genauso ansteckend wie eine angespannte. Jedoch wollen wir, dass sich der Patient beruhigt.
- **Ablenken statt auf Konfrontationskurs gehen.** Wenn wir Grenzen setzen wollen, können wir eine Affektübertragung zwischen uns und dem Betroffenen unterbinden, indem wir die Aufmerksamkeit auf etwas anderes lenken. Ablenkung heißt, den Betroffenen auf andere Gedanken zu bringen. In der Eskalationsphase des Modells, das in Kapitel 6 beschrieben wurde, stellt Ablenkung die wohl wichtigste aktive Methode dar.
- **Den Betroffenen nicht mit angespannten Muskeln festhalten.** Angespannte Muskeln sind genauso ansteckend wie Emotionen. Wenn es unvermeidlich ist, den Betroffenen zu berühren, so tun Sie es auf sanfte Weise und folgen Sie seinen Bewegungen. Den psychisch Erkrankten in seiner Bewegungsfreiheit einzuschränken, indem wir ihn festhalten, führt in den meisten Fällen zu einem gewalttätigen Konflikt.

8.3
Warum der Gewinner verliert

Ein Prinzip hätte wahrscheinlich ein eigenes Kapitel verdient. Jedoch werden wir darauf im Kapitel zum Thema Führung und Autorität zurückkommen. Es lautet: „Der Gewinner verliert". Wenn ein Pflegeassistent, eine Pflegefachperson oder ein Arzt einen Konflikt mit einem Betroffenen gewinnt, so steigt damit keineswegs dessen Kooperationsbereitschaft. Dass unser Gegenüber verliert, liegt eigentlich nicht in unserem Interesse. Denn niemand hat etwas davon. Anstatt in einer Rivalität zu enden, müssen wir den erkrankten Menschen überzeugen, in die gleiche Richtung wie wir zu gehen. Methoden, die auf das Demonstrieren von Stärke abzielen, decken sich nicht mit unseren Zielen und gehören deshalb nicht in die moderne Psychiatrie.

8.4
Zusammenfassung

Wir werden von den Affekten anderer Menschen beeinflusst. Wenn wir mit fröhlichen Menschen zusammen sind, werden wir selbst auch fröhlich. Psychiatriepatienten sind dafür in der Regel viel empfänglicher als andere Menschen. Somit ist es wichtig, dass Beschäftigte nicht aggressiv oder wütend wirken. Für weniger Konflikte müssen wir daher unsere Körpersprache ändern.

8.5
Weiterführende Literatur

Prinzip: Gefühle sind ansteckend

Das Konzept der Gefühlsansteckung ist hieraus entnommen:
Tomkins, S. (1962). *Affect, Imagery, Consciousness* (Volume I). Tavistock.
Tomkins, S. (1963). *Affect, Imagery, Consciousness* (Volume II): *The Negative Affects*. Springer.
Tomkins, S. (1991). *Affect, Imagery, Consciousness* (Volume III): *The Negative Affects – Anger and Fear*. Springer.

Die wissenschaftliche Grundlage dazu finden Sie hier:
Hatfield, E., Cacioppo, J. T. & Rapson, R. L. (1993). Emotional contagion. *Current Directions in Psychological Science, 2*(3), 96–99.

Zu wissenschaftlichen Erkenntnissen zum Thema Spiegelneuronen:

Rizzolatti, G. & Craighero, L. (2004). The mirror-neuron system. *Annual Review of Neuroscience, 27,* 169–192.

Die Strategien zur Minderung des Affektdrucks sind dem Low-Arousal-Ansatz entnommen:

Hejlskov Elvén, B. (2010). *No fighting, no biting, no screaming: how to make behaving positively possible for people with autism and other developmental disabilities.* Jessica Kingsley Publishers.

McDonnell, A. (2010). *Managing aggressive behaviour in care settings.* Wiley.

9
Konfliktlösungen und Handlungsplan

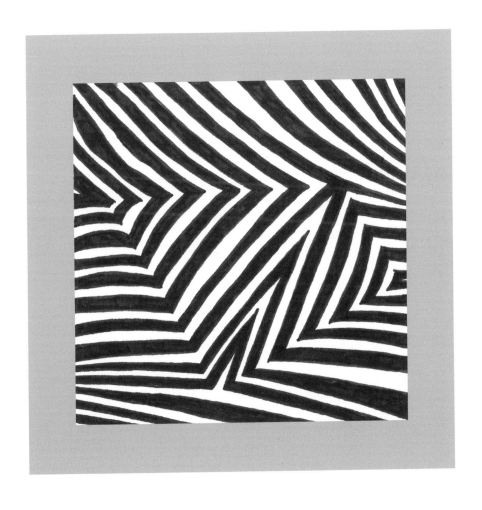

Prinzip: Konflikte bestehen aus Lösungsversuchen

und Bei Versagen brauchen wir einen Handlungsplan

Fallbeispiel Herr Weil

Heute um 9 Uhr hat Herr Weil einen Termin beim Physiotherapeuten. Als er um 8 Uhr immer noch schläft, kommt ein Pflegeassistent, Herr Platz, in seinem Stationszimmer vorbei, um nach ihm zu sehen. Er schaltet das Licht ein und sagt ihm, dass es Zeit zum Aufstehen ist. Herr Weil zieht sich die Decke über den Kopf. Herr Platz greift nach der Decke, zieht sie ein Stück zur Seite und sagt: „Es ist jetzt Zeit, dass Sie aufstehen. Sie gehen um 9 Uhr zum Physiotherapeuten. Es wäre gut, wenn Sie vorher noch etwas Zeit zum Frühstücken hätten." Herr Weil zieht sich wieder die Decke über den Kopf.

Herr Platz zieht den Vorhang auf, sodass es im Raum nun taghell ist. Herr Weil schubst Herrn Platz aus dem Zimmer, zieht die Vorhänge zu und legt sich wieder ins Bett. Kurze Zeit später kommt Herr Platz wieder hinein und sagt: „Sie müssen jetzt aufstehen. Sie wollten doch zum Physiotherapeuten. Bestimmt sind Sie später sauer auf mich, wenn Sie jetzt nicht aufstehen. Und hätte ich Sie nicht aufgeweckt, hätten Sie mir bestimmt die Schuld gegeben. Das würde ich bestimmt nicht akzeptieren. Stehen Sie jetzt auf. Solange gehe ich nicht aus dem Raum."

Herr Weil steht auf und schubst Herrn Platz wieder aus dem Raum. Kurze Zeit später kehrt Herr Platz mit drei anderen Pflegeassistenten zurück. Sie schleifen Herrn Weil, der sich vehement wehrt, zu einem Sessel und drücken ihn hinein. Herr Platz ermahnt ihn: „Nun sind Sie aufgestanden. Wenn Sie mich erneut schubsen, werden Sie festgeschnallt." Die Pflegeassistenten nehmen das Bettzeug mit, als sie den Raum verlassen.

9.1
Warum Konflikte aus Lösungsversuchen bestehen

Das Prinzip „Konflikte bestehen aus Lösungsversuchen" ist einfach. Wenn wir Herrn Weils und Herrn Platz' Verhalten analysieren und dabei jede Handlung einzeln betrachten, wird ersichtlich, dass die Entwicklung des Konflikts einem einfachen Muster folgt. Eine Person stößt auf ein Problem. Sie versucht, es zu lösen, bloß stellt sie das so an, dass sie wieder ein Problem für das Gegenüber verursacht – und so geht das immer weiter. Die Entwicklung des Konflikts wird von einem Lösungsschema bestimmt, sodass mit jedem Lösungsversuch ein neues Problem für das Gegenüber entsteht. Mit jedem Lösungsversuch steigert sich die Stärke des Konflikts bis zur Handgreiflichkeit.

Solche Konflikte können nur gelöst werden, wenn eine Partei eine Lösung findet, die für das Gegenüber kein Problem ist. Und hier kommt der interessante Teil. Denn bei meiner Arbeit werde ich meistens gefragt: „Wie können wir dafür sorgen, dass der Patient eine Lösung findet, die dem Personal keine Probleme bereitet?"

Die psychiatrisch Tätigen sind es, die Professionalität beweisen müssen. Sie sind es, die für den Alltag, das Wohl und die Entwicklung des Erkrankten verantwortlich sind. Statt vom Erkrankten zu verlangen, dass er das Problem löst, wäre es viel einfacher, wenn die Beschäftigten eine Lösung finden, die eben kein Problem für den Betroffenen bedeutet.

9.2 Wenn das Personal gewinnen will

Im Fallbeispiel oben wollen die Mitarbeiter unbedingt gewinnen. Außerdem glauben sie sich durchweg in der stärkeren Position. Sie sind der Meinung, dass der erkrankte Mensch sein Verhalten ändern muss. Diese Einstellung nimmt ihnen die Möglichkeit, die Situation zu beeinflussen – und tatsächlich scheitern sie daran. Das Risiko zu versagen ist sehr hoch, wenn wir wie im beschriebenen Fallbeispiel vorgehen. Deshalb müssen wir Lösungen finden, die ein geringeres Risiko bergen.

Eine gute Lösung darf also keine Probleme für den Erkrankten mit sich bringen. Doch Herr Weils Lösungen hätten für Herrn Platz nicht zum Problem werden müssen. Das Problem ist aber, dass Herr Platz unbedingt gewinnen will. Genau deshalb gerät der Konflikt außer Kontrolle – denn auch Herr Weil will keinesfalls verlieren. Beide verlieren, wenn sie sich für den Gewinner halten. Nach einem Konflikt wie diesem wird Herr Platz Schwierigkeiten haben, wieder die Person zu sein, die er im Alltag für Herrn Weil sein sollte.

9.3 Bei Versagen ist ein Handlungsplan erforderlich

Im Konflikt des Fallbeispiels müssen wir ein wirksames Prinzip anwenden: „Bei Versagen brauchen wir einen Handlungsplan". Dieses Prinzip wurde nach dem Tod Matthew Goodmans formuliert. Matthew war ein 14-jähriger Junge, der auf umfassende sonderpädagogische Betreuung angewiesen war und eine Sonderschule besuchte. Er erstickte nach einem Sturz, weil seine Arme und Beine an Schienen befestigt waren.

Das Gericht hielt es für einen Fehler, seine Bewegungsfreiheit mechanisch einzuschränken, weil das bedeutete, dass andere Methoden versagt hatten. In diesem Fall führte der Fehler zu Matthews Tod. Daraufhin wurde ein nach ihm benanntes Gesetz, Matthew's Law, entworfen: „Alle körperlichen Zwangsmaßnahmen sind pädagogisches Versagen. Jedes pädagogische Versagen erfordert einen Handlungsplan."

Wenn wir den Konflikt zwischen Herrn Weil und Herrn Platz betrachten und dabei das Affektdurchbruchmodell (Abb. 2) berücksichtigen, ist der Auslösefaktor leicht ausfindig zu machen. Außerdem ist es nicht sonderlich schwer, sich ein Bild davon zu machen, ob Herr Platz' Methoden, die er in der Eskalationsphase anwendet, die gewünschten Auswirkungen haben – und zwar, dass Herr Weil die Selbstkontrolle zurückgewinnt. Außerdem können wir erkennen, dass das Personal in der Chaosphase nicht gerade auf die bestmöglichen Methoden zurückgreift (z. B. ihn festzuhalten), die im Übrigen weder zu einer positiven Entwicklung der Situation beitragen noch das Vertrauensverhältnis fördern.

9.4
Körperliche Zwangsmaßnahmen vermeiden

Insbesondere in der Chaosphase ist es wichtig, den psychisch Erkrankten nicht in seiner Bewegungsfreiheit einzuschränken. Wenn wir jemanden wegtragen oder festhalten, dann sorgen wir dafür, dass sich die Chaosphase in die Länge zieht. Wenn wir den Betroffenen festhalten und unsere Muskeln dabei angespannt sind, so verstärkt sich auch die Muskelspannung des Patienten und damit Stressniveau, Adrenalinspiegel und Gewaltrisiko. Andere in Behandlung befindliche Menschen fortzuschicken, ist in der Regel wirksamer, als den erregten Menschen mitten im Affektdurchbruch an einen anderen Ort zu bringen. Falls nötig, kann man den Betroffenen festhalten, um eine unmittelbare Gefährdung für Leben und Gesundheit abzuwenden. Dies kann als Notfall eingestuft werden und wäre deshalb in den meisten Ländern erlaubt.

Notfallmaßnahmen ergreift man definitionsgemäß in Notfällen. Notfälle treten selten und unvorhergesehen auf. Gelegentlich berichten mir Beschäftigte, dass sie einen psychisch erkrankten Menschen regelmäßig fixieren, wenn er sich danebenbenimmt. Dies ginge jedoch niemals als Notfall durch. Wenn jemand regelmäßig gewalttätig wird, dann handelt es sich keineswegs um etwas Unvorhersehbares. Stattdessen müssen wir herausfinden, mit welchen Anforderungen und Erwartungen wir an solche Situationen herantreten, damit wir ein erneutes Auftreten zukünftig verhindern können.

In der Psychiatrie ist Fixierung in einigen Fällen erlaubt. Die Entscheidung muss von einem Arzt getroffen werden. Sobald sich die Situation wieder beruhigt hat, muss der Betroffene wieder befreit werden. Der Nutzen körperlicher Zwangsmaßnahmen konnte bisher wissenschaftlich nicht belegt werden. Im Gegenteil: Sie verlängern die Dauer einer schlechten psychischen Verfassung. Wir beobachten immer mehr Menschen, die unter Flashbacks von körperlichen Zwangsmaßnahmen leiden. Sie haben Symptome einer posttraumatischen Belastungsstörung, die durch die Psychiatrie verursacht wurden. Eine solche Praxis steht nicht im Einklang mit der Aufgabe der Psychiatrie.

9.5
Mehrfach fixieren ist eine Methode

Einen Menschen mechanisch zu fixieren, weil er einen Stuhl oder Ähnliches durch den Raum geworfen hat, ist völlig zwecklos. Meistens hat derjenige in dem Moment, in dem er festgehalten und fixiert wird, bereits aufgehört, mit Gegenständen um sich zu werfen.

Wenn eine völlig unbekannte Situation auftritt, können wir selbstverständlich ein oder zwei Mal Notfallmaßnahmen anwenden. Beim dritten Mal handelt es sich allerdings um keine Notfallmaßnahme mehr. Vielmehr ist daraus eine Methode geworden. Wenn es immer wieder zu solchen Situationen kommt, dann haben wir es mit etwas Vorhersehbarem zu tun und müssen deshalb den Fehler finden. Wir müssen die Situation beeinflussen, damit es nicht mehr zu solchen Vorfällen kommt. Denn: „Bei Versagen brauchen wir einen Handlungsplan."

9.6
Zusammenfassung

Die meisten Konflikte sind eine Verkettung von Lösungsversuchen. Jede Konfliktpartei versucht, die Probleme zu lösen, die durch die Lösungsversuche der jeweils anderen Partei verursacht wurden. Solche Konflikte können nur dann gelöst werden, wenn eine Partei eine Lösung findet, die kein Problem für das Gegenüber darstellt. Leider versuchen wir oft, den Betroffenen zu ändern, obwohl unser Fokus eigentlich darauf liegen sollte, keine neuen Probleme zu verursachen. Aus diesem Grund gelingt es uns oft nicht, neue Konflikte zu verhindern.

9.7 Weiterführende Literatur

Prinzip: Konflikte bestehen aus Lösungsversuchen *und* Bei Versagen brauchen wir einen Handlungsplan

Zu Matthew Goodman können Sie hier nachlesen:
Inclusion Daily Express. (2006). *Matthew's Law & Bancroft School.* Verfügbar unter www.inclusiondaily.com/news/institutions/nj/bancroft.htm

Körperliche Zwangsmaßnahmen sind äußerst gefährlich. Aus einer Studie ging hervor, dass sich 18.8 % des Personals und 17.6. % der Patienten Verletzungen infolge von Fixierungen zuzogen. Hier können Sie nachlesen:
Legget, J. & Silvester, J. (2003). Care staff attributions for violent incidents involving male and female patients. *British Journal of Clinical Psychology, 42*, 393-406.

Todesfälle im Zusammenhang mit Fixierung wurden wissenschaftlich dokumentiert in:
Aiken, F., Duxbury, J., Dale, C. & Harbison, I. (2011). *Review of the Medical Theories and Research Relating to Restraint Related Deaths.* Caring Solutions (UK), University of Central Lancashire.
Nunno, M. A., Holden, M. J. & Tollar, A. (2006). Learning from tragedy: a survey of child and adolescent restraint fatalities. *Child Abuse and Neglect, 30*, 1333-1342.
Paterson, B., Bradley, P., Stark, C., Saddler, D., Leadbetter, D. & Allen, D. (2003). Deaths associated with restraint use in health and social care in the UK: The results of a preliminary survey. *Journal of Psychiatric and Mental Health Nursing, 10*, 3-15.

Wie eine rückläufige Zahl an Fixierungen zugleich weniger Verletzungen mit sich bringt:
Holstead, J., Lamond, D., Dalton, J., Horne, A. & Crick, R. (2010). Restraint reduction in children's residential facilities: implementation at Damar Services. *Residential Treatment for Children & Youth, 27*, 1-13.

10
Alltagsanforderungen und eingeschränkte Patientenautonomie

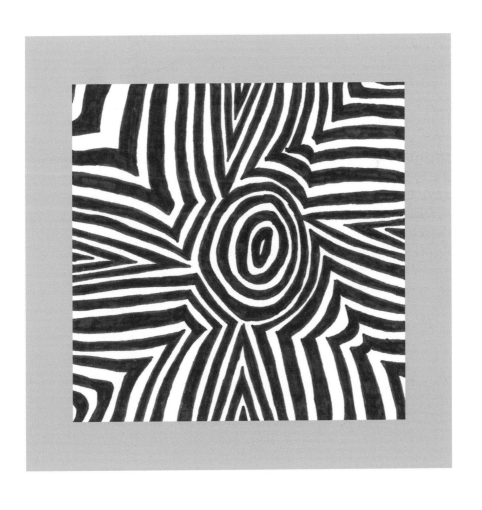

Prinzip: Wir stellen Anforderungen, die die Patienten nie an sich selbst gestellt hätten – aber so, dass es machbar ist

Fallbeispiel Frau Keller

Frau Keller ist müde und hat keine Lust, zu duschen. Nach dem Aufstehen setzt sie sich in den Gemeinschaftsraum. Da sie aber einen schlechten Geruch verströmt, spricht sie eine Pflegeassistentin, Frau Lieser, darauf an: „Was meinen Sie, Frau Keller? Wollen Sie nicht aufstehen und unter die Dusche?" Frau Keller verneint, ihr sei nicht nach Duschen. Darauf entgegnet Frau Lieser: „Sie riechen aber nicht so gut." „Das geht Sie nichts an," widerspricht Frau Keller.

Eine Weile später bietet ihr Frau Lieser eine Massage an, knüpft dies aber an eine Bedingung: „Sie müssen davor duschen." Frau Keller willigt begeistert ein. Sie liebt es, massiert zu werden. Duschen ergibt auf einmal Sinn.

10.1
Übliche Anforderungen des Alltags

Wenn wir Anforderungen an Betroffene in der klinischen und häuslichen psychiatrischen Versorgung stellen, wollen wir sie meistens zu Alltagsaufgaben motivieren, die sie ohne unsere Aufforderung nie verrichtet hätten. Dazu gehört beispielsweise, morgens aufzustehen, zu duschen, sich die Zähne zu putzen, aber auch, sich zu beruhigen, sich am Tisch zu benehmen oder andere Menschen nicht zu beleidigen.

10.2
Einschränkung der Patientenautonomie

Die Philosophin Martha Nussbaum vertritt die These, dass es zu jeder Arbeit mit Behinderten gehört, deren Grundrecht auf Selbstbestimmung einzuschränken. Dies ist eine interessante Perspektive, die auf den ersten Blick etwas fragwürdig erscheinen mag. Allerdings kann ich ihre Sichtweise genau nachvollziehen: Wir können Betroffenen nicht erlauben, dass sie allein über ihr Tagesprogramm bestimmen. Denn wären sie dazu in der Lage, so benötigten sie unsere Fürsorge nicht. Sie sind bei uns, gerade weil sie nicht die richtigen Ansprüche an sich selbst stellen konnten.

Deshalb würden wir am liebsten über ihr Tagesprogramm entscheiden. Es gibt Regeln. So würden wir gerne von den psychisch erkrankten Menschen ein bestimmtes Verhalten einfordern – natürlich nur zu deren Wohl. Unsere Arbeit in der Psychiatrie oder Sozialpsychiatrie ist mit einer hohen Verantwortung verbunden. Dazu gehört auch, dass wir die Möglichkeit, über sich selbst zu bestimmen, nicht gänzlich verweigern können. Über sein eigenes Leben entscheiden zu dürfen, steht jedem Menschen als Grundrecht zu. Aus diesem Grunde, so sagt es Nussbaum, müssen wir auch ein gutes bzw. ein sehr gutes Argument liefern, wenn wir die Autonomie einschränken wollen. Und zwar grundsätzlich. Gründe für die Einschränkung der Patientenautonomie sind:

- **Abwehr von Gefahren:** In den meisten Ländern gilt prinzipiell, dass man Menschen nicht ohne Gerichtsbeschluss gefangen nehmen darf, sondern dass dafür ein strafrechtliches Urteil vorliegen muss oder in der Psychiatrie spezielle gesetzliche Regelungen einzuhalten sind. Das Gefahrenabwehr-Argument benutzen wir in Notsituationen, z. B. wenn wir jemanden festhalten, der sich in den Straßenverkehr stürzen will. Wenn die betreffende Person suizidgefährdet ist oder von ihr eine ernste Gefahr ausgeht, weil sie nicht mehr zurechtkommt und verwirrt umherläuft, so entziehen wir ihr zu ihrem Schutz die Autonomie.
- **Fürsorge:** Auf das Fürsorgeargument berufen wir uns, wenn etwa ein gewisser Hygienestandard eingehalten werden soll. Zur Gefahrenabwehr haben wir die Möglichkeit, drastischere Methoden anzuwenden, die bis hin zu Gewalt oder Zwang reichen können. Das ist nicht möglich, wenn wir uns auf das Fürsorgeargument berufen. Einen Betroffenen festzuhalten, der sich in den Straßenverkehr stürzen will, wäre nicht unverhältnismäßig. Jemandem gewaltsam die Zähne zu putzen wäre allerdings eine Grenzüberschreitung. Wenn wir uns auf das Fürsorgeargument beziehen, sind ein paar pädagogische Kniffe und sogar einige Überzeugungstaktiken legitim. Wir können sein Wochenprogramm um Schwimmen ergänzen, damit er mindestens einmal wöchentlich duscht, oder ihm eine Massage anbieten. Duschen ist tatsächlich ein interessantes Beispiel. Niemand sollte darüber entscheiden, wie oft ich unter die Dusche gehe. Ich sollte nicht darüber bestimmen, wie oft sich jemand duscht. Denn das ist normalerweise jedem selbst überlassen. Wenn eine Dusche zu seinem Wohlbefinden beiträgt, weil er ansonsten aus der Gemeinschaft ausgeschlossen wird, kommt das Fürsorgeargument zum Tragen. Dazu zwingen dürfen wir selbstverständlich nicht. Zum Glück dürfen wir ihn aber dazu motivieren. Dabei müssen wir jedoch stets bedenken, dass auch dies eine Einschränkung seiner Selbstbestimmung ist. Es erfordert stets die Berücksichtigung ethischer Aspekte in Bezug darauf, welche Entscheidungen wir treffen wollen, warum und wie wir sie umsetzen wollen.

- **Erhöhung des Grads an Selbstbestimmung:** Das ist das Argument schlechthin. Viele Betroffene kommen nicht damit zurecht, wenn sie ganz allein über sich selbst bestimmen – auch gesunde Menschen könnten dies wahrscheinlich nicht. Deshalb haben sich in unserer Gesellschaft gewisse Regeln etabliert, die unsere Autonomie in einigen Fällen begrenzen. Der Straßenverkehr ist ein gutes Beispiel dafür. Der Gesetzgeber schreibt uns vor, dass wir nur auf einer Straßenseite fahren dürfen. Dies ist eine massive Einschränkung unseres Rechts auf Autonomie. Diese Vorschrift bringt den Vorteil mit sich, dass wir schneller an unser Ziel kommen. Wenn wir uns die Straßenseite selbst aussuchen könnten, könnten wir uns wahrscheinlich nicht so weit fortbewegen. Auch die Gestaltung des Lehrplans beruht auf diesem Argument. Indem man den Schülern vorschreibt, welche Inhalte sie in der Schule lernen müssen, ergibt sich für sie später eine größere Auswahl an möglichen Berufswegen. In der Psychiatrie berufen wir uns auf ebendieses Argument, wenn wir die Auswahl an Aktivitäten für den Patienten eingrenzen. Dies geschieht vor allem dann, wenn der Patient nicht einschätzen kann, was tatsächlich machbar ist und was nicht.

Das letztgenannte Argument kann auch für andere Situationen, z. B. Freizeitgestaltung, eingesetzt werden. Einige Menschen können ihre Zeit gut einteilen und füllen ihre Freizeit mit sinnvollen Tätigkeiten aus. Zudem sind sie nur selten in Konflikte verwickelt. Viele verfügen nicht über die Fähigkeit, zu planen und sinnvolle Freizeitaktivitäten auszusuchen. Einige von ihnen können von gemeinsamen Vereinbarungen oder Ratschlägen zur Freizeitgestaltung durchaus profitieren. Einige Betroffene benötigen Anregungen von außen, um daraus ihre Freizeitaktivitäten zu wählen und dadurch einen höheren Grad an Selbstbestimmung zu erlangen. Ohne die Anregung von außen würden sie gar nichts tun, es sei denn, es geschieht gerade etwas so Aufregendes, dass sie nur schwer widerstehen können. Um echte Selbstbestimmung handelt es sich im letztgenannten Fall allerdings nicht, sondern eher um ein impulsgesteuertes Verhalten. Durch die Eingrenzung der Wahlmöglichkeiten kann also der tatsächliche Grad an Autonomie erhöht werden.

10.3
Sich Zustimmung einholen

Folgendes Prinzip ist von besonderer Bedeutung: „Stellen Sie realistische Anforderungen." Zu meinem Bedauern musste ich feststellen, dass es mich nicht fitter macht, wenn ich mir Laufschuhe kaufe. Es nützt auch nichts, wenn ich in meinem Kalender einen Termin fürs Laufen reserviere. Wenn ich fit werden will, dann muss ich tatsächlich laufen gehen. Genauso ist es völlig sinnlos, vom Patienten etwas einzufordern, was er von allein niemals in die Tat umsetzen würde.

Manchmal treffe ich Beschäftigte, die sagen: „Ich fordere den Patienten zum Aufstehen auf. Und wenn er noch so viele Stunden liegen bleibt, höre ich nicht auf, ihn zurechtzuweisen. Er kann doch nicht den ganzen Tag im Bett lümmeln." Ich sehe in dieser Vorgehensweise allerdings keinen Sinn. Wenn jemand sich weigert, aufzustehen, dann haben wir unsere Aufforderung wahrscheinlich nicht richtig gestellt. Stattdessen sollten wir uns fragen, wie wir die Menschen richtig auffordern und motivieren können.

10.4
Sinnvolle Strukturen schaffen

Das Prinzip „Menschen tun das, was ihnen sinnvoll erscheint" kennen wir bereits. Wenn wir das Verhalten eines psychisch Erkrankten in eine bestimmte Richtung lenken wollen (weil wir ein gutes Argument dafür haben), dann leistet uns das Sinnprinzip gute Dienste. Dies können wir auf verschiedenen Wegen erreichen. Der einfachste Weg ist, Strukturen und Rahmenbedingungen zu schaffen, die das gewünschte Verhalten herbeiführen. Behandelt haben wir dieses Thema bereits, als es darum ging, mit den richtigen Rahmenbedingungen, Regeln und Zeitplänen Vorhersehbarkeit zu schaffen. Diese Methoden bilden die Grundlage für eine gute Pflegepraxis. Wenn die Gestaltung der Umgebung automatisch zu gutem Verhalten führt, die Regeln gut und sinnvoll sind – und die Alltagsroutine vorhersehbar ist –, dann sind wir schon sehr weit gekommen.

Es gibt einige Tätigkeiten, die für den psychisch erkrankten Menschen einfach keinen Sinn ergeben. Da können wir tun, was wir wollen. Wenn es sich dabei um wichtige Tätigkeiten handelt, so müssen wir Wege finden, ihnen einen Sinn zu geben. Dies können wir mit Hilfe verschiedener Methoden erreichen:

- **Beteiligungsgefühl steigern:** Wenn Betroffene das Gefühl haben, bei der Aktivitätenplanung mit einbezogen zu werden, sind sie leichter für eine Mitwirkung zu gewinnen. Es bedeutet nicht, dass sie über das gesamte Aktivitätenprogramm entscheiden oder den Tag auf einem hohen, abstrakten Niveau planen müssen. Manchmal reicht es auch, wenn der Erkrankte über die kleinen Dinge mitbestimmt. Beispiel: „Wir wollten für einen Spaziergang an die frische Luft. Wohin würden Sie gerne gehen?"

- **Zugehörigkeitsgefühl schaffen:** Wenn sich der erkrankte Mensch vom psychiatrisch Tätigen beachtet fühlt, dann wächst sein Vertrauen. Ein gutes Vertrauensverhältnis zum Personal genügt meistens, damit er einen Sinn darin sieht, die Anweisungen zu befolgen und den Anforderungen gerecht zu werden. Als Mitarbeiter müssen wir sicher gehen, dass wir dem Betroffenen nicht mit überzogenen Ansprüchen begegnen. Denn sind die Erwartungen zu hoch, schwindet das Vertrauen. Folglich kommt es wieder vermehrt zu herausforderndem Verhalten. Das Zugehörigkeits- und Beteiligungsgefühl kann auch durch Gruppenaktivitäten gestärkt werden. Hierfür muss es mindestens einen Betroffenen geben, der die Gruppe motivieren kann. Allerdings kann das Zugehörigkeits- und Beteiligungsgefühl sehr wirksam sein, um gewünschtes Verhalten zu verstärken. Eine weitere Möglichkeit ist, dass wir uns stärker einbringen. Wenn wir vorschlagen, gemeinsam das Bett zu machen, lässt er sich leichter zur Kooperation bewegen, als wenn wir von ihm verlangen, es allein zu erledigen.
- **Patienten vorbereiten:** Je besser die psychisch Erkrankten auf ein Ereignis vorbereitet sind, umso weniger Konflikte treten auf. So ist es wichtig, mit Tages- und Wochenplänen zu arbeiten. Man kann etwa den Beginn bzw. das Ende einer Aktivität fünf Minuten vorher ankündigen. Der einzige Fall, in dem das jedoch nicht funktioniert, ist, wenn wir die Betroffenen auf das Ende einer Aktivität vorbereiten, die eigentlich zu einem späteren Zeitpunkt endet. In diesem Fall hat die Zeitansage großes Potenzial, um einen Konflikt zu schüren. Man kann nicht jemanden darauf vorbereiten, das Kino inmitten eines Films zu verlassen, indem man einfach ankündigt: „Wir gehen in zehn Minuten."
- **Einige Tricks, um Situationen sinnvoller zu gestalten:** Eine Möglichkeit sind subtile Aufforderungen. Wenn wir wollen, dass sich ein Patient für einen Spaziergang bereit macht, dann erhöht es unsere Chancen, wenn wir ihm den Mantel hinhalten und ihm hineinhelfen. Dieses Angebot ist schwer auszuschlagen.
- **„Fertig"** ist ein weiterer Trick. Wenn jemand gerade eine Tätigkeit abgeschlossen hat, fällt es nicht schwer, eine neue in Angriff zu nehmen. Einige Tätigkeiten haben ein klares „fertig", wie Mahlzeiten, Filme und die Level von Computerspielen. Wir können den psychisch Erkrankten auf die nächste Tätigkeit einstimmen: „Wenn der Film zu Ende ist, dann...". Die meisten Menschen sind so in der Lage, mit einer Tätigkeit aufzuhören und sich einer neuen zu widmen. „Fertig" funktioniert auch in Gruppensituationen. Wenn wir eine Gruppenaktivität beginnen möchten, können wir zuerst Kaffee servieren. Alle hören mit dem auf, was sie gerade tun, um Kaffee zu trinken. Sobald der Kaffee ausgetrunken ist („fertig"), ist jeder bereit für die Gemeinschaftsaktivität.

- **Die Betroffenen motivieren:** Etwa kann man bei einer gemeinsamen Reinigungsaktion Musik auflegen, aus einer langweiligen Aufgabe einen Wettbewerb machen oder für ein bisschen Spaß in potenziellen Chaossituationen sorgen – bzw. einfach eine Tätigkeit aufregender machen, indem man sie interessant oder lustig gestaltet.

10.5 Ablenken anstatt Grenzen setzen

Grenzen zu setzen gehört zu den schwierigsten Situationen der psychiatrischen Arbeit. Wenn jemand ein Verhalten zeigt, das gestoppt werden muss, so begegnen wir dem Betroffenen mit Strenge und klaren Forderungen. Leider gibt es keine Hinweise darauf, dass Grenzsetzung das Verhalten langfristig verbessert. Bestenfalls ist es ein Weg, um eine schwierige Situation kurzfristig in den Griff zu bekommen, jedoch auch ein sehr riskanter.

Norwegische Forscher haben gezeigt, dass Gewalt gegen Psychiatriepersonal in etwa 60 % der Fälle mit Grenzsetzung beginnt (Bjørkly, 1999). Ablenkung ist meistens die bessere Alternative. Wenn das Verhalten eines Patienten als störend wahrgenommen wird, kann man ihn zwar dafür maßregeln. Langfristig ändert sich dadurch nichts am Verhalten. Das Risiko, dass die Situation zu einem Konflikt eskaliert, erhöht sich eher durch diese Vorgehensweise. Stattdessen können wir den Anreiz zu störendem Verhalten mindern, indem wir die Aufmerksamkeit des Patienten mit einem spannenden Thema fesseln oder ihn mithilfe von anderen Strategien auf andere Gedanken bringen. Ein ablenkender Arbeitsstil ermöglicht es somit, die Zahl der Konflikte deutlich zu reduzieren. Dieses Thema wird im zweiten Teil dieses Buches ausführlicher behandelt.

10.6 Zusammenfassung

Ein Teil der psychiatrischen Arbeit besteht darin, dem Betroffenen mit Anforderungen zu begegnen, die er nie an sich selbst gestellt hätte. Keinen Sinn hat es jedoch, ihm mit Anforderungen zu begegnen, denen er nicht gerecht werden kann. Deshalb müssen die Anforderungen angemessen sein und derart gestellt werden, dass die Betroffenen ihnen genügen können und sie in die Tat umsetzen werden. Somit ist es besonders wichtig, die Anforderungen richtig zu formulieren.

10.7
Literatur und Weiterführende Literatur

Bjørkly, S. (1999). A ten-year prospective study of aggression in a special secure unit for dangerous patients. *Scandinavian Journal of Psychology, 40*(1), 57–63.

Weiterführende Literatur

Prinzip: Wir stellen Ansprüche, die Patienten nie an sich selbst gestellt hätten – aber so, dass es machbar ist

Martha Nussbaums Überlegungen sind hier wiederzufinden:
Nussbaum, M. C. (2007). *Frontiers of Justice: disability, nationality, species membership (The Tanner Lectures on Human Values)*. Harvard University Press.

Zum Thema Gewalt gegen Mitarbeiter, die Grenzen setzen:
Bjørkly, S. (1999). A ten-year prospective study of aggression in a special secure unit for dangerous patients. *Scandinavian Journal of Psychology, 40*(1), 57–63.

Zum Thema Ablenkung:
Hejlskov Elvén, B. (2010). *No fighting, no biting, no screaming: how to make behaving positively possible for people with autism and other developmental disabilities*. Jessica Kingsley Publishers.
McDonnell, A. (2010). *Managing Aggressive Behaviour in Care Settings*. Wiley.
Smith, R. E. (1973). The use of humor in the counterconditioning of anger responses: a case study. *Behavior Therapy, 4*(4), 576–580.

11
Zuerkannte Autorität

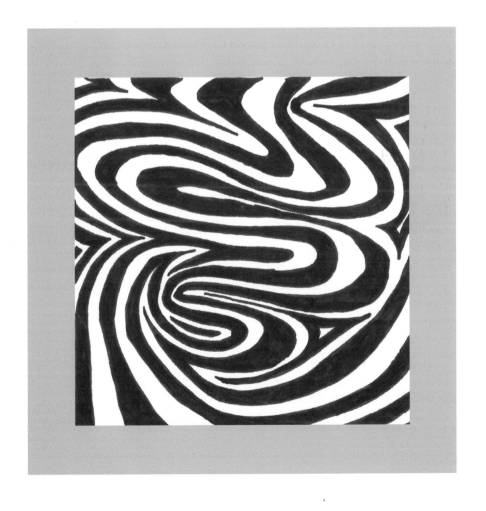

Prinzip: Wir besitzen Autorität, wenn jemand freiwillig auf uns hört

Fallbeispiel Frau Erkan

Frau Erkan hat keine Lust, spazieren zu gehen. Frau Ahrend versucht sie trotzdem zu motivieren, bei der schönen Frühlingssonne in den Park zu gehen. Frau Erkan weigert sich. Deshalb schlägt Frau Ahrend vor, den Spaziergang mit einem Eis am Kiosk zu verbinden. Frau Erkan ist einverstanden – denn sie liebt Schokoladeneis.

Als Frau Ahrend später mit einem Kollegen, Herrn Melcher, darüber spricht, sagt er dazu: „Warum warst du bloß so nachgiebig? Sie sollte mitgehen, wenn du es verlangst. Du hättest keine Zugeständnisse machen dürfen."

Ein paar Tage später sitzt Frau Erkan wieder im Gemeinschaftsraum. Herr Melcher kommt herein und sagt: „Zeit, dass Sie nach draußen gehen." Frau Erkan widerspricht ihm: „Das haben Sie doch nicht zu entscheiden." Herr Melcher entgegnet ihr: „Sie können doch nicht den ganzen Tag hier rumsitzen und sich verstecken. Raus in die Sonne mit Ihnen!"

„Das geht Sie doch nichts an, wo ich sitze, blödes Schwein!", kontert Frau Erkan.

Herr Melcher wird wütend. Aber er weiß, dass er sie nicht zu einem Spaziergang zwingen kann. Deshalb droht er: „Wenn Sie jetzt nicht raus gehen, gibt es nichts zu Mittag."

11.1 Der Hobbessche Staat

Thomas Hobbes, ein britischer Philosoph des 17. Jahrhunderts, plädierte damals für eine Staatsform, die wir heute als eine Diktatur bezeichnen würden. Zugleich nahm Hobbes an, dass das Volk auf seine Freiheit verzichten würde, um im Gegenzug Sicherheit, Rechte und Fürsorge von einem Herrscher zu erhalten. Wenn der Herrscher den Bedürfnissen des Volks nicht gerecht werden konnte, würde es sich seine Freiheit zurückholen. Dieses Phänomen konnten wir vor nicht langer Zeit bei verschiedenen Ereignissen beobachten, wie beim Zerfall der Sowjetunion um 1990 und beim Arabischen Frühling.

In der Psychiatrie herrschen im Prinzip die gleichen Regeln. Die psychisch erkrankten Menschen tauschen ihr Recht auf Selbstbestimmung gegen Wohlbefinden und Sicherheit. Wenn wir diesen Bedürfnissen nicht gerecht werden, holen sich die Betroffenen ihre volle Selbstbestimmung zurück, entweder indem sie unsere Autorität infrage stellen oder indem sie Ärger machen. Der Betroffene kann das Psychiatriepersonal oder die Führung nicht abwählen. So gesehen lässt sich die Psychiatrie am ehesten mit einer „Diktatur" vergleichen.

Vor einigen Jahrzehnten konnte man als Pfleger, Arzt oder Psychologe noch gut mit einem autoritären Führungsstil durchkommen, weil die Betroffenen diesen Stil aus ihrer Kindheit kannten. Das ist heute nicht mehr der Fall. Die erkrankten Menschen sind es gewöhnt, dass ihre Meinung beachtet wird und dass sie bei allen möglichen Familienentscheidungen einbezogen werden.

Man kann sich lange über die Vor- und Nachteile dieser Entwicklung streiten, jedoch müssen wir den Tatsachen ins Auge sehen. Wenn wir heutzutage als Psychiatriebeschäftigte Autorität besitzen und diese aufrechterhalten wollen, so müssen wir einen Führungsstil praktizieren, der den Betroffenen das Gefühl der Teilhabe und der Beachtung vermittelt. Leider ist Mitarbeitern nicht immer bewusst, wie schlecht es um Diktatoren bestellt ist. Sonst hätten sie sich wahrscheinlich längst darum bemüht, die Bedürfnisse der Patienten zu erfüllen.

11.2 Autorität gewinnen und Macht verstehen

Autorität ist tatsächlich ein interessanter Begriff. Durch autoritäres Auftreten stehen wir uns oft selbst im Weg, um uns echte Autorität zu verschaffen bzw. diese aufrechtzuerhalten. Zuvor haben wir das Prinzip „Der Gewinner verliert" betrachtet. Im Praxisbeispiel will Herrn Melcher den Streit unbedingt für sich entscheiden, in Wirklichkeit geht er aber als Verlierer hervor. Seine Chancen, Frau Erkan für einen Spaziergang zu gewinnen, sind durch sein Verhalten nicht gerade gestiegen. Außerdem wird ihm Frau Erkan nicht mehr das nötige Vertrauen entgegenbringen, um mit ihm kooperieren zu können. Um uns Autorität zu verschaffen und sie zu wahren, müssen wir zuerst verstehen, worin Macht im Wesentlichen besteht.

11.3 Macht verdienen

Eine Psychiatriestation ist keine Demokratie. Die erkrankten Menschen haben sich das Personal nicht ausgesucht. Deshalb müssen sich die Beschäftigten Autorität zuerst verdienen. Damit eines klar ist: In keinem Gesetz steht geschrieben, dass die Betroffenen dem Personal gehorchen müssen. Wohl aber ist es die Pflicht des Personals, für das Wohlbefinden der Betroffenen zu sorgen. Daher trägt das Personal die volle Führungsverantwortung.

An dieser Stelle kommt wieder das Sinn-Prinzip zum Tragen. Menschen tun in jeder Situation das, was ihnen sinnvoll erscheint. Das Personal muss also dafür sorgen, dass das gewünschte Verhalten auch stets das sinnvollste ist. An dieser Stelle kommen wir auf die Hilfsmittel zurück: Das Personal muss den erkrankten Menschen geeignete Strukturen, also angemessene Umgebungsbedingungen, Regeln und Aktivitäten bieten. Das Personal muss Vertrauen aufbauen und das Gefühl vermitteln, in Entscheidungen einbezogen zu werden.

11.4
Allen Bürgern steht Meinungsfreiheit zu

Noch ein kleines Detail zum Thema Autorität. In demokratischen Ländern ist die Autorität des Parlaments und der Regierung zugleich an die Meinungsfreiheit der Bürger gekoppelt. Ihnen steht es also frei, sich eine eigene Meinung über Parlament und Regierung zu bilden. Sie dürfen ihre Meinung auch laut aussprechen oder beispielsweise in einer Zeitung veröffentlichen. Wenn Sie eine schlechte Meinung von der Regierung haben, können Sie diese in einem Meinungsbeitrag oder einem offenen Brief kundtun und begründen; oder einfach nur schreiben, dass es das ist, was Sie denken. Sie müssen keine Argumente für Ihren Standpunkt liefern. Machen wir ein kleines Gedankenexperiment: Jemand könnte einen Brief an eine Zeitung mit folgendem Inhalt schreiben:

Der Präsident ist ein Idiot!
Dieser Brief ist völlig legal und der Verfasser muss auch keine Probleme befürchten. Lassen Sie uns das Gedankenexperiment fortsetzen: Angenommen, der Präsident reagiert am darauffolgenden Tag ebenfalls mit einer Botschaft in der Zeitung, die wie folgt lautet:

Reaktion des Präsidenten
In der gestrigen Ausgabe dieser Zeitung erschien ein Brief an den Chefredakteur, in dem ich als Idiot bezeichnet wurde. Meiner Meinung nach ist es nicht in Ordnung, Derartiges zu schreiben. Der Verfasser hat keine Ahnung von meinen tatsächlichen Fähigkeiten. Wir Regierungsmitglieder leisten harte Arbeit für die Bürger und ich finde, dass wir mehr Respekt verdient haben.

Auch der Brief des Präsidenten wäre im Grunde völlig legal. Er würde aber nicht wie der erste aufgenommen werden. Grund dafür ist, dass es unser gutes Recht ist, den Präsidenten einen Idioten zu nennen. So etwas muss man hinnehmen, wenn man an der Macht ist. Als Bürger unterliegen wir alle dem Einfluss des Präsidenten. Es bedeutet aber gleichzeitig auch, dass es in der Verantwortung des Präsidenten liegt, dass die Bürger ihm als Machtperson vertrauen. Der fiktive Brief des Präsidenten würde allerdings weder Vertrauenswürdigkeit noch Autorität ausstrahlen. Im Gegenteil: Er würde die Autorität des Präsidenten untergraben, und zwar nicht nur in den Augen seines Kritikers, sondern auch bei den anderen Lesern.

11.5
Die Meinungsfreiheit der Patienten

Während ihrer Behandlung sind die Betroffenen dem Einfluss des Personals untergeordnet, genauso wie wir alle der Macht der Regierung untergeordnet sind. Im Unterschied dazu können sie das Personal nicht abwählen. Diese Tatsache ist mit der besonderen Verantwortung verbunden, seine Autorität und Führungsrolle aufrechtzuerhalten.

Der Brief ist vergleichbar mit Frau Erkans Äußerungen im Fallbeispiel. Sie beendet das Gespräch, indem sie Herrn Melcher „blödes Schwein" nennt. Darf sie das überhaupt? Das ist in der Tat eine spannende Frage.

Beleidigungen sind nichts Ungewöhnliches. Sie werden meistens mit der Absicht ausgesprochen, Ungleichheiten wieder zu beseitigen. Wenn zwei Menschen in einem gleichberechtigten Verhältnis zueinanderstehen und einer plötzlich der Bestimmer sein will, so sagt ihm sein Gegenüber nicht selten fiese Dinge wie: „Warum hast du das plötzlich zu entscheiden? Verdammter Idiot!" Das Gegenüber könnte antworten: „Tut mir leid. Ich sollte dich nicht bevormunden. Wir sind auf Augenhöhe." Oder aber kontern: „Wie bitte? Selber verdammter Idiot!" Dann herrscht wieder Gleichheit. Und zwei verdammte Idioten gehen daraus hervor. Darf man in dieser Situation überhaupt Beleidigungen benutzen? Vielleicht. Beleidigungen gegenüber Autoritätspersonen sind in Ordnung, während sie in gleichberechtigten Beziehungen nur vielleicht in Ordnung sind.

11.6
Das Recht, Autoritätspersonen zu kritisieren

Um nun die Frage zu beantworten, ob es Frau Erkan gestattet ist, Herrn Melcher als Schwein zu beleidigen: Ja, das ist es tatsächlich. Da Herr Melcher Einfluss hat, kann Frau Erkan praktisch alles sagen, was im Rahmen des gesetzlich Zulässigen bleibt. Spannend ist jedoch die Frage, was Herr Melcher antworten darf. Wenn er ihr Verhältnis als gleichberechtigt auffasst, dann wird er entgegnen: „Sie dürfen mich nicht beleidigen. Das ist nicht in Ordnung." Dadurch schwindet aber Herr Melchers Autorität, und zwar nicht nur in den Augen Frau Erkans, sondern auch bei den anderen Patienten. Dementsprechend kann er künftig mit mehr Beleidigungen rechnen.

Wenn sich Herr Melcher des Machtverhältnisses bewusst ist, wird er eher in diesem Stil antworten: „Ganz wie Sie meinen. Abgesehen davon, wie wäre es jetzt mit einem Spaziergang? Das würde Ihnen bestimmt guttun." Auf diese Weise kann Herr Melcher seine Autorität wahren und Beleidigungen vorbeugen. Wenn er ihr aber droht, dass sie nichts essen darf, um sie zum Spazierengehen zu erpressen, wird er dadurch seine Autorität nicht steigern.

Manchmal begegne ich Pflegefachpersonen, die mit diesem Autoritätsgedanken wenig anfangen können. Sie rechtfertigen sich mit solchen Argumenten: „Wenn Frau Erkan so reden darf, dann werden auch alle anderen Patienten damit anfangen. Bald werden sich die Patienten erlauben, die unglaublichsten Dinge zu sagen." Aus meiner Erfahrung wird dies nicht der Fall sein. Die meisten Patienten haben Besseres zu tun, als die Beschäftigten als Schweine zu beleidigen, bloß weil Frau Erkan das Personal beschimpft. Ebenso werden die wenigsten unter uns Politiker als Idioten diffamieren, nur um es dem Verfasser eines offenen Briefs gleichzutun. Den meisten Betroffenen ist ein gutes Verhältnis zum Personal wichtig. Wer zu den wenigen gehört, denen es nicht gelingt, braucht mehr Aufmerksamkeit von unserer Seite. Es liegt in unserer Verantwortung, ein so gutes Vertrauensverhältnis zwischen uns und den psychisch Erkrankten aufzubauen, dass das Umfeld nicht zu Beleidigungen motiviert. Außerdem trägt ein gutes Vertrauensverhältnis zu einer besseren Zusammenarbeit und damit auch zu einer besseren Gesundheit wie auch einem gesteigerten Wohlbefinden der Betroffenen bei – was letztendlich unsere Hauptaufgabe ist. Durch Herrn Melchers Verhalten bleibt Frau Erkan die Möglichkeit verwehrt, allein zurechtzukommen, und deshalb leistet Herr Melcher schlechte Arbeit.

Ein anderer häufig vorgebrachter Einwand ist folgender: „Aber was soll ich tun, wenn mich ein Patient ‚Schlampe' nennt?" Das ist meiner Meinung nach eine weniger schwierige Frage. Alles, was Sie zu entgegnen brauchen, ist: „Falsch, Pflegefachfrau." Denn hier wird Ihr Beruf infrage gestellt, nicht Ihre Person. So ist das nun einmal immer. Beleidigungen sind immer gegen die Fachperson gerichtet, nicht die Person selbst – so wie man eben meinen möchte, dass Politiker Idioten in ihrer Ministerrolle sind. Nur wenige von uns kennen Minister persönlich so gut, um eine Meinung auf der persönlichen Ebene abgeben zu können.

11.7
Autorität und Führung

An dieser Stelle könnte man das Thema Autorität und Führung noch aus vielen weiteren Blickwinkeln betrachten. Die meisten Aspekte haben wir bereits in den vorherigen Kapiteln behandelt, jedoch kann eine kurze Wiederholung des Themas nicht schaden.

Betroffene zur Kooperation motivieren
- Sichergehen, dass wir sie zu interessanten, nachvollziehbaren und sinnvollen Aufgaben anweisen
- für optimale Rahmenbedingungen, insbesondere in Bezug auf die Gestaltung der Räumlichkeiten, Farbgestaltung, Akustik usw., sorgen
- uns aktiv um ein gutes Verhältnis bemühen, um uns Autorität zu verdienen.

Strategien, um eine ruhige Atmosphäre zu schaffen
- Für Struktur und Vorhersehbarkeit durch Listen und Pläne sorgen
- sinnvolle Regeln aufstellen, die die erkrankten Menschen freiwillig befolgen, eben weil sie sinnvoll sind
- uns selbst ruhig verhalten
- Konflikte nicht durch hartes Durchgreifen verschärfen, sondern uns kooperativ verhalten
- unsere Autorität aufrechterhalten, indem wir sie weder missbrauchen noch als Selbstverständlichkeit hinnehmen
- Strafen, Zurechtweisung und Maßregelung vermeiden
- dafür sorgen, dass sich die Betroffenen gerecht behandelt fühlen.

11.8
Zusammenfassung

Wie wir Betroffene zur Mitwirkung motivieren können, ist leider nicht Lerninhalt unserer Ausbildung. Ob jemand während einer Behandlung kooperiert, hängt davon ab, wie wir mit Autorität umgehen – und Autorität besitzen wir letztlich nur, wenn uns diese zuerkannt wird. Wir müssen es den erkrankten Menschen leicht machen, uns Autorität zu verleihen. Dies erreichen wir am besten dadurch, dass wir sie gut behandeln bzw. dafür sorgen, dass sie wohlauf sind und sich gerecht behandelt fühlen.

11.9
Weiterführende Literatur

Prinzip: Wir besitzen Autorität, wenn andere freiwillig auf uns hören

Die Hobbessche Machttheorie stammt aus:
Hobbes, T. (1651/1982). *Leviathan.* Penguin Classics.
Nussbaum, M.C. (2007). *Frontiers of Justice: Disability, Nationality, Species Membership (The Tanner Lectures on Human Values).* Harvard University Press.
Rawls, J. (1971). *A Theory of Justice.* Belknap Press of Harvard University Press.

Teil II: Fallstudien und Handlungspläne

Der zweite Teil dieses Buches beginnt mit einer einfachen Metapher: „Wir arbeiten in einer Werkstatt". Wenn mein Auto eine Panne hat, bringe ich es meist zur Reparatur in die Werkstatt. Im Grunde schließe ich mit dem Mechaniker einen Vertrag darüber ab, dass er eine Leistung erbringt und von mir dafür bezahlt wird. Als Autobesitzer erwarte ich von ihm, dass er sich an seinen Vertragsbestandteil hält. Er erwartet von mir, dass ich meinen Teil erfülle. Der Vertrag definiert in erster Linie, wer für welchen Bereich verantwortlich ist und welche Konsequenzen drohen, falls eine Partei ihrer Verantwortung nicht gerecht werden sollte. Einen ähnlichen Vertrag geht die Gesellschaft mit der Psychiatrie ein: Die Psychiatrie hat neben der Aufgabe, für das Wohlbefinden der Patienten zu sorgen, auch das langfristige Ziel, sie zur gesellschaftlichen Teilhabe zu befähigen, und zwar unter den gleichen Voraussetzungen wie jeder andere auch.

12
Wir arbeiten in einer Werkstatt

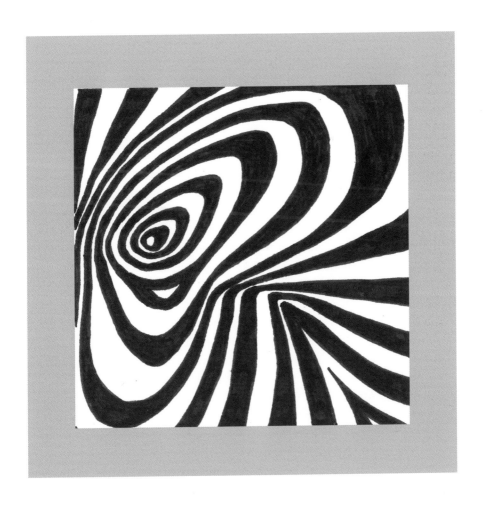

12.1
Die Ausreden des Mechanikers

Nehmen wir an, dass ich mein Auto in die Werkstatt gebracht habe, weil der Motor heiß läuft. Der Mechaniker sieht sich den Motor an und sagt mir später am Telefon, dass die Wasserpumpe nicht mehr funktioniert und deshalb ausgetauscht werden muss. Er nennt mir einen festen Preis für die Reparatur. Ein paar Tage später gehe ich wieder in die Werkstatt, um mein Auto abzuholen. Ich bezahle den Mechaniker für die Reparatur. Aber erst danach erfahre ich von den Schwierigkeiten, die sich bei der Reparatur ergeben haben: „Ich habe getan, was ich konnte", sagt der Mechaniker, „aber leider funktioniert das Auto nicht. Der Motor wird zu heiß." „Wie bitte?", entgegne ich verwundert. „Aber war es denn nicht genau Ihre Aufgabe, den Motor wieder in Ordnung zu bringen?"

Der Mechaniker könnte folgende mögliche Ausreden äußern:
- „Das Auto hat bei der Reparatur gestreikt. Ich habe die Bolzen festgehalten, sodass ich sie nicht herausdrehen konnte. Deshalb konnte ich die alte Wasserpumpe nicht herausnehmen."
- „Ich habe dem Auto gesagt, es soll die Temperatur runterfahren. Die anderen Autos laufen nicht so heiß wie Ihres. Ich denke, das ist Einstellungssache. Es könnte, wenn es bloß wollte."
- „Ich habe gesehen, dass die Wasserpumpe nicht mehr funktioniert. Das ist nun mal eine Tatsache. Da gibt es leider nichts, was ich tun kann. In meiner Werkstatt kümmere ich mich nämlich nur um funktionstüchtige Autos. Ich wechsle Öl und tausche Luftfilter aus, überprüfe alle Lampen auf Funktionstüchtigkeit. Autos mit defekten Wasserpumpen gehören nicht zu meinem Aufgabenbereich. Daher können Sie es zurücknehmen. Ich habe Ihnen die Kosten berechnet, die mir in den letzten Tagen durch die Versorgung des Autos entstanden sind."
- „Leider war die Werkstatt in den letzten Tagen unterbesetzt. Deshalb hatte ich keine Zeit, mich um Ihr Auto zu kümmern. Aber es hat hier gestanden und Sie müssen verstehen, dass unser Budget nicht ausreicht, um alle unsere Aufträge zu erledigen."
- „Als ich Ihr Auto reparieren und in die Werkstatt hineinfahren wollte, flogen Motorteile in hohem Bogen durch die Luft. Natürlich kann man unter solchen Voraussetzungen nicht arbeiten, vor allem aus Sicherheitsgründen. Also habe ich es hinaus in den Hof geschoben und Sie angerufen. Sie müssen es wieder mit nach Hause nehmen. Es macht hier nur Ärger. Jedoch möchte ich in jedem

Fall eine angemessene Bezahlung für den Arbeitsaufwand, der mir dadurch entstanden ist. Es hat seine Motorteile einfach durch die Gegend geworfen und ich musste sie aufsammeln."
- „Die Wasserpumpe in Ihrem Wagen wird von zwei Bolzen festgehalten. Dabei handelt es sich um halbzöllige Bolzen aus dem britischen Maßsystem. Leider habe ich dafür keine passenden Messwerkzeuge. In dieser Werkstatt arbeiten wir nur mit dem metrischen System. Die Forschung hat nämlich gezeigt, dass metrisches Werkzeug besser ist als britisches, weil heute die meisten Autos nicht aus Großbritannien stammen. In einer Studie wurden Autos zufällig ausgewählt und entweder mit britischen oder metrischen Werkzeugen repariert. Dabei zeigte sich, dass sich die Reparatur mit metrischen Werkzeugen in fast allen Fällen erfolgreich erwies, wohingegen die Reparatur mit britischem Werkzeug nur in vereinzelten Fällen funktionierte. Da wir evidenzbasiert arbeiten, haben wir alle unsere britischen Werkzeuge aussortiert. Deshalb habe ich einen 13-mm-Schlüssel verwendet (ein halbzölliger ist 12,7 mm weit). Aber er rutschte ab und dabei scheuerte ich mir die Finger auf. Sie müssen nun warten, bis die Polizei eingetroffen ist. Was Gewalt angeht, verfolgen wir in dieser Werkstatt eine Null-Toleranz-Politik."

Wahrscheinlich sind Sie mit mir einverstanden, dass ich mein Auto dieser Werkstatt nicht mehr anvertrauen sollte. Denn ich erwarte, dass der Mechaniker seinen Auftrag erfüllt und Verantwortung für seine Arbeit bzw. die Reparatur übernimmt. Wenn er dem Arbeitsauftrag nicht gewachsen ist, erwarte ich von ihm, dass er sich Unterstützung holt und die notwendigen Werkzeuge besitzt. Und ich will auch keine Ausreden über Werkstattfinanzen hören. Außerdem würde ich mir von der Werkstatt niemals gefallen lassen, dass sie mein Auto der Polizei meldet, nur weil der Mechaniker nicht über das richtige Werkzeug verfügt.

12.2
Die Ausreden des Pflegepersonals

Leider bin ich schon viel zu oft psychiatrisch Tätigen begegnet, die eine ähnliche Denkweise wie unser Mechaniker besitzen. Diese Mitarbeiter scheinen ihre Aufgabe nicht verstanden zu haben. Es liegt an ihnen, dafür zu sorgen, dass es den Betroffenen gut geht und dass sie zurechtkommen. Sie finden dafür verschiedene Ausflüchte, die von der mangelnden Motivation der psychisch erkrankten Menschen über Unterfinanzierung bis hin zu mangelndem Fachwissen reichen.

Sie melden Betroffene bei der Polizei, weil sie glauben, eine Strategie der Null-Toleranz verfolgen zu müssen, was vor dem Hintergrund der eigentlichen Aufgabe der Psychiatrie keinerlei Sinn ergibt. Betroffene stehen unter unserer Fürsorge, gerade weil sie nicht allein zurechtkommen. Daher ist es unsere Aufgabe, dafür zu sorgen, dass sie wieder selbständig zurechtkommen.

Dass Patienten in der Forensik abermals zu forensischer Psychiatrie verurteilt werden, weil sie gegen Beschäftigte in der Forensik gewalttätig geworden sind, ist unser absolut größter Fehler. Diese Patienten wurden zu einer Behandlung verurteilt, weil sie in anderen Situationen gewalttätig waren. Die Aufgabe der forensischen Psychiatrie ist daher, solche Situationen zu verhindern. Sollte es dennoch wieder dazu kommen, obwohl die forensische Psychiatrie die volle Verantwortung trägt, dann können wir den Patienten nicht anzeigen. Wir müssen überlegen, wie wir verhindern können, dass der Patient erneut tätlich wird. Um das zu verdeutlichen, kann man diese Situation mit einer anderen vergleichen, die vielen Menschen bekannt sein dürfte.

12.3
Falschparken

Wenn Sie einen Strafzettel für das Falschparken bekommen, gibt es zwei Möglichkeiten, damit umzugehen:
- Sie können den Strafzettel als logische Konsequenz dafür auffassen, dass Sie falsch geparkt haben.
- Sie können ihn als Ergebnis der Dummheit der Politesse sehen.

Wenn Sie sich für die erste Perspektive entscheiden, werden Sie Ihr Auto morgen wahrscheinlich anders parken. Sie bleiben dann eher von Strafzetteln verschont. Das ist definitiv die bessere Wahl.

Wenn Sie sich für die zweite Perspektive entscheiden, dann parken Sie Ihr Auto morgen wahrscheinlich nicht anders als gestern. Womöglich erwartet Sie bald ein neuer Strafzettel. Dann ärgern Sie sich wieder: Sie werden in Ihrer Meinung bestätigt, dass die Politesse dumm ist, und beim nächsten Mal geben Sie sich bei der Parkplatzsuche wahrscheinlich wieder keine Mühe. Bei jedem neuen Strafzettel werden Sie immer überzeugter davon, „dass Politessen dumm sind."

Nach dem gleichen Prinzip steigert eine Null-Toleranz-Strategie in Bezug auf Gewalt keinesfalls unsere Bereitschaft, unsere eigene Arbeitsweise zu ändern. Unsere Tendenz, die Verantwortung für unsere fachlichen Schwächen auf die Betroffenen abzuwälzen, nimmt dabei sogar zu. Wiederholungen solcher Vorfälle werden uns in der Ansicht bestärken, dass die Betroffenen gefährlich und gewalttätig sind. Zudem besteht das Risiko, dass sich unsere Methoden nicht zum Positiven verändern, sondern eventuell gewalthafte Züge annehmen. Es steigert wiederum das Risiko, dass der Betroffene gewalttätig wird. So kommen wir immer weiter von unserem gesellschaftlichen Auftrag ab. Es liegt in der Verantwortung der Psychiatrie und Sozialpsychiatrie, für das Wohl der Patienten zu sorgen.

12.4
Zusammenfassung

Im Teil II des Buches geht es darum, wie wir das Verantwortungsprinzip praktisch umsetzen können, wie wir das nötige Handwerkszeug für unsere Arbeit finden und wie wir insbesondere herausfinden können, wann wir die verschiedenen Hilfsmittel einsetzen müssen. Dem gesellschaftlichen Auftrag gerecht zu werden liegt damit allein in unserer Verantwortung. Keine Ausrede ist gut genug, um Versagen zu rechtfertigen.

12.5
Weiterführende Literatur

Eine Autowerkstatt praktiziert eine Null-Toleranz-Politik in Bezug auf Gewalt. Null-Toleranz hat nachweislich negative Auswirkungen auf eine psychiatrische Behandlung. Für eine ausführlichere Darstellung können Sie hier nachlesen:

Middleby-Clements, J. L. & Grenyer, B. F. S. (2007). Zero tolerance approach to aggression and its impact upon mental health staff attitudes. *Australian and New Zealand Journal of Psychiatry, 41*, 187–191.

Paterson, B., Miller, G., Leadbetter, D. & Bowie, V. (2008). Zero tolerance and violence in services for people with mental health needs. *Mental Health Practice, 11*(8), 26–31.

Das mehrphasige Modell basiert auf:

Kaplan, S. G. & Wheeler, E. G. (1983). Survival skills for working with potentially violent clients. *Social Casework, 64*(6), 339–346.

Whitaker, P. (2001). *Behaviour that challenges and autism: making sense, making progress*. National Autistic Society.

Das Modell wurde erstmals hier verwendet:

Bendixen, C., Esbensen, A., Pedersen, L.M., Hansen, L., Hansen, S.G. & Pøhler, L. (2005). *Magtanvendelse i Folkeskolen*. Center for ligebehandling af handicappede og Børnerådet i samarbejde med Undervisningsministeriet.

13
Fallstudien und Handlungspläne

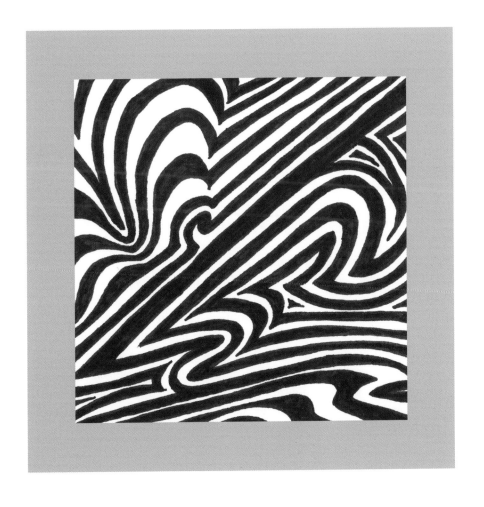

13.1
Ein guter Handlungsplan

Bevor wir die Beispielsituationen näher betrachten, möchte ich zunächst anhand eines Musters zeigen, wie man einen Handlungsplan formulieren kann. Handlungspläne (engl. action plan) für Konfliktsituationen sind einfache Listen mit Anweisungen, nach denen Beschäftigte handeln sollten, wenn ein Konflikt aufkommt. Handlungspläne sollten vorzugsweise individuell bzw. auf einen bestimmten Menschen zugeschnitten sein. Einigen Pflegenden mag es wie unnötige Dokumentationsarbeit vorkommen. Dem muss allerdings erwidert werden, dass wir für nie eingetretene Fälle keine Handlungspläne erstellen. Außerdem sind für viele keine Handlungspläne erforderlich, weil sie einfach nicht an Konflikten beteiligt sind, bei denen wir an unsere Grenzen kommen.

Im ersten Schritt wird eine Liste mit Frühwarnzeichen erstellt (damit sind Verhaltensweisen des Betroffenen gemeint, die einem Konflikt vorausgehen). Bei einigen äußern sich diese beispielsweise in starkem Rededrang, Ungeduld, Schimpfen oder Nägelkauen. Damit sind jedoch nicht die Eigenarten der Betroffenen gemeint, sondern eben bestimmte Verhaltensweisen, die wir bemerkt haben, kurz bevor die Situation aus dem Ruder lief.

Es gibt einen Grund, weshalb meine Handlungspläne genau fünf Schritte vorsehen. Kollegen, mit denen ich viele Jahre zusammengearbeitet habe, kamen nach einer Erprobungsphase zu folgendem Ergebnis: Bei einem 5-Schritte-Handlungsplan ist es nur in Ausnahmefällen notwendig, den letzten Schritt einzuleiten. Enthält ein Handlungsplan dagegen mehr oder weniger Schritte, steigt die Wahrscheinlichkeit, dass sich Konflikte bis in die Chaosphase zuspitzen.

Die fünf Schritte des Handlungsplans sind:
1. Geben Sie dem Betroffenen die Möglichkeit, die Situation mit seinen eigenen Strategien zu lösen. Ist dies nicht hilfreich, gehen Sie weiter zu Schritt 2.
2. Hier können Sie leichte Ablenkungsstrategien auflisten, die vorher bereits bei demselben erkrankten Menschen funktioniert haben. Beispiele dafür wären: auf den Betroffenen zuzugehen, um ihn mit Ihrer Gegenwart und einer entspannten Ausstrahlung zu beruhigen, eine Bitte in einem ruhigen Ton zu wiederholen, den Erkrankten dazu aufzufordern, mit dem Programm fortzufahren, oder ihm noch einmal den Zeitplan zu zeigen. Ist dies nicht hilfreich oder reagiert er negativ darauf, gehen Sie weiter zu Schritt 3.
3. An dieser Stelle können Sie aktive Ablenkungsstrategien anführen, die schon in der Vergangenheit funktioniert haben. Unterhalten Sie sich mit dem Betrof-

fenen über ein Thema, über das er sonst gerne spricht, scherzen Sie mit ihm usw. Ist dies nicht hilfreich, gehen Sie weiter zu Schritt 4.
4. In diesem Schritt empfiehlt es sich, eine Liste mit starken Ablenkungsstrategien aufzustellen. Sie können z. B. den Erkrankten auffordern, einmal um das Klinikgelände zu laufen oder eine laufende Aufgabe beiseitezulegen, um sich einer angenehmen und interessanten Tätigkeit zuzuwenden. Sorgen Sie dabei stets für eine ruhige Atmosphäre und behalten Sie insbesondere die Selbstbeherrschung desjenigen im Blick. Wenn auch dies nicht hilfreich ist und der Betroffene auf die Chaosphase zusteuert oder sich schon darin befindet, gehen Sie weiter zu Schritt 5.
5. Unterbrechen Sie den Konflikt. Schlagen Sie dem psychisch erkrankten Menschen vor, an einen anderen Ort zu gehen und sich mit etwas anderem zu beschäftigen. Wenn er sich schon in der Chaosphase befindet, fordern Sie die anderen Betroffenen auf, den Raum zu verlassen. In Ausnahmesituationen (etwa bei gefährlichem Verhalten, das bei einer handgreiflichen Auseinandersetzung zwischen zwei erkrankten Menschen auftritt) müssen Betroffene möglicherweise voneinander getrennt werden. Die Trennung sollte mithilfe von Bewegung erfolgen (nicht jedoch durch Festhalten, was zu einer Verschlimmerung des Konflikts und der Chaosphase führt), um dann schnell wieder Abstand zu gewinnen. Falls die Situation es erfordert, wiederholen Sie den Ablauf mehrmals in kurzen Abständen, bis der Betroffene wieder die Deeskalationsphase erreicht. Kommt es gehäuft zu gewalttätigen Zwischenfällen, ist eine Schulung in einer wissenschaftlich fundierten Methode für den Umgang mit gewalttätigem Verhalten notwendig. Dazu empfehle ich die Studio-III-Methode (McDonnell, 2010), die im Hinblick auf die Zahl der gewalttätigen Zwischenfälle, Arbeitsunfälle und Patientenverletzungen und nicht zuletzt in Bezug auf den Behandlungserfolg gute Ergebnisse gezeigt hat.

Bei einem guten Verhältnis zu einem psychisch erkrankten Menschen bietet es sich an, den Handlungsplan mit ihm gemeinsam auszuarbeiten. In diesem Fall besteht auch die Möglichkeit, sich mit ihm nur auf die Eckpunkte des Plans zu einigen. Ich habe z. B. mit einem Betroffenen vereinbart, dass er sich an einen anderen Ort begibt. Im Krisenfall finden wir dann für ihn einen sicheren Aufenthaltsort und auch die anderen Mitarbeiter werden darüber informiert, dass sie sich ihm dort nicht nähern dürfen.

Nun werden wir verschiedene Beispielsituationen eingehender betrachten und dabei die Prinzipien berücksichtigen, die in diesem Buch vorgestellt wurden. Mithilfe des Affektregulationsmodells (**Abb. 3**) werden wir die Fallsituationen analysieren und im Anschluss geeignete Handlungspläne ausarbeiten.

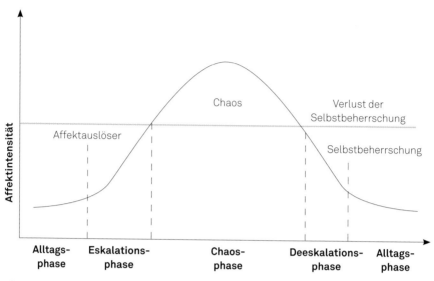

Abbildung 3: Das Modell eines Affektdurchbruchs

13.2
Unpassend formulierte Aufforderung

Fallbeispiel Herr Nowak

Herr Nowak sitzt gemeinsam mit anderen Patienten im Wohnzimmer und sieht fern. Eine Pflegerin, Frau Seidel, betritt das Zimmer und geht auf Herrn Nowak zu: „Wollen Sie denn nicht aufstehen und sich bereit machen, um in die Stadt zu gehen, Herr Nowak?" „Ja", antwortet er darauf. In der Zwischenzeit beginnt Frau Seidel ein Gespräch mit einem anderen Patienten. Nach einigen Minuten bemerkt Frau Seidel, dass Herr Nowak immer noch nicht aufgestanden ist, und sagt: „Wieso haben Sie sich denn nicht bereit gemacht, Herr Nowak?" „Weil Sie mir das nicht gesagt haben", antwortet er. Frau Seidel wird wütend: „Wie können Sie es sich nur erlauben, so mit mir zu reden! Zeit, dass Sie sich anziehen! Sie sollten sich etwas Zeit zum Bereitmachen nehmen, bevor Sie in die Stadt gehen." Herr Nowak entgegnet verwundert: „Wie bitte? Wieso reagieren Sie immer gleich so wütend? Ich habe doch nichts Schlimmes getan. Sie haben nicht gesagt, dass ich mich genau in dem Moment fertig machen soll." Dann schleudert er eine Zeitschrift auf den Boden und verlässt den Raum.

Frau Seidel heftet sich an seine Fersen und beobachtet ihn, wie er auf seinem Bett sitzt. Nach einigen Augenblicken geht sie in sein Zimmer und sagt: „Jetzt machen Sie sich endlich bereit! Sie müssen tun, was ich Ihnen sage. Und wenn nicht, werde ich dafür sorgen, dass Sie heute nicht raus dürfen. Jetzt machen Sie schon!" Herr Nowak schreit sie an: „Ich habe nichts getan, verdammt noch mal! Lassen Sie mich in Ruhe!" Er schubst Frau Seidel aus dem Raum und schließt die Tür hinter sich ab. Frau Seidel holt ihren Schlüssel hervor und schließt die Tür wieder auf. Dann schlägt ihr Herr Nowak wieder die Tür vor der Nase zu. Anschließend beginnt er, seine Sachen durch den Raum zu werfen und laut zu schimpfen. Frau Seidel drückt den Alarmknopf. Anhand der bisher vorgestellten Prinzipien lassen sich die Beispielsituationen recht einfach erschließen. Als Frau Seidel fragt, ob sich Herr Nowak denn nicht bereit machen wolle, geht sie von der Annahme aus, dass ihre eigentliche Botschaft bei ihm angekommen sei. In Wirklichkeit versteht er jedoch nicht, was sie will, da sie die Aufforderung als Frage formuliert hat. Herr Nowak versteht ihre Äußerung im wortwörtlichen Sinn. Dass Patienten unsere Äußerungen wörtlich verstehen, ohne die eigentliche Botschaft zwischen den Zeilen zu begreifen, ist keine Seltenheit. Grund dafür ist, dass ihnen in komplexeren Situationen oft nicht ersichtlich ist, inwiefern Ursache und Wirkung zusammenhängen. Daher versteht Herr Nowak nicht, warum Frau Seidel wütend wird. Deshalb stellt er auch die Frage, warum sie immer wütend auf ihn ist.

Herr Nowak stellt somit sehr zutreffend fest, dass Frau Seidel ihn nicht aufgefordert hat, sich sofort bereit zu machen. Daher hat sie ihre Aufforderung unpassend formuliert.

Frau Seidel kommt etwas voreilig zum Schluss, dass sich Herr Nowak mit seiner Reaktion nur aufspielen und sie bloß ärgern wolle. Dies erklärt ihr Verhalten. Sie sieht nicht, dass sich Herr Nowak möglichst gut verhalten will. Tatsächlich steigt die Affektkurve von Frau Seidel zu einem früheren Zeitpunkt an als die von Herrn Nowak. Ihre Wut wird schlussendlich zu einem Affekttrigger für Herrn Nowak. Er versteht nicht, was vor sich geht, und reagiert frustriert. Damit erreicht er die Eskalationsphase.

Frau Seidel bewirkt mit ihrem Verhalten, dass sich die Affekte im Verlauf der Situation verstärken, indem sie sich mit Herrn Nowak auf eine gegenseitige Affekteskalation einlässt. Als er sich in seinem Zimmer einschließt, um einmal durchzuatmen, versucht er damit, die Situation so gut wie möglich zu bewältigen. Sie konfrontiert ihn jedoch und sorgt so dafür, dass der Konflikt eine neue Stufe erreicht bzw. Herr Nowak die Selbstbeherrschung verliert. Dabei übersieht sie, dass Herr Nowak nicht kooperationsfähig ist, wenn er die Kontrolle verliert. Auf der anderen Seite tut Herr Nowak sein Bestmögliches, um die Situation mit seinen eigenen Strategien zu lösen.

13.3
Zerstörtes Vertrauen und nur Verlierer

Frau Seidel geht keinesfalls als Gewinnerin hervor, obwohl sie den Streit mit Herrn Nowak unbedingt für sich entscheiden will. Als Herr Nowak die Tür abschließt, wird ihr klar, dass sie sich eigentlich geschlagen geben müsste. Dennoch lässt sie vom Konflikt nicht ab und drückt den Alarmknopf. Wer ist nun der Verlierer? Beide gemeinsam. Frau Seidel schafft es nicht, ihrer Verantwortung gerecht zu werden – und zwar für Herrn Nowaks Wohlbefinden zu sorgen –, weshalb sich Herr Nowak unbehaglich fühlt. Und wer trägt nun dafür die Verantwortung? Nun, da müssen wir uns leider eingestehen, dass Frau Seidel die Verantwortliche ist. Auch wenn bei Herrn Nowak der Ärger irgendwann wieder verflogen ist und er am nächsten Tag wieder wie gewohnt im Wohnzimmer sitzt, hat dieses Erlebnis traumatische Auswirkungen auf ihn. Dies senkt seine Chancen auf eine schnelle und positive Entwicklung. Nach dem Vorfall kann er Frau Seidel nicht mehr das nötige Vertrauen entgegenbringen, um von der Behandlung profitieren zu können. Herr Nowak lernt nicht aus Rückschlägen.

13.4
Konfliktsituationen wiederholen sich

Solche Situationen sind normaler Bestandteil des Arbeitsalltags. Es kann passieren, dass Mitarbeiter etwas missverstehen oder die Fähigkeiten der Betroffenen überschätzen. Auch psychiatrisch Tätige können mal aus dem Impuls heraus reagieren, statt wohlüberlegt zu handeln. Ich kenne kaum einen Arbeitsort, wo es nicht zu solchen Zwischenfällen kommt. Wichtig ist für uns allerdings, dass wir die Situation verstehen und zukünftig zu verhindern wissen.

Teil des Problems ist u. a. auch, dass Frau Seidel bei ihrer Arbeit auf sich gestellt ist und ihre Sichtweise durch diese Konstellation mehr Gewicht besitzt. Wie die meisten Menschen dürfte sie sich ihre eigenen Fehler nur mit Mühe eingestehen können. Wahrscheinlich wird sie sich dafür rechtfertigen, wie sie in der Situation gehandelt hat. Schließlich hat sie – genauso wie Herr Nowak – auch nur versucht, die Situation zu lösen. Das Problem ist aber, dass sie in der Konfliktsituation eine deutlich größere Verantwortung trägt als Herr Nowak und es eigentlich ihre Aufgabe gewesen wäre, eine für Herrn Nowak unproblematische Lösung zu finden.

13.5
Konfliktsituationen verhindern

Wenn wir weiterkommen wollen, darf Frau Seidel bei der Auswertung der Situation nicht beschämt oder beschuldigt werden. Dazu gibt es verschiedene Wege. Nach jedem Konflikt zwischen Personal und Erkranktem, bei dem es dazu kam, dass Beleidigungen und Schläge fielen, sich der psychisch Erkrankte in seinem Zimmer einschloss, Gegenstände und Möbel durch den Raum warf oder er körperlich fixiert wurde, eignet sich folgende Methode meiner Meinung nach am besten: Das Arbeitsteam sollte sich zusammensetzen und die Konfliktsituation mithilfe des Affektregulationsmodells nochmal durchgehen.

13.5.1
Die Alltagsphase

Im Hinblick auf die Alltagsphase werden folgende Fragen gestellt:
1. Wer hat was gesagt?
2. Welche Erwartungen hatte das Personal im Hinblick auf die Fähigkeiten des Patienten?
3. War der Patient tatsächlich in der Lage, diese Erwartungen zu erfüllen?
4. Gab es geeignete Rahmenbedingungen, die es dem Patienten ermöglichten, die Erwartungen zu erfüllen?

Anschließend werden folgende Fragen gestellt:
1. War das Verhalten des Personals der Auslöser dafür, dass der Patient die Selbstbeherrschung verlor?
2. Wie können wir sicherstellen, dass sich das nicht wiederholt?
3. Sollten die Rahmenbedingungen in Bezug auf den Patienten geändert werden?

13.5.2
Die Eskalationsphase

Bezüglich der Eskalationsphase (der Konflikt zwischen Herrn Nowak und Frau Seidel spielt sich größtenteils in dieser Phase ab) stellen wir uns folgende Fragen:
1. Mit Hilfe welcher Strategien versuchte der Patient, die Situation zu lösen?
2. Waren seine Strategien legitim?
3. Gab man ihm die Möglichkeit, sich zu sammeln und seine Selbstbeherrschung wieder zu erlangen?

4. Verwendete das Personal Lösungsstrategien, die für den Patienten ein Problem waren, das er wiederum lösen wollte?
5. Erhöhte das Personal während der Eskalationsphase die Anforderungen an den Patienten?
6. Unterstützte das Personal den Betroffenen während der Eskalationsphase, seine Selbstbeherrschung mithilfe von bestimmten Strategien wiederzuerlangen (z.B. indem es den räumlichen Abstand zum Erkrankten vergrößerte, Blickkontakt vermied oder sich zur Seite drehte)?
7. Trug die Körpersprache und der Tonfall des Personals dazu bei, dass der Patient die Selbstbeherrschung verlor (auffällige und aufdringliche Körpersprache, direkter und herausfordernder Blick, Verringerung des Abstands zum Betroffenen, laute Stimme)?
8. Hat das Personal Ablenkungsstrategien eingesetzt, um dem Betroffenem aktiv dabei zu helfen, die Selbstbeherrschung zurückzugewinnen?

13.5.3
Die Chaosphase

Was die Chaosphase betrifft (die in der oben geschilderten Situation nur kurz andauert), werden folgende Fragen gestellt:
1. Wurde die Situation gefährlich?
2. Wenn die Situation tatsächlich gefährlich wurde, konnte sie zügig und erfolgreich unterbrochen werden, ohne dabei das Konfliktniveau zu steigern?
3. Wenn die Situation nicht gefährlich war:
   – Konnte das Personal eine Intervention verhindern?
   – Wurden Strategien gegen eine Verschärfung der Chaossituation angewendet (Vermeidung von Blickkontakt, Vergrößerung des räumlichen Abstands usw.)?

13.5.4
Die Deeskalationsphase

In Bezug auf die Deeskalationsphasen stellen wir folgende Fragen:
1. Wurde dem Betroffenen genug Raum und Ruhe gegeben, um wieder gut in der Alltagsphase anzukommen?
2. Trug das Personal in irgendeiner Form dazu bei, dass die Konfliktsituation erneut eskalierte (z.B. durch Zurechtweisung, Bestrafungsversuche, Hervorhebung negativer Konsequenzen oder neue Aufforderungen)?

Dies bringt uns wiederum zurück zur Alltagsphase. Dazu stellen wir uns folgende Fragen:
1. Welche Strukturen müssen geändert werden, damit dies nicht wieder geschieht?
   – Die räumliche Umgebung?
   – Die Regeln?
   – Der Zeitplan?
2. Können wir im Wiederholungsfall auf einen geeigneten Handlungsplan zurückgreifen?

13.6
Professionalisierung: auf die Methode fokussieren

In Bezug auf den Konflikt zwischen Herrn Nowak und Frau Seidel ist es nicht sehr schwierig, eine Antwort auf die beschriebenen gestellten Fragen zu finden. Dabei wird ersichtlich, dass Frau Seidel häufig nicht angemessen gehandelt hat. Die Fragen sind allerdings als Hilfsmittel gedacht, um herauszufinden, wie ähnliche Situationen zukünftig verhindert werden können. Deshalb sollte der Fokus nicht auf Frau Seidels Fehlern liegen, sondern vielmehr darauf, was sie beim nächsten Mal tun kann.

Diesen Prozess nennen wir Professionalisierung: Wir verlagern den Fokus von der Person auf die Methode. Es interessiert uns eher weniger, warum Frau Seidel ausgerechnet dieses und jenes getan hat, ob das ein Fehler war und welche Konsequenzen es dafür geben sollte. Im Mittelpunkt steht stattdessen die Frage, was wir nächstes Mal in der gleichen Situation tun können, damit wir in unserer Arbeit besser werden. Das Thema der Nachbesprechung ist also die Methode – nicht die Suche nach einem Schuldigen. Das Ergebnis der Besprechung sollte idealerweise eine Anpassung der Alltagsstruktur und ein Handlungsplan sein, den wir beim Aufkommen von ähnlichen Konfliktsituationen befolgen können.

Was nach einem solchen Vorfall geändert werden muss, ist naheliegend:
- Wenn Herr Nowak sich nicht zurechtmacht, liegt es bei uns, ihn aufzufordern. Wir können ihm auch in freundlichem Ton unsere Hilfe anbieten.
- Kein Sarkasmus (das Gegenüber reagiert beschämt, was wiederum die Affektintensität verstärkt).
- Stellen Sie sicher, dass Herr Nowak eine sinnvolle Tagesstruktur hat, sodass er stets weiß, was als nächstes ansteht. Es bietet sich an, einen klar gestalteten Plan zu schreiben, der jeden Schritt einzeln darstellt.

In Herrn Nowaks Fall könnte ein Handlungsplan wie folgt aussehen:
1. Ruhe bewahren. Wenn Herr Nowak außer sich gerät, liegt es oft daran, dass er etwas nicht richtig verstanden hat. Wiederholen Sie eventuell die Bitte in einem ruhigen und leisen Ton. Ist dies nicht hilfreich, gehen Sie weiter zu Schritt 2.
2. Zeigen Sie ihm den Tagesplan. Setzen Sie sich am besten neben ihn. Er ist meistens für einen kurzen Plausch zu haben. Beginnen Sie nun wieder von vorne. Ist dies nicht hilfreich oder reagiert Herr Nowak ablehnend darauf, gehen Sie weiter zu Schritt 3.
3. Entschuldigen Sie sich, wenn Sie eine Meinungsverschiedenheit hatten. In der Regel reagiert er darauf positiv. Fragen Sie ihn, ob er gerade angespannt ist und ob er kurz allein sein will. Ist dies nicht hilfreich, gehen Sie weiter zu Schritt 4.
4. Geben Sie ihm die Möglichkeit, die Situation zu verlassen, indem Sie ihm z. B. sagen, dass er gehen und sich ausruhen kann. In der Regel reagiert er darauf positiv. Oder bieten Sie ihm eine Zeitschrift an. Bleiben Sie dabei im Ton ruhig und freundlich. Wenn all dies nicht weitergeholfen hat und der Patient gerade auf die Chaosphase zusteuert oder diese schon erreicht hat, gehen Sie weiter zu Schritt 5.
5. Erlauben Sie ihm, sich in seinem Zimmer einzuschließen. Nach 10 Minuten schließt er die Tür meistens wieder auf (und macht in der Zwischenzeit kaum Ärger).

13.7
Lösungsversuche, die Konflikte eskalieren lassen

Fallbeispiel Frau Hansen und Herr Lindemann

Schauplatz des Ereignisses ist ein umzäunter Hof, der zu einer geschlossenen psychiatrischen Station gehört. Zu diesem Zeitpunkt halten sich vier Erkrankte darin auf. Das Wetter ist schön. Das sind zum einen Frau Hansen, die rauchend auf und ab schlendert, zum anderen Herr Lindemann, Herr Baumgart und Herr Schilling, die Fußball spielen. Herr Lindemann will Herrn Schilling den Ball zuspielen, verfehlt dabei aber sein Ziel und der Ball prallt gegen Frau Hansens Kopf. Frau Hansen fällt auf den Boden. „Du Schwachkopf! Du hast mich voll am Kopf erwischt. Dämlicher Volltrottel!", flucht Frau Hansen.

Im ersten Moment weiß Herr Lindemann keine Antwort darauf. Eigentlich ist er ein bisschen in Frau Hansen verliebt. Das macht ihm jetzt einen großen Strich durch die Rechnung. Aber auch er wird nun sauer: „Ich schätze, du solltest dich uns nicht gerade in den Weg stellen, wenn wir bolzen. Und noch was: Sei keine Bitch –

das war keine Absicht." „Wie kannst du mich nur Bitch nennen! Du kleines Miststück!", flucht Frau Hansen.

Herr Lindemann ist nun völlig verunsichert. Er wollte eigentlich nicht Bitch sagen, das Wort ist ihm einfach herausgerutscht. Als er versucht, sich an ihr vorbei zu schieben, packt sie ihn beim Pullover und fordert ihn heraus: „Und ich will, dass du dich entschuldigst, du kleines Miststück." Herr Lindemann versucht, sich aus ihrem Griff zu befreien, und packt sie bei den Haaren. Frau Hansen muss vor Schmerz aufschreien. Sie beginnt, nach ihm zu treten und mit ihrer freien Hand nach ihm zu schlagen. Herr Lindemann wehrt sich und schlägt ihr mit der Faust direkt ins Gesicht.

Einige Mitarbeiter haben den Streit beobachtet und kommen nun herbeigeeilt. Einer von ihnen, Herr Kaiser, packt Herrn Lindemann, der nun ausholt und Herrn Kaiser am Ohr trifft. Herr Kaiser versucht, Herrn Lindemann an den Armen festzuhalten, aber es gelingt ihm nicht. Eine Kollegin, Frau Klemm, kommt zur Hilfe. Sie schafft es, Herrn Lindemann auf den Boden zu drücken und seine Beine festzuhalten. Derweil schlägt Frau Hansen unaufhörlich auf Herrn Lindemann ein. Frau Klein, eine andere Kollegin, fordert sie in scharfem Ton auf, damit aufzuhören.

Da Frau Hansen immer noch um sich schlägt, greift Frau Klein nach ihr und versucht, sie festzuhalten. Nun beginnt Frau Hansen, auf Frau Klein einzuschlagen. Frau Klemm lässt Herr Lindemanns Beine los, um nun Frau Hansen festzuhalten. Herr Lindemann schafft es, sich aus Herrn Kaisers Griff zu befreien, und flüchtet sich auf die Station. Frau Klein und Herr Kaiser sitzen inzwischen auf Frau Hansen. „Beruhigen Sie sich jetzt. Wir halten Sie fest, bis Sie sich beruhigt haben," ermahnt sie Frau Klein. In der Zwischenzeit holt Frau Klemm eine andere Pflegefachfrau, die Frau Hansen eine Beruhigungsspritze verabreicht. Frau Hansen steht für den Rest des Tages und in der Nacht unter Beobachtung.

Derartige Situationen sind nicht nur unschön, sondern können auch schwerwiegende Folgen nach sich ziehen. Sowohl für die psychisch erkrankten Menschen als auch für das Personal hat ein solches Erlebnis traumatische Auswirkungen. Erkrankte können schwere Verletzungen davontragen, insbesondere wenn sie festgehalten werden. Auch für das Personal besteht ein deutlich höheres Verletzungsrisiko, als wenn die Beschäftigten die beiden Patienten nicht festgehalten hätten.

Somit war die Verletzungsgefahr durch das Eingreifen des Personals für jeden Beteiligten signifikant erhöht. Es ist aber nur verständlich, dass man als Beschäftigter in einer solchen Situation etwas unternehmen will. Man kann nicht einfach untätig dabei zusehen, wie sich zwei Patienten prügeln. Also unternimmt man einen Versuch, die Situation zu lösen, wobei solche Lösungsversuche meistens eine Zuspitzung des Konflikts bewirken.

13.8
Was muss im Alltag geändert werden?

Bei der Besprechung von Konfliktsituationen wie diesen fällt mir oft auf, dass sich die Aufmerksamkeit des Pflegepersonals stets auf die Chaosphase konzentriert. Die Situation muss bereits vorher nicht ganz optimal gewesen sein, damit es überhaupt zu einem solchen Vorfall kommen konnte. Deshalb lege ich großen Wert darauf, mit den Pflegenden darüber zu diskutieren, was im Alltag geändert werden muss. Dazu stelle ich folgende Fragen:
- Waren die Rahmenbedingungen geeignet?
- Gab es einen Bereich im Hof, um ungestört zu rauchen?
- Kann es sein, dass Frau Hansen deshalb im Hof auf und ab ging, weil sie dort nichts mit sich anzufangen wusste?
- Haben wir uns Gedanken darüber gemacht, wie viele Patienten sich gleichzeitig im Hof aufhalten können?
- Haben wir bedacht, für welche Aktivitäten dieser Hof geeignet ist?
- Wurde der Hof wohlüberlegt ausgestattet und in Nutzungsbereiche aufgeteilt?

13.9
Gewalttätige Konflikte verhindern

Beschäftigte können mit dieser Aufgabe oft nur wenig anfangen. Meistens wollen sie wissen, wie sie mit der Situation hätten umgehen sollen. Leider reicht es nicht aus, Strategien für die Trennung zweier Betroffener anwenden zu können. Es handelt sich nach wie vor um eine gefährliche Situation, die wir tunlichst vermeiden sollten. Wir sollten es gar nicht erst so weit kommen lassen, dass ein Eingriff mit Körperkraft erforderlich wäre. Sollte es dennoch zu Gewaltsituationen kommen, dann brauchen wir bessere Strategien, als einen Patienten festzuhalten. Denn Festhalten ist schlicht zu gefährlich.

Für solche Eingriffe gelten einfache Regeln, und zwar:
1. Trennen Sie die erkrankten Menschen, indem Sie sie in Bewegung halten. Wenn Sie der Armbewegung des Patienten mit Ihren eigenen Armen folgen, können Sie die Bewegungen ziemlich leicht steuern.

2. Setzen Sie keine Gewalt ein, sondern nur Bewegung, z. B. indem Sie die Bewegungen, die nicht gegen den anderen Patienten gerichtet sind, verstärken.
3. Gehen Sie dorthin, wohin der Betroffene gehen will, stellen Sie sich ihm nicht in die Quere. Bewegung ist wichtiger als Richtung.
4. Lassen Sie nach 10 Sekunden los.

Hierbei ist die körperliche Ablenkung das Ziel, nicht die Einschränkung der Bewegungsfreiheit. Denn letztere gefährdet die Sicherheit. Auch die Beschäftigten tragen häufig Verletzungen davon. Aus diesem Grund bin ich fest davon überzeugt, dass alle psychiatrischen Einrichtungen das Ziel verfolgen sollten, Patienten nicht festzuhalten. Dies gilt auch für die forensische Psychiatrie. Heutzutage gibt es psychiatrische Wohnheime und Stationen, die Patienten weder festhalten noch mechanisch fixieren. Es gibt auch forensische Stationen, die körperliche Interventionen einschließlich mechanischer Fixierung abgeschafft haben. Eingriffe unter Einsatz von Körperkraft sind schlicht unnötig und gefährlich. Es gilt deshalb, sie zu vermeiden.

13.10
Für Entspannung sorgen

Um einem erkrankten Menschen dabei zu helfen, sich zu beruhigen, geben Sie ihm die Möglichkeit, sich zurückzuziehen und eine Weile allein zu sein. Eine andere Möglichkeit ist, eine Gruppenaktivität vorzuschlagen, an der er Freude hat. Wir müssen kein erhöhtes Gewaltrisiko befürchten, wenn wir positive zwischenmenschliche Beziehungen fördern. Dazu ist Gewalt an sich zu negativ besetzt. Betroffene wollen sich eigentlich nicht prügeln. Sie wollen sich in Wirklichkeit positiv verhalten. Auch wenn es ihnen wohl in der Situation am naheliegendsten erschien, sich zu prügeln.

13.11
Konfliktprävention ist wichtig

Die wichtigste Frage lautet: Welche vorbeugenden Maßnahmen hätte man in der Alltags- und Eskalationsphase treffen können? Hielten sich die Beschäftigten nah genug am Ort des Geschehens auf und haben sie schnell genug gehandelt? Hätten sie die Situation entschärfen können, wenn sie sich etwas näher daran aufgehalten hätten? Welche Ablenkungsstrategien wären wirksam gewesen? Wenn Beschäftigte anfangen, mit Ablenkungsmethoden zu arbeiten, spüren sie schnell, wie anstrengend dies ist. Allerdings ermöglicht uns dies, mehr Kontrolle über den Alltag zu gewinnen, für Struktur und sinnvolle Rahmenbedingungen zu sorgen, die Gemeinschaftsflächen in Nutzungsbereiche aufzuteilen und vieles mehr.

Wenn wir für die Auswertung des Konflikts das Affektregulationsmodell (Abb. 3) hinzuziehen, wird sofort ersichtlich, dass v. a. für die Alltagsphase einige Anpassungen nötig sind.

In Bezug auf den Alltag könnte die Struktur angepasst werden:
- Einrichtung eines Ballspielbereichs, der vom restlichen Hof abgetrennt ist
- Einrichtung eines ruhigen und abgeschlossenen Raucherbereichs
- Überprüfung, ob sich genügend Mitarbeiter im Hof aufhalten
- Aufteilung der Aufgaben im Hof; man kann nicht immer wachsam sein, daher könnte aktive Pflegearbeit so aussehen, dass wir Betroffene an Aktivitäten beteiligen.

In Frau Hansens und Herrn Lindemanns Fall ist es nicht notwendig, einen Handlungsplan zu erstellen, der speziell auf diese beiden Patienten zugeschnitten ist. Denn ihr Verhalten ist unter Berücksichtigung der Umstände völlig verständlich. Deshalb lässt sich die Verantwortung auf die Bedingungen zurückführen, die eine Entstehung des Konflikts überhaupt erlaubten. Dennoch empfiehlt es sich, einen allgemein gehaltenen Handlungsplan zu verfassen, der sich auf Konflikte im Hof oder Aufenthaltsraum bezieht.

Ein Handlungsplan für Konflikte zwischen psychisch erkrankten Menschen, die sich in Gemeinschaftsbereichen abspielen, könnte so aussehen:
1. Nähern Sie sich den beiden an, ehe der Konflikt allzu sehr eskaliert. Halten Sie jedoch einige Meter Abstand. Häufig ist es für eine Entspannung der Situation ausreichend, wenn sich ein Mitarbeiter in der Nähe aufhält. Ist dies nicht hilfreich, gehen Sie weiter zu Schritt 2.
2. Bitten Sie die Betroffenen, sich zu beruhigen. Ist dies nicht hilfreich, gehen Sie weiter zu Schritt 3.
3. Schlagen Sie ihnen vor, sich mit etwas anderem zu beschäftigen. Dies kann auch eine Beschäftigung sein, die gerade im Gange ist (Kartenspiele und Ähnliches) oder bei der Sie sicher sind, dass sie den Patienten Freude bereitet (z.B. eine Tasse Kaffee trinken). Es kann eine gemeinsame Aktivität mit Patienten und Beschäftigten sein. Holen Sie eine Kleinigkeit zum Essen oder etwas anderes stark Ablenkendes. Bleiben Sie im Ton ruhig und freundlich und be-

halten Sie die Selbstbeherrschung des Erkrankten im Blick. Ist dies nicht hilfreich, gehen Sie weiter zu Schritt 4.
4. Beenden Sie den Konflikt und gehen Sie zwischen die Konfliktpartner, auch wenn sie sich lebhaft prügeln. Schicken Sie die anderen weg, um den Affektdruck zu verringern. Wenn auch dies nicht hilfreich ist und sich die Konfliktpartner der Chaosphase annähern oder diese schon erreicht haben, gehen Sie weiter zu Schritt 5.
5. Wenden Sie körperliche Ablenkung an (jedoch nur in extremen Notfällen). Greifen Sie mehrmals 5 bis 7 Sekunden lang ein, indem Sie den Bewegungen des Patienten folgen, und lassen anschließend los. Für diese Maßnahme müssen mehrere Mitarbeiter anwesend sein. Es ist wichtig, dass sie nicht den Charakter eines Machtkampfs oder Übergriffs besitzt. Wenn ein Konflikt diese Stufe erreicht, so sollte er angesprochen werden. Dabei sollte im Arbeitsteam ausgewertet werden, wie das Personal auf das Verhalten des Patienten reagiert hat.

13.12
Soziale Bedürfnisse

Fallbeispiel Frau Elsner

Frau Elsner sucht ständig Kontakt zum Personal. Sie stellt den Beschäftigten viele Fragen: was sie tun soll, wie viel Uhr es ist, ob der Arzt morgen Zeit hat, was es zum Abendbrot gibt. Außerdem will sie wissen, ob sie Kinder haben, ob sie einen Partner haben, wo sie wohnen und ob sie Haustiere haben. Wahrscheinlich würde sie gerne im Personalraum sitzen und den ganzen Tag mit den Beschäftigten plaudern.

Die Mitarbeiter versuchen, persönlichen Fragen auszuweichen. Jedoch plaudern sie manchmal versehentlich heraus, eine Katze oder Kinder zu haben. So fragt Frau Elsner jeden Tag zu Schichtbeginn nach dem Befinden der Katze oder der Kinder.

In Personalschulungen wurden die psychiatrisch Tätigen dazu angehalten, die Fragen nicht zu beantworten: Durch das Ignorieren ihrer Fragen würde sie lernen, diese Fragen nicht mehr zu stellen. Allerdings fällt es schwer, ihre Fragen unbeantwortet zu lassen. Und so beginnt das Personal, Frau Elsner zu meiden. Die Beschäftigten bleiben deshalb länger als gewohnt im Personalraum, laufen schneller durch den Flur und machen einen Bogen um die Gemeinschaftsbereiche.

So beginnt Frau Elsner, regelmäßig an die Tür des Personalraums zu klopfen, um nach Belanglosigkeiten zu fragen: „Frau Lang ist traurig. Kann jemand kommen und mit ihr reden?" oder „Herr Heinrich ist erkältet. Kann jemand das Fenster schließen?" Sie stellt zudem weiter die üblichen Fragen nach dem Essen und der Uhrzeit. Außerdem hat sie auch angefangen, die Beschäftigten zu necken. Jedes Mal, wenn sie ihnen begegnet, ruft sie Frau Ebert „Pummelchen" und Herrn Albrecht „Dummkopf" hinterher.

Eines Tages geht eine Pflegefachfrau, Frau Nasser, durch die Station. Plötzlich springt Frau Elsner aus ihrem Versteck hinter der Tür hervor, sodass die Pflegerin vor Schreck aufschreit und hochspringt. Frau Elsner reagiert belustigt und sagt: „Da hab ich's dir aber gezeigt, du Araberschwein."

Frau Elsner ist ein kontaktfreudiger Mensch. Sie liebt Kommunikation. Bloß ist sie nicht besonders gut darin. Deshalb versucht sie ihr Bestes, um mit dem Personal in Kontakt zu kommen. Sie stellt Fragen, plaudert und jagt schließlich Frau Nasser einen Schrecken ein.

Die Beschäftigten halten sie für eine Nervensäge. Nachdem sie Frau Nasser erschreckt hat, haben sie ihre Sticheleien satt. Das Wort „sticheln" ist tatsächlich interessant. Denn hinter einer spitzen Bemerkung können unterschiedliche Absichten stecken: Das kann einmal Mobbing oder ein Flirt sein. Diese beiden Formen des Stichelns sind moralisch unterschiedlich besetzt. Sticheln ist in Ordnung und gehört zum Flirten, solange es sich im Rahmen hält und beide Interaktionspartner Spaß daran haben. Mobbing ist niemals in Ordnung. Frau Elsner gelingt es nicht, ihr Gestichel auf einem angebrachten Niveau zu halten. Sie ist nicht in der Lage, die Nuancen des Gegenübers zu lesen, was jedoch eine Voraussetzung für normales Necken ist. Man muss in der Lage sein, die Reaktionen des Gegenübers zu verstehen, und sich anpassen können, je nachdem wie das Gegenüber reagiert. Deshalb glaubt das Personal, dass sie aus reiner Schikane stichelt. Das ist natürlich problematisch. Sie stellen ihr Verhalten so dar, als handle sie aus Absicht, als wollte Frau Elsner lästig sein.

In Wirklichkeit will Frau Elsner ein gutes Verhältnis zum Personal haben. Sie will das Personal kennenlernen. Manche Menschen sind eher introvertiert. Auf der anderen Seite gibt es die Extrovertierten, die den zwischenmenschlichen Kontakt für das Gefühl brauchen, überhaupt zu existieren. Menschen haben unterschiedliche Bedürfnisse nach zwischenmenschlichem Kontakt. Die meisten brauchen ihn, können aber auch allein auskommen. Nur wenige Menschen sind lieber allein. Auf der anderen Seite haben nur wenige Menschen so ein starkes Bedürfnis nach Kontakt, dass sie es allein kaum aushalten. Frau Elsner gehört höchstwahrscheinlich zur letztgenannten Gruppe.

Das Problem daran ist, dass Frau Elsners Sozialkompetenz eher schwach ausgeprägt ist. Sie ist ein Mensch mit einem starken Bedürfnis nach sozialem Kontakt und einer unterdurchschnittlichen Sozialkompetenz. Eine schlechte Kombination. Nicht viele Menschen vereinen diese spezielle Kombination auf sich, Personen mit solchen Eigenschaften nehmen aber viel Raum ein. Leider werden sie öfter gemaßregelt als andere. Und sie bekommen es auch noch in einer anderen Hinsicht zu spüren: Die Beschäftigten gehen ihnen tendenziell aus dem Weg. In ihrer Gesellschaft zu sein ist anstrengend, sodass wir ihnen bei der Arbeit eher den Rücken zukehren. Doch Patienten mit starken sozialen Bedürfnissen und Beschäftigte, die ihnen abweisend begegnen, sind eine wirklich ungute Konstellation.

Manchmal höre ich Supervisoren und andere Menschen behaupten, dass man das Verhalten einfach nur ignorieren brauche, um es auszumerzen. Das ist keine gute Methode. Ignoriert werden heißt, nicht gesehen, wertgeschätzt, respektiert, akzeptiert, unterstützt, einbezogen werden und alles andere, was unter die Schlüsselbegriffe der modernen personenzentrierten Pflege fällt. Außerdem ist Ignorieren keine wirksame Methode. Im Gegenteil: Das Verhalten, das wir ignorieren, nimmt sogar eher zu, insbesondere wenn im Verhalten die Absicht steckt, Kontakt zu anderen Menschen herzustellen. Das Bedürfnis nach Interaktion schwindet nicht, wenn es unerfüllt bleibt. Deshalb sollte Frau Elsner nicht ignoriert werden. Das Personal sollte ihr bei der Arbeit nicht die kalte Schulter zeigen. Dahingegen braucht sie Pflegende, die den Kontakt zu ihr priorisieren.

Es gibt einige Tricks, damit die Arbeit mit sehr kontaktbedürftigen psychisch erkrankten Menschen besser funktioniert:
- **Erfüllen Sie das Bedürfnis.** Das Bedürfnis erfüllt man am besten dadurch, dass man sich mit der betreffenden Person mehrmals am Tag beschäftigt. Dabei sollte der Fokus auf einem guten emotionalen Kontakt liegen, d.h. etwa durch Humor, spannende Gesprächsthemen oder gar gemeinsame Sportübungen. Mehrmals am Tag eine halbe Stunde ist gut investierte Zeit. Es erfordert weniger Zeit, wenn wir auf Frau Elsner zugehen, als wenn sie die Initiative ergreifen muss.
- **Nehmen Sie Kontakt zum Betroffenen auf, bevor dieser die Initiative ergreift.** Frau Elsners Versuche, Kontakt aufzunehmen, sind eher von schlechter Qualität. Wir als Beschäftigte verfügen über deutlich bessere Sozialkompetenzen, weshalb es uns leichter gelingt, eine qualitätsvolle soziale Interaktion herzustellen. Wir müssen nur im Hinterkopf behalten, dass wir schneller als Frau Elsner sein müssen. Deshalb können wir ihr als Beschäftigte nicht einfach die kalte Schulter zeigen oder länger als üblich im Personalraum verweilen.

- **Verbessern Sie die Qualität der Interaktion.** In den oben geschilderten Situationen ist es Frau Elsner, die zuerst handelt. Sie ergreift die Initiative. Wir reagieren darauf. Dann ergreift sie wieder die Initiative und wir reagieren. So geht es immer weiter. Wir haben die Möglichkeit, die Situation zu steuern und die Qualität der Interaktion zu verbessern. Damit können wir etwas besser auf ihr Bedürfnis eingehen. Um dies zu erreichen, können wir das Gespräch führen, statt nur Fragen zu beantworten. Wenn Frau Elsner fragt, was es zu essen gebe, können wir einfach im Gegenzug fragen, was sie denn gerne essen würde. Auf diese Weise können wir die Qualität der Interaktion beeinflussen und ein gutes, bereicherndes Gespräch herstellen. Dies steigert nicht nur Frau Elsners, sondern auch unsere eigene Lebensqualität.
- **Es sollte ein Beschäftigter benannt werden, der hauptsächlich für diesen Patienten zuständig ist.** Wenn wir als Beschäftigte dem seelisch Erkrankten abweisend begegnen und er etwas von uns wissen will, greift bei uns ein Mechanismus: Bevor wir reagieren und antworten, warten wir eine Weile ab in der Hoffnung, dass es ein Kollege an unserer Stelle tut. Also wenden wir dem Erkrankten nicht nur den Rücken zu, sondern wir ziehen diesen Moment auch noch in die Länge. Deshalb dauert diese Situation etwas länger, als sie eigentlich müsste. Wenn wir aber eine Schicht so aufteilen, dass sich die Mitarbeiter in der Rolle als Ansprechperson für Frau Elsner abwechseln, wird es uns leichter fallen, sie besser zu behandeln. Zudem müssen ihr alle anderen Mitarbeiter keine Aufmerksamkeit widmen, sodass sie ungestört mit ihrer Arbeit fortfahren können.
- **Nehmen Sie sich die nötige Zeit.** Wenn wir anfangen, die Arbeitszeit zu minimieren, die wir Patienten mit starken sozialen Bedürfnissen eigentlich widmen sollten, so bezahlen wir diesen Versuch meistens damit, dass wir im Endeffekt noch mehr Zeit darauf verwenden müssen.

13.13
Literatur und Weiterführende Literatur

McDonnell, A. (2010). *Managing aggressive behaviour in care settings*. Wiley.

Weiterführende Literatur
Das Muster für den Handlungsplan stammt aus:
Björne, P., Andresson, I., Björne, M., Olsson, M. & Pagmert, S. (2012). *Utmanande beteenden, utmanande verksamheter*. Stadskontoret.

Für weitere Informationen zum Thema Gewaltintervention und Studio III können Sie hier nachlesen:

McDonnell, A. (2010). *Managing aggressive behaviour in care settings*. Wiley.

Studio III – Training Systems and Psychological Services. (n.d.). *Managing Behaviour of Concern*. Available from https://www.studio3.org

14
Das Prinzip des rücksichtsvollen Umgangs

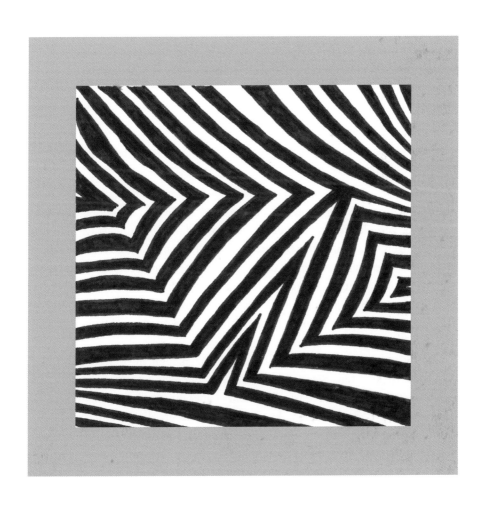

Fallbeispiel Frau Frey

Frau Frey steht unter Anspannung. Sie weiß, dass sie heute vielleicht entlassen wird, aber sie fühlt sich nicht bereit dafür. Wenn Frau Frey angespannt ist, macht sie viel Lärm und stört dabei die anderen Patienten. Dann geht sie unruhig auf und ab und macht ihrem Ärger Luft. Die Beschäftigten kennen dieses Verhalten, aber ein längerer Aufenthalt auf der Station wird nicht nötig sein. Gesundheitlich geht es ihr so gut, dass der Stress durch die Entlassung keinerlei psychotische Symptome auslöst.

Frau Lauer, eine Pflegefachfrau, möchte etwas für Frau Frey tun, damit sie sich beruhigen kann. Sie weiß aber auch, dass sie sich wahrscheinlich nichts sagen lassen wird. Auch jeder Ablenkungsversuch wird umsonst sein, weil sie die Absicht dahinter verstehen und sich nicht darauf einlassen wird. Frau Frey will sich ganz bestimmt nicht manipulieren lassen!

Frau Lauer geht nach oben in den Gemeinschaftsraum zu Frau Frey und sagt: „Ich weiß, dass Sie unter Anspannung sind. Eigentlich würde ich Sie gerne in Ihr Zimmer schicken oder Ihnen eine Tasse Tee anbieten, damit Sie ein bisschen zur Ruhe kommen können. Mir ist aber klar, dass Sie wahrscheinlich keinen meiner Vorschläge einfach so annehmen würden. Gibt es etwas, was ich für Sie tun kann, damit Sie sich ein bisschen entspannen können?"

Dieses Buch möchten wir mit einer kurzen, abschließenden Betrachtung über unseren Umgang mit anderen Menschen abrunden. In diesem Buch ging es darum, dass unser Verhalten gegenüber einem Patienten davon beeinflusst wird, welche Vorstellungen wir von ihm haben. Außerdem stellten wir Methoden vor, die dabei helfen, Anforderungen zu stellen und mit Konflikten umzugehen. In diesem Abschlusskapitel kommt nur noch eine kleine, unspektakuläre Tatsache hinzu: Es muss gar nicht so kompliziert sein. Manchmal kommt es nur auf den Ton oder die Umgangsformen an. Es kann so einfach sein, wie es Frau Lauer im oben geschilderten Fall vormacht.

Hin und wieder begegne ich Beschäftigten, die glauben, mit dem Low-Arousal-Approach zu arbeiten. Sie probieren es mit Ablenkung („Ich habe ihm vorgeschlagen, er soll einen Tee trinken; wenn er aber nicht will, dann kann ich eben nichts machen"). Sie versuchen, ihr Verhalten an die Situation anzupassen, sie sagen dem Patienten in einem ruhigen Ton, dass er sich beruhigen soll. In Wirklichkeit versuchen sie aber, den Low-Arousal-Ansatz in ihre Arbeit zu integrieren, ohne etwas an dem Machtverhältnis zwischen Personal und Patient zu ändern –

weil sie im tiefsten Inneren immer noch glauben, dass der Patient akzeptieren müsse, dass die Beschäftigten das Sagen haben.

In den letzten Jahren war ich u. a. in der Demenzpflege tätig. Hier ist der Ausgangspunkt ein völlig anderer. Menschen mit Demenz haben ihr Leben lang über sich selbst bestimmt. Da sich ihr Leben nun hinreichend schwierig gestaltet, werden sie in eine neue Umgebung gebracht, in der es plötzlich Beschäftigte gibt, die über sie entscheiden sollen. Außerdem haben sie so starke Verständnisprobleme und Erinnerungsdefizite, dass sie sich nicht merken können, wo sie sich befinden und wie sie dorthin gelangt sind. Sie begreifen ebensowenig, dass sie im Alltag auf Unterstützung angewiesen sind. Den Anweisungen des Personals folgen sie daher in der Regel nicht. Die Beschäftigten kommen allerdings auch nicht umhin, ein Mindestmaß an Anforderungen zu stellen. Die Aufforderungen sind jedoch so verpackt, dass sie der Person das Gefühl geben, selbst zu entscheiden.

Wenn wir diesen Ansatz auf die Psychiatrie übertragen, dann ist im Vergleich dazu alles viel einfacher. Genauer gesagt, kommen wir auf das Beteiligungsprinzip zurück, das wir bereits kennen. Wenn sich Frau Frey von Frau Lauer ernst genommen und gesehen fühlt, dann wird sie in der Lage sein, einen Weg aus ihrer Anspannung zu finden. Frau Lauer fordert Frau Frey zur Kooperation auf, erkennt aber auch Frau Freys Position an. Frau Frey ist angespannt, Frau Lauer respektiert das. Frau Frey braucht einerseits die Rückmeldung, dass man sich angespannt fühlen darf, aber dass Frau Lauer andererseits ihre schwierige Lage anerkennt und ihr gerne helfen würde, die Anspannung loszuwerden. Das ist nur eine von vielen Möglichkeiten, mit dem rücksichtsvollen Umgang zu arbeiten.

Fallbeispiel Herr Jäger

Herr Jäger sollte eigentlich schlafen gehen. Er weiß es. Es ist schon fast Mitternacht. Er braucht seinen Schlaf, um am nächsten Tag erholt zu sein. Er geht im Flur auf und ab, während er darauf wartet, dass ihn ein Mitarbeiter ins Bett schickt – wobei er der Meinung ist, dass das Personal nicht zu entscheiden hat, wann er ins Bett geht. Er hegt eine große Wut gegen die Beschäftigten, weil sie glauben, sie könnten sowas bestimmen.

Herr Trautmann, ein Pflegefachmann, läuft an ihm vorbei und neben ihm eine andere Patientin, Frau Junker. „Ich muss mich um Frau Junkers Bett kümmern und es reparieren. Es quietscht bei jeder Bewegung und braucht ein bisschen Öl. Möchten Sie mir dabei helfen? Und sollen wir danach auch einen Blick auf Ihres werfen, damit Sie schlafen gehen können?" schlägt ihm Herr Trautmann vor.

14.1
Die kleinen Details

Eine andere Möglichkeit, mit dem rücksichtsvollen Ansatz zu arbeiten, ist die Nebensatz-Strategie. Im geschilderten Fallbeispiel konzentriert sich Herr Trautmann nicht auf die Aufforderung an sich. Er konzentriert sich auf etwas, was Herrn Jäger die Möglichkeit gibt, schlafen zu gehen, ohne sich der Autorität des Personals unterzuordnen. Die Aufforderung in einen Nebensatz zu verpacken nimmt Herrn Jäger das Gefühl der Unterordnung. Gleichzeitig bezieht er Herrn Jäger mit ein, indem er ihn fragt, ob er mithelfen will, bzw. indem er ihn an der Bettreparatur beteiligt – jedoch hat er dabei eine rücksichtsvolle Art, auf Herrn Jäger zuzugehen.

Beschäftigte wollen sich oft direkt und klar mitteilen. Dies ist an sich nichts Schlechtes, allerdings tun sich Betroffene mit Konfrontation eher schwer. Mit dem Low-Arousal-Approach zu arbeiten bedeutet nicht, einfach nur seine Stimme nicht zu erheben und ansonsten weiter wie gewohnt zu kommunizieren. Low-Arousal heißt, dass Sie Ihren Arbeitsstil anpassen müssen, damit der Affekt des psychisch erkrankten Menschen ausgeglichen bleibt. Um das zu erreichen, helfen eine gute Planung und die Methoden, die wir in diesem Buch vorgestellt haben. Jedoch ist es möglich, noch einen Schritt weiter zu gehen: mit dem rücksichtsvollen Umgang.

Dies hat nichts mit Verwöhnung oder Verweichlichung zu tun. Stattdessen geht es darum, effektiv zu planen und zu arbeiten und dabei dem Betroffenen das Gefühl zu vermitteln, in seinem Interesse zu handeln. Es ist nicht die Arbeit an sich, die wir dabei anders machen. Vielmehr ist es eine kleine, aber feine Möglichkeit, die Erfolgsaussichten zu erhöhen – ein subtiles pädagogisches Detail.

14.2
Klare Ziele und Beteiligung

Das eigene Ziel stets im Blick zu behalten, hat oberste Priorität. Herr Trautmann hat die Aufgabe, Herrn Jung ins Bett zu bringen. Frau Lauers Ziel ist, dass sich Frau Frey beruhigt. Weder Herr Trautmann noch Frau Lauer ordnen sich den Betroffenen unter. Sie wissen beide ganz genau, was sie von den Patienten erwarten, aber sie pflegen eben einen rücksichtsvollen Umgang.

Im Gegensatz dazu stehen übervorsichtige Beschäftigte. Manchmal begegne ich Beschäftigten, die sich von den Gefühlsausbrüchen der Erkrankten derart verunsichern lassen, dass sie jedes Anzeichen von Wut oder Unbehagen vorwegnehmen wollen. Ihnen fehlt der nötige Mut, um den erkrankten Menschen mit Anforderungen begegnen zu können. Zudem sind sie viel zu nachgiebig in ihrem Umgang und haben ihr Ziel nicht klar vor Augen. Dies führt natürlich zu nichts Gutem. Übervorsichtige Beschäftigte werden als inkompetent wahrgenommen. Sie sind nicht deshalb so nachgiebig, weil sie den Erkrankten davor bewahren möchten, sich unwohl zu fühlen oder wütend zu werden. Sie wollen die eigene Verunsicherung vermeiden, die ein unruhiger oder wütender Betroffener in ihnen weckt. Es ist nicht das, was Frau Lauer und Herr Trautmann tun. Sie haben ihr Ziel klar vor Augen und wenden bewusst einen pädagogischen Ansatz an, der gute pädagogische Hilfsstrategien beinhaltet: Wertschätzung, Einbeziehung und die Nebensatz-Strategie. Auf diese Weise bietet der rücksichtsvolle Umgang eine ausgezeichnete Möglichkeit zur Unterstützung des Betroffenen, damit er das erreichen kann, was für ihn wirklich wichtig ist – und dabei verbringt er einen schönen Tag und fühlt sich wahrgenommen und respektiert. Letztlich ist dies genau unser Auftrag.

Teil III: **Arbeitsmaterial**

Es freut mich, dass Sie sich ausführlicher mit diesem Thema auseinandersetzen möchten. In diesem Teil gebe ich Ihnen für jedes Prinzip einige Fragen mit auf den Weg, die für die Besprechung dieses Buches nützlich sein können. Nehmen Sie sich in Personalsitzungen 15 bis 30 Minuten Zeit, um das Buch Prinzip für Prinzip durchzuarbeiten.

15
Teil I: Prinzipien

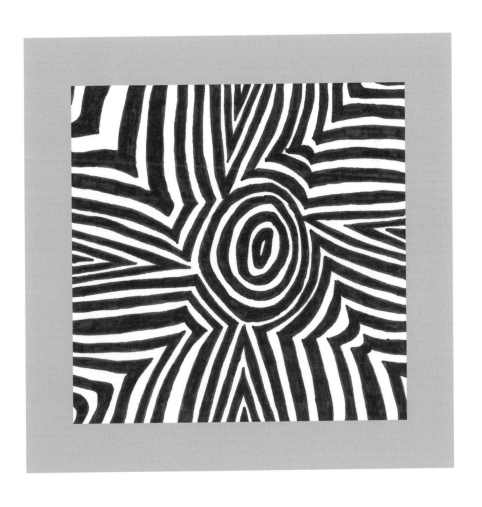

Kapitel 1: Prüfen Sie zuerst immer, wer tatsächlich ein Problem hat

Verhalten, das wir als herausfordernd wahrnehmen, ist meistens nur für uns ein Problem. Für den Patienten ist es dagegen oft eine Lösung.

Diskutieren Sie
- Überlegen Sie sich einige Beispielsituationen aus Ihrer Arbeit, in denen sich der Patient aus Ihrer Sicht problematisch verhielt, während er selbst aber kein Problem in seinem Verhalten sah.
- War es in irgendeiner dieser Situationen offensichtlich, dass die unterschiedliche Wahrnehmung von Personal und Patient dazu führte, dass der Konflikt eskalierte?

Kapitel 2: Menschen verhalten sich gut, wenn sie dazu in der Lage sind

Dieses Prinzip ist nur eine von vielen möglichen Varianten von Ross W. Greenes Aussage: „Kinder entwickeln sich gut, wenn sie dazu in der Lage sind." Meiner Meinung nach ist es das wichtigste Prinzip.

Nachfolgend sollen einige Fähigkeiten aufgelistet werden, die meiner Meinung nach überhöhte Anforderungen sind:
- die Fähigkeit, die Folgen einer Handlung in komplexeren Situationen abzuschätzen
- die Fähigkeit, Aktivitäten zu planen und zu vollenden
- die Fähigkeit, sich etwas beim Nachdenken zu merken
- die Fähigkeit, Impulsen zu widerstehen
- Geduld und Ausdauer
- Flexibilität
- soziale Kompetenzen
- Stresstoleranz
- die Fähigkeit, zuzustimmen
- die Fähigkeit, sich zu beruhigen und ruhig zu bleiben.

Diskutieren Sie
- In Bezug auf welche Fähigkeiten haben Sie überhöhte Erwartungen? Überlegen Sie sich für jede Fähigkeit ein paar Beispielsituationen.
- Versuchen Sie, sich an einige missglückte Situationen zu erinnern, und versuchen Sie, zu benennen, an welcher Stelle Sie überhöhte Erwartungen hatten. Wie können Sie solche Situationen in Zukunft verhindern und was können Sie ändern, damit die Patienten Ihren Ansprüchen gerecht werden können?
- Genügt es, die eigenen Erwartungen zu überdenken? Oder sollten wir auch die Art und Weise, wie wir über Patienten denken, anpassen?

Kapitel 3: Menschen tun das, was ihnen sinnvoll erscheint
Diskutieren Sie
- Gibt es einige Situationen aus Ihrem Arbeitsalltag, in denen sich der Patient aus Ihrer Sicht völlig unsinnig verhielt, Sie aber sein Verhalten nun nach gründlicher Überlegung verstehen können?
- Denken Sie an Situationen aus Ihrem eigenen Leben, in denen Sie vielleicht nicht so gehandelt haben, wie es Ihrem Umfeld recht gewesen wäre, wobei Sie Ihr Verhalten zum damaligen Zeitpunkt für das Sinnvollste hielten. War es das bestmögliche Verhalten, insbesondere langfristig gesehen?

Kapitel 4: Wer Verantwortung übernimmt, kann etwas bewirken
Diskutieren Sie
- Denken Sie an typische Situationen aus Ihrem Arbeitsalltag, in denen Sie versuchen, die Verantwortung abzugeben.
- Gibt es einige Patienten, die häufig als „störrisch" oder mit ähnlichen Worten beschrieben werden?
- Gibt es einige Patienten, die Sie immer wieder auf eine geschlossene Station verlegen wollen?

Kapitel 5: Wer an Misserfolge gewöhnt ist, lernt nichts aus neuen Misserfolgen
Diskutieren Sie
- Überlegen Sie sich Beispielsituationen, in denen Sie in der Annahme handelten, dass der Patient aus seinen Fehlern lernen würde?
- Wie wirkten sich diese Annahmen auf Ihren Arbeitsalltag und die Patienten aus?

Kapitel 6: Kooperation erfordert Selbstbeherrschung
Es empfiehlt sich, dieses Prinzip gemeinsam mit dem nächsten zu besprechen.

Kapitel 7: Wir alle tun unser Bestes, um nicht die Beherrschung zu verlieren
Diskutieren Sie
- Überlegen Sie sich einige Situationen, in denen ein Verhalten, das Sie zunächst als herausfordernd wahrnahmen, in Wirklichkeit eine Strategie des Patienten war, um die Selbstbeherrschung nicht zu verlieren.
- Wie wird sich diese Erkenntnis auf Ihre Arbeit auswirken?

Kapitel 8: Gefühle sind ansteckend
Diskutieren Sie
- Denken Sie an typische Situationen aus Ihrem Arbeitsalltag, in denen sich Ihre Gefühle auf die Patienten übertragen, wie z. B. Wut und Unbehagen (Stress) oder auch Freude und Begeisterung.
- Kennen Sie Situationen, in denen sich die Affekte der Patienten auf Sie übertrugen und Sie den Überblick und die Kontrolle über die Situation verloren?
- Fallen Ihnen potenzielle Strategien ein, um solche Situationen möglichst zu verhindern?

Kapitel 9: Konflikte bestehen aus Lösungsversuchen *und* Bei Versagen brauchen wir einen Handlungsplan
Diskutieren Sie
- Denken Sie an Konflikte, die sich zwischen Ihnen und Patienten abgespielt haben und nach diesem Muster ausgetragen wurden.
- Denken Sie an Konflikte, die sich zwischen Patienten ereignet haben und diesem Schema folgten. Wie hätten Sie eingreifen können? Nennen Sie möglichst konkrete Beispiele für die Situationen, die Sie geschildert haben.

Kapitel 10: Wir stellen Anforderungen, die die Patienten nie an sich selbst gestellt hätten – aber so, dass es machbar ist
Diskutieren Sie
- Welche Strategien verwenden Sie in Ihrem Arbeitsalltag, um sich von Patienten Zustimmung einzuholen? Nehmen Sie dazu die Auflistung aus Kapitel 10.5 als Ausgangspunkt, versuchen Sie jedoch auch, eigene Vorgehensweisen zu beschreiben, die nicht in der Liste erwähnt wurden.
- Welche Ablenkungsstrategien setzen Sie ein? Beziehen Sie sich möglichst auf einen bestimmten Patienten. Notieren Sie die Ablenkungsstrategien von jedem aus der Besprechungsrunde, um sie untereinander weiterzugeben.

Kapitel 11: Wir besitzen Autorität, wenn jemand freiwillig auf uns hört
Das Thema dieses Kapitels ist Autorität und Führung.

Diskutieren Sie
- Was tun Sie dafür, damit die Patienten Ihnen Autorität verleihen? Nennen Sie möglichst konkrete Strategien.

16
Teil II: Fallstudien und Handlungspläne

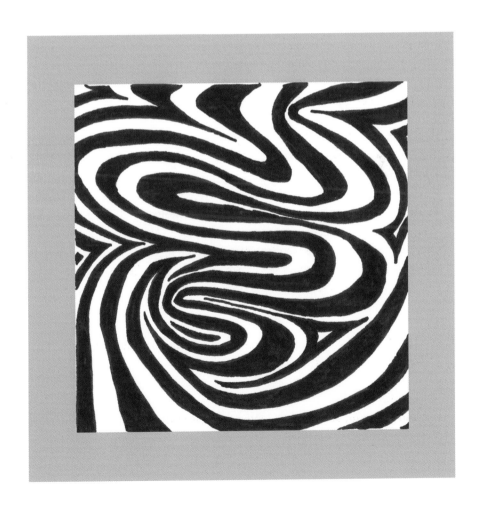

Kapitel 12: Wir arbeiten in einer Werkstatt
Da Sie bereits bis hierhin gelangt sind, sollten wir uns das Verantwortungsprinzip noch einmal ansehen.

Diskutieren Sie
- Wie gut ist die Werkstattmetapher mit Ihrer Arbeit vergleichbar? Gehören Sie zu denen, die in der Werkstatt Ihre Arbeit machen, oder neigen Sie eher dazu:
  - die Schuld für eine erfolglose Behandlung darin zu suchen, dass der Patient angeblich nicht kooperieren will?
  - dem Patienten zu unterstellen, nicht sein Bestmögliches zu tun?
  - die Methoden anzuwenden, die Ihnen angenehm sind, obwohl Sie dazu angewiesen wurden, dass Sie anders vorgehen sollten?

Kapitel 13: Fallstudien und Handlungspläne
Das Diskussionsmaterial zu diesem Kapitel finden Sie im Haupttext bzw. in den Beispielsituationen und Handlungsplänen des zugehörigen Kapitels.

Kapitel 14: Das Prinzip des rücksichtsvollen Umgangs
Diskutieren Sie
- Denken sie an Situationen, die gut verlaufen sind, weil Sie mit dem Patienten rücksichtsvoll umgegangen sind:
  - und den Patienten mit in die Situation einbezogen haben, wie im Beispiel mit Frau Frey.
  - und die Aufforderung in einen Nebensatz verpackten, wie im Beispiel mit Herrn Jäger.
- Überlegen Sie sich andere Möglichkeiten, mit dem rücksichtsvollen Umgang zu arbeiten.

Teil IV:
Herausforderndes Verhalten bei seelisch erkrankten Menschen

Im Teil IV kommen spezielle Perspektiven zum Phänomen des herausfordernden Verhaltens bei seelisch erkrankten Menschen in den Blick. Der spezifische Blick ergibt sich aus der Reflexion des psychiatrisch-pflegerischen Alltags und sucht nach Verknüpfungen mit theoretischen Fundamenten.

17
Herausforderndes Verhalten: Einordnung in die Psychiatrie

Christoph Müller

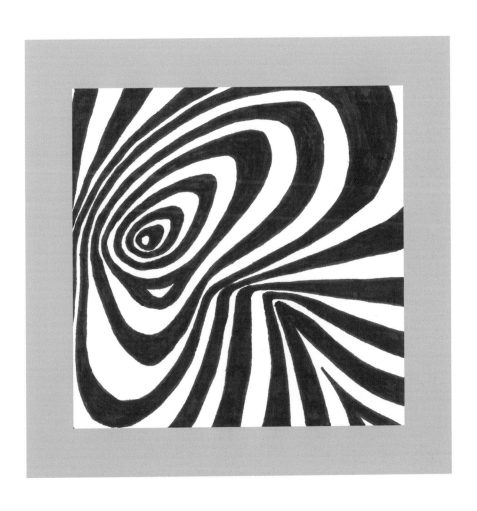

Objekte der Fürsorge, weniger Subjekte mit einem individuellen Leiden
In der psychiatrischen Versorgung machen sich viele Menschen Gedanken um Aggression, Zwang und restriktive Maßnahmen. Eines der herausragenden Dokumente dieser inhaltlichen Auseinandersetzung ist die S3-Leitlinie „Verhinderung von Zwang" der Deutschen Gesellschaft für Psychiatrie und Psychotherapie, Psychosomatik und Nervenheilkunde (DGPPN), die im Sommer 2018 veröffentlicht wurde. Die S3-Leitlinie wurde an demselben Tag der Öffentlichkeit bekannt, an dem das Bundesverfassungsgericht in Deutschland ein Urteil verkündete, in dem die Autonomie seelisch erkrankter Menschen ausdrücklich betont und die Bedingungen für Medikationen und restriktiven Maßnahmen eng gefasst wurden.

Dies ist gut so. In den Jahren seit der Psychiatrie-Enquete im Jahre 1975 haben sich psychiatrisch Tätige schwer damit getan, erkrankten Menschen ihre eigene Würde zuzugestehen. Menschen mit seelischen Erkrankungen sind weiterhin als Objekte der Fürsorge, weniger als Subjekte mit einem individuellen Leiden, wahrgenommen worden. Es hat sich darin gezeigt, dass Menschen in großer Zahl freiheitsbeschränkende Interventionen und Zwangsmedikationen erleiden mussten.

Dies geschah häufig, weil beispielsweise Menschen mit floriden Psychosen und lebhaften Manien auffälliges Verhalten gezeigt haben. Im Zusammenhang mit dem auffälligen Verhalten wussten sich helfende Menschen nicht anders zu helfen, als die betroffenen Menschen auf scharfe Weise zu begrenzen. Niemand hat sich die Frage gestellt, wie es den Betroffenen geht, wenn sie fixiert werden.

Das herausfordernde Verhalten eines seelisch erkrankten Menschen wurde als gegeben hingenommen. Niemand hat einen Gedanken daran verschwendet, sich mit den Ursachen der Auffälligkeit zu beschäftigen. Wenn jemand Geschirr über den Stationsflur geworfen, sich aus den Fixiergurten befreit oder Pflegende angebrüllt hat, dann war es üblich, das vermeintliche Fehlverhalten aus der Welt zu schaffen.

Niemand hat nach den Ursachen des herausfordernden Verhaltens gesucht. Niemand hat darüber nachgedacht, inwieweit das herausfordernde Verhalten eine Antwort auf alltägliche Überforderungen in der sozialen Umgebung sein kann – auf Menschen im Umfeld oder auf räumliche Gegebenheiten beispielsweise.

In den vergangenen Jahren hat sich glücklicherweise vieles verändert. Die subjektive Seite psychopathologischer Auffälligkeiten rückt zunehmend in den Fokus v.a. der psychiatrisch Tätigen. Experten aus Erfahrung sind häufiger in psychiatrischen Kliniken gefragt, um die Perspektive der Betroffenen in die therapeutischen Teams einzubeziehen. Sie werden als Gesprächspartner von professionell Tätigen und seelisch erkrankten Menschen gleichermaßen eingefordert.

Die S3-Leitlinie „Verhinderung von Zwang" der Deutschen Gesellschaft für Psychiatrie und Psychotherapie, Psychosomatik und Nervenheilkunde (DGPPN) kann als ein Meilenstein beschrieben werden, die den Alltag im psychiatrischen Versorgungssystem nachhaltig prägen und verändern wird. Die Tatsache, dass eine S3-Leitlinie den gegenwärtigen Forschungsstand dokumentiert, gibt ihr nicht nur Überzeugungskraft. Gleichzeitig gibt sie eine Richtung an, wie sich psychiatrische Versorgung verändern sollte.

Herausforderndes Verhalten hat unterschiedliche Ursachen. Teilweise kann es mit körperlichen Erkrankungen der Betroffenen erklärt werden. Manchmal sind es Faktoren, die in der Person begründet sind, die zu auffälligem Verhalten führen. Es sind auch Umgebungsfaktoren, die herausforderndes Verhalten provozieren.

Die S3-Leitlinie der DGPPN schreibt: „Aus klinischer Erfahrung haben die Stationsatmosphäre und das therapeutische Milieu einen erheblichen Einfluss auf die Entstehung und das Ausmaß aggressiven Verhaltens. Dies gilt für psychiatrische Kliniken und gleichermaßen für stationäre psychiatrische Wohneinrichtungen. Patientenmerkmale (insbesondere männliches Geschlecht, Vorgeschichte von gewalttätigem Verhalten, Substanzmissbrauch und unfreiwilliger Aufenthalt) spielen eine wichtige Rolle im Bedingungsgefüge gewalttätiger Vorfälle. Dennoch zeigt die Forschungslage klar, dass auch Merkmale der Umgebung und der Interaktion eine mindestens ebenso große Rolle spielen, insbesondere bei eskalierenden Konflikten. Die Rolle psychopathologischer Symptome ist dagegen geringer als häufig angenommen" (DGPPN, 2018, S. 75).

Wenn sich jemand mit herausforderndem Verhalten von seelisch erkrankten Menschen beschäftigt, dann lohnt sich u. a. ein intensiver Blick auf Forschungen zur Psychogeografie. Diesen Begriff hat der Neurowissenschaftler Colin Ellard geprägt, der die Frage erforschte, wie die Umgebung das Verhalten eines Menschen beeinflusst. Ellard stellte fest, dass es durch die neuen Einsichten in das Innenleben unseres Gehirns möglich sei, die wesentlichen Elemente der mentalen Erfahrung stetig besser und inzwischen so differenziert zu verstehen (Ellard, 2015, S. 21). Das Ausmaß, in dem unser Denken und Fühlen vermischt sei und Einflüsse auf Tun und Sein einwirke und es verändere, sei bisher erheblich unterschätzt (Ellard, 2015, S. 22).

Wenn Ellard über „Räume der Angst", „Orte der Langeweile" oder „die Natur im Raum" nachdenkt, so lohnt sich der eine oder andere Transfer an die Orte, wo seelisch erkrankte Menschen leben oder um die eigene Genesung kämpfen. Die Interaktion von Mensch und Umwelt erscheint gerade in psychiatrischen Wohnheimen und in psychiatrischen Kliniken unterschätzt. Wrobel stellt fest, „dass ein Mensch, der in einem Raum eingesperrt ist, viel Energie daransetzt, die Grenzen zu durchbrechen, was sich atmosphärisch negativ auswirkt, Angst hervorruft und aggressives Verhalten fördert" (Wrobel, 2017, S. 30).

Wagen wir einen Blick in die Mehrzahl der psychiatrischen Abteilungen in Allgemeinkrankenhäusern bzw. in die psychiatrischen Kliniken. Ein nachdenklicher Gang über die Flure der Stationen führt zu der Erkenntnis, dass die Genesung begünstigenden Faktoren nicht unbedingt erfüllt sind. Viele psychiatrische Stationen, die für die akutpsychiatrische Versorgung seelisch erkrankter Menschen verantwortlich sind, haben bis heute Beobachtungszimmer, die durch große Sichtfenster von Beschäftigten beaufsichtigt werden. Beobachtungszimmer haben immer noch drei bis vier Betten.

Stellen sich psychiatrisch Tätige die Frage, wie sich die Betroffenen fühlen, die den Blicken der Aufpassenden ausgesetzt sind? Stellen sich psychiatrisch Tätige die Frage, wie sich Menschen fühlen, die beim Umkleiden, beim Schlafen und vielen anderen Alltäglichkeiten beobachtet werden? Erscheint es als Unmöglichkeit, die engmaschige Begleitung akut erkrankter Menschen in der Weise zu gewährleisten, dass jemand alle 15 Minuten an eine Tür klopft und den Kontakt zu einem Menschen in der Krise sucht? Dies würde nicht nur dem Haftungsauftrag des psychiatrischen Versorgungssystems gerecht, sondern würde die Krisenzeit zu einer Begegnungszeit werden lassen.

Wrobel schreibt davon, dass es auf einer psychiatrischen Station mehrere Tagräume und Ruheoasen geben sollte, damit Menschen Rückzugsmöglichkeiten, aber auch Gelegenheiten zur Teilnahme am sozialen Leben hätten (Wrobel, 2017, S. 34). Der Versuch, dies mit den Bedingungen in den psychiatrischen Einrichtungen abzugleichen, scheitert. Denn die Funktionalität der psychiatrischen Wohnheime und Stationen wirkt auf viele betroffene Menschen in der Weise, dass es ihnen schwerfällt, zu genesen. Persönlich erinnere ich mich an einen mittelalten Herrn mit ausgeprägten manischen Symptomen. Eines Sonntagmorgens saß er mit seinem Tablett im Gruppenraum einer akutpsychiatrischen (geschlossenen) Station. Er blickte auf den Touchscreen, machte mich auf eine App aufmerksam, die die Dezibel-Stärke der unmittelbaren Umgebung zeigte. Bei einer Lautstärke von 90 Dezibel fragte er mich: „Wie soll ich denn bei dem Grundrauschen gesund werden, Herr Müller?" Ich blieb ihm eine Antwort schuldig.

Wenn wir davon ausgehen, dass es eine Mensch-Umwelt-Interaktion gibt, deren Wirkungen und Nebenwirkungen wir unterschätzen, dann lohnt es sich, über die Bedingungen nachzusinnen, mit denen die meisten Menschen aufwachsen. Kein Mensch wächst in einer Gemeinschaft auf, die größer als zehn Personen ist. Wo Menschen aufeinandertreffen, dort wird es lebendig. Die Lebendigkeit ist besonders seelisch angeschlagenen Menschen nicht zuträglich.

Kommen seelisch instabile Menschen auf eine psychiatrische Station, so treffen sie auf anderthalb bis zwei Dutzend Menschen, die gleichfalls in einer Krise sind. Dazu kommen noch im Laufe eines Tages bis zu einem Dutzend anderer Menschen, die Pflegende, Mediziner, Therapeuten oder Sozialarbeiter sind. Natürlich stellt sich die Frage, wie Menschen in aktuellen Krisen mit diesen Begegnungen zurechtkommen sollen.

Was leistet denn dann eine S3-Leitlinie? Wichtig ist es, dass sie im Grunde eine verbindliche Einigung darüber bietet, mit welcher Haltung professionell Tätige seelisch erkrankten Menschen begegnen sollten. Die Leitlinie bestätigt, dass es eine vielfach zu beobachtende Gewohnheit sei, „dass aggressives Verhalten von psychisch erkrankten Menschen in betreuten Wohneinrichtungen als zwingender Grund für eine Krankenhauseinweisung angesehen wird" (DGPPN, 2018, S. 23). Es sei eine undifferenzierte Annahme, „dass psychisch erkrankte Menschen gefährlicher sind als andere" (DGPPN, 2018, S. 70).

Mit Aussagen dieser Art macht die Leitlinie deutlich, dass sie nicht bereit ist, irgendwelche Klischees zu bedienen. Schließlich können sich Mitarbeitende in psychiatrischen Einrichtungen nicht davon freisprechen, dass unbestimmte Ängste oder eigene unbearbeitete Lebensthemen hier und dort zu einem unreflektierten Umgehen mit erkrankten Menschen führt.

Institutionell Konsequenzen ziehen
Wer gegenwärtig den Begriff der therapeutischen Gemeinschaft in den interprofessionellen Diskurs einbringt, dem begegnet Ahnungslosigkeit. Auch die Leitlinie unterlässt es, diesen Kernbegriff der 1960er Jahre zeitgemäß zu definieren. Es tauchen lediglich Begriffe wie die Wahrung der Intimsphäre auf, die psychiatrisch Tätige erst einmal für sich erklären müssen, bevor sie angemessen mit betroffenen Menschen darüber ins Gespräch kommen und hoffentlich auch institutionell Konsequenzen ziehen.

Dabei haben die Betroffenen, die Angehörigen und die psychiatrisch Tätigen beim Wieder-Aufleben der Trialog-Idee hilfreiche Voraussetzungen. Die Stimme der Betroffenen ist nicht nur lauter, sondern auch konturierter geworden. Es erscheint als eine wunderbare Bedingung, um den Begriff der therapeutischen Gemeinschaft neu zu bestimmen. Das gemeinsame, alltägliche Kochen von Mittagessen auf akutpsychiatrischen Stationen scheitert an Hygienevorschriften und einer ablehnenden Haltung professionell Tätiger. Dabei würde daran deutlich, was die Alltagsorientierung der psychiatrischen Hilfe wirklich bedeutet. Und die Hilfe für die Betroffenen könnte zielgerechter angeboten werden, da das Feststellen alltäglicher Defizite und Ressourcen deutlicher würde.

Mangelnde Erfahrung beim Personal scheine mit einer höheren Zahl gewalttätiger Vorfälle einherzugehen, stellt die Leitlinie auf dem Fundament von Studien fest. Diesen Mitarbeitenden gelingt es nicht, Beziehungen und Interaktionen reflektierend zu gestalten. Diese Mitarbeitenden haben aufgrund mangelnder Binnenerfahrung keine gute Selbstwahrnehmung der eigenen Einstellungen und emotionalen Reaktionen. Was sich leicht liest, sind mühsam erarbeitete Fertigkeiten psychiatrisch tätiger Menschen. Die Leitlinie fordert sie, die Realität wird sicher noch lange hinterherlaufen.

Humaneres Gesicht der Psychiatrie
Kein psychiatrischer Praktiker wird widersprechen, wenn betont wird, dass Aktivierung und außerstationäre Aufenthalte, die Schaffung alltags- und lebensweltbezogener Bereiche und die Mitgestaltung der Institution durch die Menschen mit psychischen Erkrankungen zu einer Genesung und sicher auch zu einem humaneren Gesicht der Psychiatrie beitragen. Laut wird es allerdings, wenn es in der Versorgungswirklichkeit um die Finanzierung psychosozialer Interventionen geht. Da erleben von einer seelischen Erkrankungen betroffene und mit begrenzten finanziellen Mitteln ausgestattete Menschen schnell die Limitierungen der gesellschaftlichen Teilhabe und der Möglichkeiten, im Alltag zu gesunden.

Die Leitlinie regt an, dass Angehörige psychisch erkrankter Menschen „über die Vermeidung künftiger krankheitsbedingter Risiken aggressiven Verhaltens aufgeklärt und beraten werden" (DGPPN, 2018, S. 123). Dies klingt gut. Die Angehörigen-Gruppen in den psychiatrischen Kliniken müssten dann von der Paternalität der psychoedukativen Angebote Abstand nehmen. Von Aggression ist jeder betroffen, der mit seelisch erkrankten Menschen zu tun hat. Da muss er oder sie sich mit der eigenen Emotionalität diesbezüglich beschäftigen und sich weniger aus der Rolle heraus gegenüber den Angehörigen zeigen.

Psychiatrisch Tätige und Angehörige neigen zu restriktivem Verhalten. Deshalb ist es verdienstvoll, in der Leitlinie zu formulieren: „Vor der Durchführung von freiheitsbeschränkenden Maßnahmen sollten psychisch erkrankte Menschen nach Möglichkeit gefragt werden, welche freiheitsbeschränkende Maßnahme für sie am ehesten erträglich wäre". In der Krisensituation an sich macht dies keinen Sinn. Es ist der Moment, wenn gehandelt werden muss.

Es stellt sich die Frage, wann dies mit dem betroffenen Menschen besprochen werden sollte. Bezüglich Behandlungsvereinbarungen bleibt die Leitlinie weit hinter den Möglichkeiten zurück. Sie wird stark aus der Sicht der Medizin und der Institution gesehen. Das Prozesshafte und das Mitgehen mit dem betroffenen

Menschen bleibt vernachlässigt. Die Behandlungsvereinbarung sollte frühestens bei dem zweiten stationären Aufenthalt thematisiert werden, da ja die Möglichkeit einer erneuten Erkrankung von den Betroffenen ungerne wahrgenommen wird. Doch muss die Behandlungsvereinbarung vom Mediziner mit dem betroffenen Menschen geschrieben werden? Macht es nicht Sinn, diesen sensiblen Prozess außerhalb der Klinikmauern anzustoßen – mit Beteiligung der Klinik? Bei sich verändernden Versorgungsstrukturen bleibt noch eine Menge Kreativität zu entwickeln, um die Behandlungsvereinbarung als Instrument des Miteinanders, bei dem der Betroffene seinen Fußabdruck hinterlässt, zu entwickeln.

Qualifiziertes Personal

Das Urteil des Bundesverfassungsgerichts zu den Fixierungen öffentlich-rechtlich untergebrachter Menschen aus dem Juli 2018 besagt, dass Intensivbetreuungen, die der Vermeidung freiheitsentziehender Maßnahmen dienen, von qualifiziertem Personal durchgeführt werden müssen. Dieser Maßgabe entspricht die Leitlinie auch. Wenn dies State of the Art ist, wieso wird häufig in psychiatrischen Kliniken noch entgegen pflegewissenschaftlichen Erkenntnissen gehandelt? Bemerkenswert ist, dass beispielsweise in Nordrhein-Westfalen durch das Gesundheitsministerium festgestellt wird, auch Sozialarbeiter und Ergotherapeuten, Mediziner und Psychotherapeuten hätten die Qualifikation, die Krisenphasen eines psychisch erkrankten Menschen unmittelbar „am Bett" zu begleiten.

Die Begleitung von Menschen in seelischen Krisen ist eine multiprofessionelle Aufgabe. Es reicht nicht aus, in unmittelbarer räumlicher Nähe zum Betroffenen zu kontrollieren, dass in der Fixierung die persönliche Würde gewahrt bleibt. Wenn aus Überwachungszimmern Begegnungsräume werden, dann haben sich auch Paradigmen in den psychiatrischen Einrichtungen geändert.

Die S3-Leitlinie der DGPPN ist ein Meilenstein. Sie zeigt deutliche Hinweise, wie die Begleitung von Menschen in seelischen Krisen geschehen sollte. Ein Meilenstein ist sie deshalb, weil beispielsweise in Deutschland umfangreiche Studien zur Vermeidung und Prävention von Zwang und Aggression durchgeführt werden. Im sogenannten ZIPHER-Projekt werden beispielsweise bundesweit erstmals stichhaltige Daten zu Zwangsmaßnahmen und deren Reduktion gesammelt. Menschen, die als seelisch Erkrankte von restriktiven Maßnahmen betroffen waren, kommen in diesem Zusammenhang in qualitativen Interviews zu Wort.

Eine psychiatrische Versorgung wird nicht gelingen, wenn sie nicht multiprofessionell und nicht trialogisch verstanden wird. Die Not der Menschen in seelischen Krisen ist groß. Genauso groß kann die Not der Menschen sein, die sie als

Angehörige oder professionell Tätige begleiten. Alle Seiten brauchen Gehör. Alle Beteiligten brauchen Handlungsoptionen.

Lassen Sie uns gemeinsam darum ringen, wie herausforderndem Verhalten, restriktiven Interventionen und Aggressionen begegnet werden kann.

17.1
Literatur

DGPPN (Deutsche Gesellschaft für Psychiatrie und Psychotherapie, Psychosomatik und Nervenheilkunde) (Hrsg.). (2018). *S3-Leitlinie „Verhinderung von Zwang: Prävention und Therapie aggressiven Verhaltens bei Erwachsenen".* Verfügbar unter https://www.dgppn.de/_Resources/Persistent/154528053e2d1464d9788c0b2d298ee4a9d1cca3/S3%20LL%20Verhinderung%20von%20Zwang%20LANG%2BLITERATUR%20FINAL%2010.9.2018.pdf

Ellard, C. (2015). *Psychogeographie – Wie die Umgebung unser Verhalten und unsere Entscheidungen beeinflusst.* btb Verlag.

Wrobel, M. (2017). Der Einfluss der Architektur auf Patientenverhalten. In M. Linden (Hrsg.), *Das stationäre Setting in der Behandlung psychischer Störungen – Healing Environment und therapeutisches Milieu* (2. Aufl., S. 29–36). Medizinisch Wissenschaftliche Verlagsgesellschaft.

18
Herausforderndes Verhalten und das Gezeiten-Modell

Christoph Müller

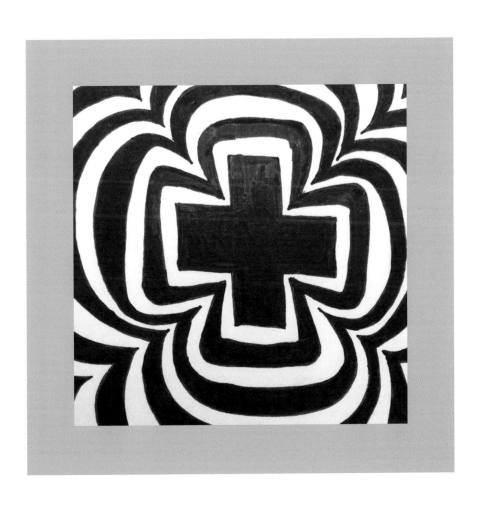

Fallbeispiel Carola

Carola fühlt sich mächtig unter Druck. Sie hat das Gefühl, seit einigen Tagen psychotisches Erleben zu haben. Sie glaubt, den Boden unter den Füßen zu verlieren, in ihrer ganz eigenen Welt zu leben. Sie macht, was sie in diesen Zeiten immer macht. Tagelang streunt sie durch die Wälder ihrer Heimatregion. Sie isst und trinkt nichts, sie sucht nicht den Weg nach Hause, um sich zu waschen oder frische Kleidung anzuziehen. Zunehmend zeigen sich Zeichen der kurzzeitigen Verwahrlosung. Ihre Schwester ist ihr schon mehrfach im Wald begegnet. Doch Tanja hat sie nicht dazu bewegen können, den Weg in die eigene Wohnung einzuschlagen. Carola fällt immer mehr in eine eigene Welt, in ein skurriles Erleben, bei dem sie für Menschen in ihrer Umgebung keine Tür öffnet. Für die Menschen um sie herum ist es kaum zu ertragen, dass sie tagelang in den Wäldern unterwegs ist.

Die Frage zu beantworten, was herausforderndes Verhalten bei Menschen mit seelischen Erschütterungen ist, fällt psychiatrischen Praktikern und Praktikerinnen schwer. An- und Zugehörigen der betroffenen Menschen geht es nicht anders. Hejlskov Elvén und McFarlane, Psychologe und Psychiatrie-Erfahrene, formulieren es vage: „Herausforderndes Verhalten ist ein Verhalten, das den Menschen um die betreffende Person Probleme bereitet" (Hejlskov Elvén & McFarlane, 2020, S. 17). Das Beispiel Carolas zeigt dies. Die An- und Zugehörigen machen sich Sorgen. Sie suchen nach der Betroffenen. Es verwundert nicht, schließlich wissen An- und Zugehörige aus einem jahrelangen Miteinander mit den seelisch angeschlagenen Menschen um die Besonderheiten einer Krise.

Tanja ist als Schwester eine geduldige Wegbegleiterin. Sie müht sich nicht, auf Gedeih und Verderb die leidende Carola aus dem Wald zu holen. Sie akzeptiert den eigenen Willen, hält die Beobachtung der Schwester aufrecht. Mehr noch, sie bietet der Schwester immer auch Beziehung und Begegnung an. Die Erfahrung aus vielen Jahren zeigt, dass Tanja nach einigen Tagen an die Seite der Schwester kommt, um in die eigenen vier Wände zurückzukehren.

Wozu neigen An- und Zugehörige sowie psychiatrische Praktiker und Praktikerinnen in solchen Situationen? In den Anfangsjahren versuchte Tanja Carola immer davon zu überzeugen, dass sie doch um die Aufnahme in die psychiatrische Klinik ersuchen solle. Dies endete stets in Auseinandersetzungen. Carola will sich nicht vorschreiben lassen, was sie wann zu tun habe. Sie kämpft um ihre Autonomie, im Zweifel auch in einer Weise, die als Machtkampf verstanden werden kann.

Dass sie viel Kraft in diesen Kämpfen lässt, ärgert Tanja als Angehörige. Irgendwann erlebte sie für sich den Zeitpunkt, dass sie eine andere Sicht auf das Geschehen und den Umgang mit der seelischen Angeschlagenheit der Schwester gewinnen wollte: „Wenn sich schon das Leiden der Schwester nicht aus der Welt schaffen lässt, dann muss ich meine Perspektive und meine Haltung dazu verändern".

18.1
Gespür entwickeln

Mit dem Gezeiten-Modell von Phil Barker und Poppy Buchanan-Barker hat Tanja einen Weg gefunden, um sich der seelischen Erschütterung der Schwester und einem eigenen angepassten Umgang damit anzunähern. Die Krise des leidenden Menschen ist für sie seitdem keine dauernde Infragestellung eines individuellen Lebens. Sie hat ein Gespür dafür entwickelt, dass Carola im Moment der Krise keine oder nur minimale Möglichkeiten hat, um mit der Erfahrung eines psychotischen Erlebens und entsprechender Konsequenzen zurechtzukommen.

Die Gezeiten an den Meeresküsten stehen für ein Auf und Ab des Wassers. Sie stehen in einem weiteren Sinne dafür, dass die Meeresgewässer Zeiten der Fluten und der Ebbe erleben. Was sind denn dann Carolas psychotische Krisen? Die Gezeiten-Metaphorik annehmend, sind Carolas psychotische Erfahrungen nichts anderes als das Erleben von Fluten. Fluten, möglicherweise Sturmfluten, führen betroffene Menschen in Hilflosigkeit und Orientierungslosigkeit. Der Wind pfeift ihnen um die Ohren. Das Meereswasser scheint mit unbändiger Kraft das Land nehmen zu wollen. Der Lärm von Sturmfluten an den Meeresufern erscheint schwer erträglich.

Der Blick auf seelische Krisen ist gegenwärtig stark medizinisch geprägt. An- und Zugehörige sowie psychiatrische Praktiker und Praktikerinnen sind geübt darin, beispielsweise psychotisches Erleben psychopathologisch zu definieren. Vergleichbares geschieht mit auffälligem Verhalten, wie Hejlskov Elvén und McFarlane beschreiben: „Unsere Vorstellung von herausforderndem Verhalten geht häufig von relativ normal funktionierenden Menschen aus" (Hejlskov Elvén & McFarlane, 2020, S. 15). Der Umgang mit dem Phänomen des herausfordernden Verhaltens rühre daher, „dass Verhalten immer rational und absichtlich geschieht und man demzufolge jeden Menschen dazu bringen kann, sein Verhalten zu ändern, wenn man ihnen nur bewusst macht oder wenn man durch Schimpfen und Bestrafung dafür sorgt, dass das herausfordernde Verhalten für den Betreffenden zu einem ernsthaften Problem wird" (Hejlskov Elvén & McFarlane, 2020, S. 15).

Longden kritisiert die Herangehensweise auf eindrucksvolle Weise mit dem Blick auf die Erfahrung des Stimmenhörens: „(...), dass meine Stimmen ein bedeutungsloses, abnormes Symptom biologischen Unheils sind, das man ertragen muss, und nicht eine komplexe bedeutsame Erfahrung, die es zu erforschen gilt. Es ist zutiefst erschreckend, wenn man erfährt, dass der eigene Verstand, die Essenz des Menschseins, nicht richtig funktioniert" (Longden, 2023, S. 88). Die Erfahrung des Stimmenhörens führe dahin, „dass man dazu gebracht wird, den eigenen Verstand als das Problem zu sehen" (Longden, 2023, S. 88). Was zuvor eine Erfahrung gewesen sei, werde plötzlich zu einem Symptom gemacht (Hall, 2023).

Das Gezeiten-Modell birgt eine große Chance. Es gibt dem seelisch erschütterten Menschen, den An- und Zugehörigen sowie den Unterstützenden im psychosozialen Versorgungsnetz die Möglichkeit, z. B. auch psychotische Krisen als eine Erfahrung des alltäglichen Lebens zu verstehen. Jede Biografie erlebt Zeiten, in denen es ruhig zugeht. Jede Biografie erlebt Phasen, die stürmisch sind. Keine Biografie verläuft gleichförmig.

18.2
Alltägliche Interaktion

Das Gezeiten-Modell hat als Assessment-Methode seinen Anfang genommen. Wer sich längere Zeit mit dem Gezeiten-Modell beschäftigt, macht die Erfahrung, dass es sich als Orientierungsmoment in der alltäglichen Interaktion genauso bewährt. Krisen haben ihren Anfang, nehmen ihren Verlauf und erleben auch ihren Abschluss. Nach der Erfahrung einer psychotischen Krise können sich seelisch angeschlagene Menschen, ihre An- und Zugehörigen sowie die psychosozialen Helfenden gemeinsam an einen Tisch setzen und sich auf die Spurensuche begeben (in Anlehnung an Tab. 17-3 in Barker & Buchanan-Barker, 2020, S. 182):
- „So begann alles"
  (Wann hat die Krise begonnen?)
- „So wirkte es sich auf mich aus"
  (Wie hat mich dies beeinträchtigt? Wie hat sich dies auf meinen Alltag ausgewirkt?)
- „So fühlte ich mich zu Anfang"
  (Wie habe ich mich dabei gefühlt? Welche Gefühle hat das Geschehen in mir ausgelöst?)
- „So haben sich die Dinge mit der Zeit verändert"
  (Wie hat sich das dann weiterentwickelt? Wie sieht die Situation im Moment aus?)

- „So beeinflusste dies meine sozialen Beziehungen"
(Wie haben sich andere Menschen mir gegenüber verhalten? Wie hat sich dies auf meine Beziehungen ausgewirkt?)

Gelingt es, dass sich Betroffene, ihr soziales Umfeld und Menschen aus den helfenden Berufen an einen Tisch setzen, um eine aktuelle Krisenerfahrung nachzubesprechen? Es wäre wünschenswert, wenn die Erfahrung psychotischen Erlebens und das Erleben eines herausfordernden Verhaltens in einer trialogischen Weise nachbearbeitet würde. Schließlich gelingt es mit einem Werkzeug wie dem Gezeiten-Modell, Erfahrungen in seiner Alltäglichkeit anzunehmen und zu verstehen. Barker und Buchanan-Barker schreiben: „Die Vorstellung des ‚Ozeans der Erfahrung' erinnert uns daran, dass das Leben eine Entwicklungsreise ist, die alle Menschen auf dem Weg durch die verschiedenen Stadien ihres Lebens machen. Es ist eine Reise des Erkundens und Entdeckens, auf der wir Dinge über uns selbst und unser Leben herausfinden" (Barker & Buchanan-Barker, 2020, S. 45).

Auffällige Verhaltensweisen provozieren, dass sich trialogisch auf die Spurensuche gemacht wird. Hejlskov Elvén und McFarlane sind sich sicher: „Denn alle Verhaltensweisen, die unsere Klienten an den Tag legen, stehen im Zusammenhang mit ihrer Umgebung, entweder in unmittelbarer Interaktion mit uns als Pflegenden oder in Interaktion mit den physischen Rahmenbedingungen, die wir für sie schaffen" (Hejlskov Elvén & McFarlane, 2020, S. 24).

Wen wundert es, dass sich Menschen auffällig auf einer psychiatrischen Station verhalten? Menschen stecken tief in persönlichen Krisen. Sie erleben sich emotional an einem Tiefpunkt. Sie machen die Erfahrung, antriebs- und kraftlos und Lösungswegen gegenüber orientierungslos zu sein. In dieser Situation müssen sie häufig mit zwei Dutzend anderen Menschen auf einem sehr begrenzten Raum zusammenleben, denen es vergleichbar ergeht. Dies erdrückt sie von Minute zu Minute mehr, sodass sie sich auffällig verhalten (müssen), um Aufmerksamkeit für sich und die eigene Not zu bekommen. Hejlskov Elvén und McFarlane betonen deshalb, dass Menschen immer das tun, was ihnen als sinnvoll erscheint. Mindell bringt dies mit anderen Worten auf den Punkt: „Jedermann ist gelegentlich deprimiert und fühlt sich schlecht. Oder wird manisch (…) Menschen in Extremzuständen offenbaren die Erfahrungen, die andere Menschen nicht gerne sehen. Deshalb will man diese Zustände an den Rand drängen, und man schaut auf die Menschen herab, die sie durchleben, und sagt: ‚Du bist komisch, Du bist verrückt, Du bist krank'" (Mindell, 2023, S. 288). Auch Bettinger findet deutliche Worte: „Das Verhalten der Klientinnen und Klienten sollte als Ausgangspunkt dienen, um nach dessen Ursachen zu forschen. Klienten und Klientinnen sollten niemals

als ‚verhaltensgestört, schwierig, schlecht, problematisch' abgestempelt werden. Von dem Moment an, in dem Sie das Problemverhalten neu bewerten und es als Signalverhalten betrachten, zeigen Sie Respekt" (Bettinger, 2022, S. 24).

Carolas Gang in den Wald nehmen die Menschen um sie herum als „Problemverhalten" wahr. Es ist eine Zeit, in der sie die Stille um sich herum als Gegengewicht braucht – um die Stimmen in ihrem Kopf aushalten zu können, um sich von den befremdenden Wahrnehmungen nicht irritieren zu lassen.

Da kommt auch das Gezeiten-Modell wieder in den Fokus. Wer sich im Ozeansturm bewähren muss, der sucht nach Rettungsbojen, nach ruhigen Inseln und vielleicht auch nach Leuchttürmen, die Orientierung geben. Ist die Sturmflut in vollem Gange, fällt es schwer, diese Rettungsmomente zu entdecken. Dafür müssen die Stürme abflauen, Ruhe einkehren, um einen klareren Blick für die Dinge des Alltags zu bekommen.

Klarheit, was bedeutet der Begriff in einem übertragenen Sinne? Das Wetter ist klar, wenn kein Regen, kein Gewitter über die Region zieht. Blitz und Donner sind möglicherweise parallele Termini, die mit dem Hören von Stimmen oder anderen akustischen Halluzinationen gleichzusetzen sind. Während dieser Wetterumstände flüchten Menschen gewöhnlich, bis das Schlimmste überstanden ist. Dass Menschen bei akustischen, optischen oder anderen Halluzinationen an Orte flüchten, die ihnen wohltuend erscheinen, muss demnach nicht herausforderndes Verhalten sein. Bettinger formuliert, was Menschen in vergleichbaren Situationen tun: „Das Streben nach Sicherheit ist einer der Hauptgründe, unsere Wahrnehmungen zu ordnen" (Bettinger, 2022, S. 71).

> „Das Tidal Model bedient sich einer metaphorischen Sprache, die den Verlauf des Lebens als Bootsfahrt auf dem Meer des Lebens mit ruhigen und stürmischen Phasen erklärt. Dabei kann es zu Schiffbruch kommen, ein vom Kurs abkommen. Die Idee der Hilfe besteht darin, den Menschen zu helfen, selbst wieder ins Boot zu steigen, den eigenen Kurs wieder zu finden, wieder aufnehmen zu können. Kontrolle sei eine Illusion. Es bedürfe einer Navigation durch all die Stürme und Herausforderungen, die das Leben präsentiere" (Theune, 2015, S. 24).

Welche Möglichkeiten der Unterstützung im Zusammenhang mit dem Gezeiten-Modell existieren bei der Begleitung von seelisch erschütterten Menschen? An Rettungsbojen halten sich Menschen in unruhigem Wasser fest. Es sind Stützen für den Moment. Die Flucht in den Wald, der beruhigend wirkt, dauert viele Stunden und Tage. Rettungsbojen können Gespräche sein, die sich am Erleben und an den Erfahrungen orientieren. Auch Medikamente können als Rettungsbojen fungieren. Dabei geht es nicht darum, die Betroffenen von der Heilkraft von Psychopharmaka zu überzeugen. Die Hilfe für den Moment, die mögliche Entlastung für die Akuität steht im Vordergrund.

18.3
Weg zur Lebensgeschichte

Bekanntlich heißt es bei der Beschäftigung mit dem Gezeiten-Modell, dass Menschen den Weg zu ihrer Lebensgeschichte wiederfinden sollen. Diese Lebensgeschichte hat ein ganz eigenes Skript geschrieben, das manchmal eher einer grausigen Geschichte gleicht als einem unterhaltsamen Buch. Denkt man an Buchillustrationen, so finden sich deutlich mehr Schwarz-Weiß-Bilder als Vier-Farben-Druck auf den Seiten.

Es reicht für die betroffenen Menschen nicht, Buntstifte in die Hand zu nehmen, um die Bilder farbiger und lebhafter hinzukriegen. Es geht um die Deutungen des alltäglichen Lebens. Dafür sind einige Leuchttürme notwendig. Leben kann reflektiert werden, so mit dem Nachdenken darüber: Welche Menschen haben jemanden geprägt? Wie und wo ist es auf dem Lebensweg zu Verletzungen gekommen, die möglicherweise ursächlich für die aktuellen seelischen Erschütterungen sind?

> „Der Zugang ist darauf fokussiert, den Menschen durch das Erzählen ihrer Geschichte (was sie erlebt haben, wie es sie betroffen hat) dabei zu helfen und herauszufinden, welche Hilfe der betroffene Mensch glaubt haben zu müssen, um im Leben weiterzugehen – wieder auf Kurs zu kommen. Noch wichtiger ist dabei die Frage, wie Helfende den Betroffen helfen können zu realisieren, welche Ressourcen sie in sich selbst haben, um den Recovery-Prozess Gestalt annehmen zu lassen" (Theune, 2015, S. 24).

Kursbestimmung ist ein gutes Stichwort. Wer z. B. mit dem Schiff über die Elbe zum Hamburger Hafen will, muss die Unterstützung eines Schifflotsen in Anspruch nehmen. Dies hat damit zu tun, dass die Schiffslotsen die Eigenheiten der Elbe kennen und die Ozeanriesen sicher durch den Fluss führen können. Ohne diese Hilfe geraten die Personen- und Containerschiffe auf Sandbänke, müssen dann wieder freigeschleppt werden. Vor der Elbmündung bei Cuxhaven steigen sie als Passagier auf das zu manövrierende Schiff. Vor dem Anlegen im Hamburger Hafen verlassen sie das Deck.

Psychiatrische Praktiker und Praktikerinnen, aber auch An- und Zugehörige haben die Gelegenheit, für seelisch angeschlagene Menschen die Rolle eines Schiffslotsen zu übernehmen. Einen Teil des Weges können sie den Betroffenen zur Seite stehen. Sie können an der Seite stehen, wenn die seelisch angeschlagenen Menschen vom Weg abzukommen drohen. Dabei ist es entscheidend, die Verantwortung bei den Betroffenen zu lassen und als Helfender nur punktuell unter den Arm zu greifen. Manche Wege kennen Menschen ohne seelische Angeschlagenheit besser, wissen wenigstens die Hürden leichter zu nehmen. Es kommt dann darauf an, zum richtigen Zeitpunkt von Deck zu gehen.

Auf der Brücke eines jeden Schiffes ist es üblich, ein Logbuch zu schreiben. Dort werden chronologisch alle wichtigen Ereignisse an Bord des Schiffes eingetragen. Menschen haben zu diesem Zwecke das Tagebuchschreiben entdeckt. Gerade im Zusammenhang mit seelischen Erschütterungen kann in diesem Kontext entdeckt werden, was immer wieder zu Krisen führt. Es kann aufgeschrieben werden, was während Krisen geschieht und wie diese Erfahrungen interpretiert werden. Betroffene Menschen können ein subjektives Zeugnis davon geben, was sie ausmacht.

> „Der physische Gesundheitszustand ist die Seetauglichkeit. Ebbe und Flut reflektieren die Art, wie wir atmen, wie Wellen, die an die Küste schlagen. Alles menschliche Leben entspringt aus dem Ozean. Die Reise, die wir auf dem Ozean (Reise des Lebens) antreten, hängt stark von unserem physischen Körper ab. Auf diesem Körper rollen wir die Erzählung des menschlichen Lebens aus. Der Geist und der Körper gehören zusammen, unentwirrbar vereint zu dem Körper, der uns als Vehikel dient. Die Kraft des Wassers kann man nicht leicht in Grenzen halten. Die einzige Möglichkeit, mit der Kraft des Wassers umzugehen, ist zu lernen, mit dieser Kraft zu leben. So lernen wir schwimmen und wir bauen Boote. Die Kraft des Wassers ist auch unberechenbar. So sagt die Metapher Wasser gleichzeitig etwas über die Nicht-Greifbarkeit und Gewalt der psychischen Störung, wenn nicht sogar aller menschlichen Erfahrung aus" (Theune, 2015, S. 32).

Seetauglichkeit erreichen Menschen, wenn sie sich als integer und authentisch erleben. Dies gelingt ihnen zunehmend mehr, wenn sie von sich erzählen können. Von sich zu erzählen bedeutet, ein Lebensskript zu schreiben. Mit diesem eigenen

Lebensskript können sich die Betroffenen v. a. die Fragen beantworten, die sich auch in dem Assessment-Bogen des Gezeiten-Modells finden (in Anlehnung an Tab. 17-3 in Barker & Buchanan-Barker, 2020, S. 183):
- Was bedeutet das meiner Ansicht nach?
  (Diese Frage ist sehr wichtig, um zu verstehen, wie Sie das Ganze einordnen. Diese Frage hilft uns zu erkennen, wie wir Ihnen unmittelbar helfen können.)
- „Was sagt all dies über mich als Person aus?"
  (Diese Frage ist die schwierigste aus dem ganzen Assessment, das Nachdenken darüber kann sehr schmerzlich sein. Sie ist aber so wichtig, weil sie Aufschluss geben kann, wo Sie jetzt stehen.)
- „Was muss jetzt geschehen, was möchte oder wünsche ich, dass als Nächstes geschieht?"
  (Nachdem ich jetzt ahne, welche Bedeutung das Ganze für Sie hat, möchte ich Sie fragen, was ich jetzt konkret für Sie tun kann? Was die Pflegepersonen für Sie tun können?)

Das Schreiben eines individuellen Skriptes erhöht die Chance, herausforderndes Verhalten als alltägliches Phänomen anzusehen. Das Unvermögen, adäquat auf Aufgaben des alltäglichen Lebens zu reagieren, wandelt sich, weil mit dem Niederschreiben des Erlebten und Erfahrenen Klarheit in eine Ungeordnetheit kommt. Es ist ein Moment der Vergegenwärtigung. Menschen definieren sich primär über ihre Erfahrungen, „die sie im Fluss des gelebten Lebens machen. Jede Person schreibe die eigene individuelle Lebensgeschichte" (Theune, 2015, S. 25).

Die Zuschreibungen von Gesundheit und Krankheit verlieren mit dem Respekt vor der individuellen Lebensgeschichte an Bedeutung. Es sind eher die Zuschreibungen des Gelingens und Misslingens, der kleinen Möglichkeiten und Unmöglichkeiten. Hejlskov und McFarlane bedauern: „Wir neigen dazu, herausforderndes Verhalten als eine Abweichung von der Norm zu werten, aber eigentlich wäre es viel besser und effizienter, wenn wir anfangen könnten, es schlicht als einen Teil des Alltags zu verstehen" (Hejlskov Elvén & McFarlane, 2020, S. 23).

Bei der Frage, wie Krisen bewältigt werden können, kommen Aspekte der eigenen Betroffenheit in den Blick. Das Gezeiten-Modell eignet sich nicht nur für die Rückgewinnung der Selbstmächtigkeit und Selbstwirksamkeit von Menschen, die seelisch angeschlagen sind. Die Kraft des Gezeiten-Modells liegt in der Alltäglichkeit und in einer Anwendbarkeit, die unabhängig von seelischer Gesundheit oder Instabilität ist. So macht es Sinn, sich die Assessment-Fragen des Gezeiten-Modells selbst zu beantworten.

„Wir nennen dieses Treten „Problemverhalten". Was für ein Problem haben wir damit? Wir haben etwas gegen das Verhalten, weil er oder sie dabei Sachen kaputtmachen könnte ... Wenn jemand das Problemverhalten beendet, sind wir zufrieden. Würden wir dieses Treten hingegen als Signal erkennen, müssten wir uns die Mühe machen, es zu verstehen. Und das würde es uns ermöglichen, das Verhalten nicht mehr zu verurteilen, sondern es als eine Form der Kommunikation zu sehen. Anders gesagt: Es ist gut, dass er oder sie tritt" (Bettinger, 2022, S. 25).

Da lohnt es sich, nochmals auf das Fallbeispiel Carola zurückzukommen. Die Flucht in den Wald ist für die Menschen um sie herum fremd. Sie halten es nicht aus, dass Carola in der seelischen Krise in der Unbehaustheit und Ungeschütztheit der Natur unterwegs ist. Sie überlegen wahrscheinlich nicht, dass dies für Carola eine Erfahrung ist, mit den Anstrengungen der psychotischen Erfahrung zurechtzukommen. Was nicht üblich ist, dies darf nicht sein.

Das „Berner Ressourceninventar" gibt eine Orientierung, was in persönlichen Kontakten mit seelisch erkrankten Menschen Thema sein kann:

1. **Wohlbefinden**
   Was macht denn mein individuelles Wohlgefühl aus? Wann geht es mir gut? Was sind meine persönlichen Parameter? Wann zeige ich das, was andere für herausforderndes Verhalten halten?
2. **Bewältigung von alltäglichem Stress**
   Wie gelingt es mir, mich vom alltäglichen Stress zu erholen? Welche Techniken habe ich, die Bewältigung in Gang zu bringen? Führt bei mir alltäglicher Stress zwangsläufig zu herausforderndem Verhalten?
3. **Unterstützung im Alltag**
   Wer oder was ist für mich Unterstützung? Wer oder was ist für mich Unterstützung in Krisensituationen?
4. **Bewältigung von früheren Krisen**
   Wie ist es mir in früheren Zeiten gelungen, Krisen zu bewältigen? Wie habe ich in früheren Krisen Dynamiken erlebt, die mich in herausforderndes Verhalten „getrieben" haben? Wie konnte ich unheilvolle Dynamiken verhindern?
5. **Mit einem hohen Selbstwerterleben verbundene Situationen**
   Welche alltäglichen Situationen geben mir Kraft, meinen Weg in einem positiven Sinne weiterzugehen? Wann und wie erlebe ich meine Selbstwirksamkeit?
6. **Persönliche Stärken und Fähigkeiten**
   Was kann ich besonders gut? Wie hilft es mir, seelische Krisen zu verhindern?

7. **Gegenwärtige Beziehungen**
   Welche Menschen gehören für mich zu denjenigen, die mir – bildlich gesprochen – Strom aus der Steckdose geben? Was macht das Tragende in dem Miteinander aus?
8. **Eigenschaften von belastbaren Angehörigen aus der Herkunftsfamilie**
   Wer ist in meinem sozialen Umfeld besonders „geeignet", um mit ihm oder ihr ins Gespräch zu kommen, um herausfordernde Verhaltensweisen zu verhindern?
9. **Sinnerleben**
   Wo erlebe ich in einer besonderen Weise Sinn? Was macht mir besonders Spaß? Was gibt mir die Gelegenheit, herausforderndes Verhalten eigenmächtig zu verhindern?

Das Gezeiten-Modell hilft als Matrix zur Interaktion, zum Gespräch mit Menschen, die seelisch erkrankt sind. Die Gezeiten stehen sinnbildlich dafür, was im Leben eines einzelnen Menschen geschieht. Für die Mitteilung der Erlebnisse und Erfahrungen braucht es ein Erzählklima, wie es der Philosoph Byung-Chul Han einfordert. In der psychiatrischen Pflege wird viel Wert auf Assessmentinstrumente gelegt. Es stellt sich die Frage, inwieweit es z. B. Pflegefachpersonen gelingt, eine Logik der Effizienz hinter sich zu lassen und einem Geist des Erzählens zu folgen.

> „Das Zuhören ist in erster Linie nicht auf den Inhalt des Mitgeteilten, sondern auf die Person, auf das Wer des anderen gerichtet. (…) Zuhören ist kein passiver Zustand, sondern ein aktives Tun. Es inspiriert sein Gegenüber zum Erzählen und eröffnet einen Resonanzraum, in dem der Erzählende sich gemeint, gehört, ja geliebt fühlt" (Han, 2023, S. 84).

Carola tut es gut, Angehörige zu erleben, für die herausforderndes Verhalten zu einer seelischen Erkrankung dazugehört. In Zeiten, in denen es ihr besser geht, kommt sie mit Tanja immer wieder darüber ins Gespräch, welche Bedeutung die Flucht in den Wald für sie hat. Sie weiß darum, dass ihr Verhalten bei Mitmenschen zu mehr als Verwunderung führt. Sei es drum.

18.4 Literatur

Barker, P. & Buchanan-Barker, P. (2020). *Das Gezeiten-Modell – Der Kompass für eine recovery-orientierte psychiatrische Pflege* (2. Aufl.). Hogrefe.

Bettinger, G. (2022). *Innehalten, um weiterzukommen – Ein anderer Blick auf „Problemverhalten"*. dgvt-Verlag.

Hall, W. (2023). *Jenseits der Psychiatrie – Stimmen und Visionen des Wahnsinns im Madness Radio*. Antipsychiatrieverlag.

Han, B.-C. (2023). *Krise der Narration*. Matthes & Seitz.

Hejlskov Elvén, B. & McFarlane, S. A. (2020). *Herausforderndes Verhalten bei Menschen mit psychischen Störungen – Praxisbuch für Pflege-und Gesundheitsberufe*. Hogrefe.

Longden, E. (2023). Die Bedeutung der Stimmen. In W. Hall, *Jenseits der Psychiatrie – Stimmen und Visionen des Wahnsinns im Madness Radio* (S. 88–95). Antipsychiatrieverlag.

Mindell, A. (2023). Begegnung mit unterschiedlichen Wirklichkeiten. In W. Hall, *Jenseits der Psychiatrie – Stimmen und Visionen des Wahnsinns im Madness Radio* (S. 285–293). Antipsychiatrieverlag.

Theune, M. (2015). *The Tidal Model: Ein theoretischer Bezugsrahmen für die Ambulante Psychiatrische Pflege? Eine qualitative Analyse nach Jaqueline Fawcett*. Verfügbar unter https://www.bapp.info/archiv/The-Tidal-Model_qual-Analyse_Theune-2016.pdf

19
Herausforderndes Verhalten, Humor und Heiterkeit

Christoph Müller

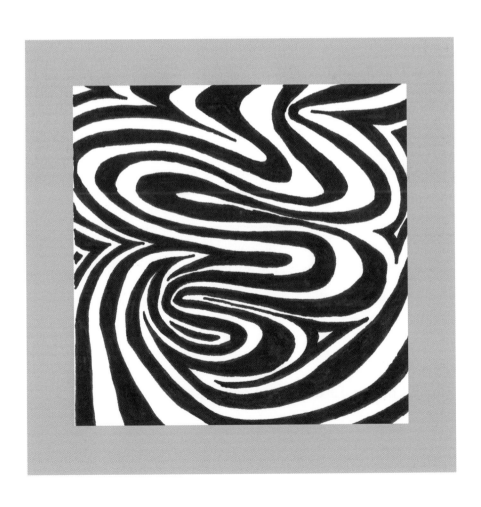

Kennen Sie den Unterschied zwischen einem Pädophilen und einem Pädagogen? Der Pädophile mag Kinder.

Es kann nicht anders sein. Schon den Auftakt beginne ich mit einer Irritation. Sie lesen einen Witz, der aus moralischer Sicht schwer erträglich ist. Das Lachen bleibt Ihnen im besten Sinne im Halse stecken. Was würden Sie denn machen, wenn ein Mensch in Ihrem persönlichen Umfeld Ihnen diesen Witz erzählt? Was würde passieren, wenn ein seelisch erkrankter Mensch, den Sie auf Ihrer Station begleiten, diesen Witz erzählen würde?

Ein Kopfschütteln wäre die zurückhaltende Form der Reaktion, die psychiatrisch Tätige zeigen würden. Manch einer würde vielleicht nach dem Dienst mit einem schelmischen Lächeln zur S-Bahn-Haltestelle gehen. Im therapeutischen Team wäre es auf jeden Fall eine Gelegenheit, die eine oder andere Symptomatik oder Charaktereigenschaft in den Menschen hineinzuinterpretieren, den Sie für eine übersichtliche Zeit auf dem Wege zur Genesung begleiten.

Für einige unter Ihnen ist das, was ich mit dem Erzählen gewagt habe, *herausforderndes Verhalten*. Es ist ein Phänomen, das uns in der psychiatrisch-pflegerischen Arbeit alltäglich begegnet. Je auffälliger die Symptome der Menschen in seelischen Krisen sind, umso eher und umso deutlicher zeigen sie herausforderndes Verhalten. Auf den geschützten Stationen taucht herausforderndes Verhalten nicht nur häufiger auf. Es zeigt sich meist auch vehementer als auf offenen Stationen oder im ambulanten Setting.

Sie können sich sicher sein, dass ich versuche, Ernst mit der Heiterkeit und dem Humor zu machen. Es geht darum, ein wichtiges und ernstes Thema aus einer ungewohnten Perspektive zu betrachten und den Blick für den beruflichen Alltag zu weiten. Ihr Blick auf ein schwieriges Phänomen wird sich hoffentlich ein wenig verändern. Was Sie nicht erwarten können, ist eine Stand-up-Comedy, bei der Psychiatrisches durch den Kakao gezogen wird.

Kennen Sie den Unterschied zwischen Gott und einem Psychiater? Gott weiß, dass er kein Psychiater ist.

19.1
Was ist herausforderndes Verhalten?

Wahrscheinlich ist es im Spätdienst gewesen, dass Ihnen herausforderndes Verhalten begegnet ist. Eine junge Frau mit Borderline-Erfahrung hat sich (mal wieder) selbst verletzt. Ein manisch auffälliger Mann hat Ihnen den Mittelfinger gezeigt. Die demenziell veränderte alte Frau ist während des gesamten Nachmittags schreiend über den Stationsflur gelaufen.

Sie haben sich nicht nur in dieser individuellen Situation die Frage gestellt: „Wie kann ich dies abstellen?" Sie stellen sich grundsätzlich die Frage, ob es nicht Methoden gibt, um herausforderndem Verhalten zu begegnen. Eines kann ich Ihnen sicher sagen (nach vielen Jahren der Auseinandersetzung mit dem Thema): Es gibt kein Patentrezept, um herausforderndes Verhalten minimieren zu können. So individuell herausforderndes Verhalten eines Menschen ist, so spezifisch müssen auch die Versuche sein, diesem Phänomen begegnen zu können.

Grundsätzlich ist davon auszugehen, dass Verhaltensweisen dann als herausfordernd bezeichnet werden, wenn sie Betroffenen, den Menschen im sozialen oder therapeutischen Umfeld, aber auch im Setting für Probleme sorgt. Da ist die manisch auffällige Frau, die Ihnen eine Collage schenken will. „Mindestens zwölf Kackhaufen sollen darauf verewigt sein", ruft sie Ihnen entgegen. Sie haben die Möglichkeit, das Überschreiten von Grenzen durch einen deutlichen Cut zu begrenzen. Sie haben auch die Möglichkeit, die Betroffene aufzufordern, auf unterschiedliche Konsistenzen und verschiedene Farben zu achten.

Da ist der an Demenz erkrankte ältere Herr, der dadurch auffällt, dass er v. a. in der Nacht auf der Station herumläuft. In seiner Desorientierung versuchen Sie konsequent, seinen Bewegungsdrang einzudämmen. Schließlich versucht er wiederholt, in die Zimmer der Mitpatientinnen und Mitpatienten zu gehen, sie zu wecken und letztendlich die Nacht zum Tage zu machen.

Es scheint keine objektiven Parameter zu geben, um herausforderndes Verhalten nachvollziehbar zu machen. Jedes auftretende Phänomen ist in seiner Einzigartigkeit zu betrachten. Einerseits sind die begleitenden Menschen ganz unterschiedlich und gehen mehr oder weniger tolerant mit dem Phänomen des herausfordernden Verhaltens um. Gleichzeitig bestimmt das jeweilige Setting, in dem herausforderndes Verhalten auftritt, was als herausforderndes Verhalten gilt. Allein schon zwischen einem offenen und einem geschützten Setting gibt es auffällige Unterschiede. Was herausforderndes Verhalten kennzeichnet, ist die Häufigkeit sowie die Tatsache, dass es anhaltend ist.

In der fachlichen Diskussion stehen sich einander widersprechende Positionen gegenüber. Einerseits wird herausforderndes Verhalten als Symptom verstanden, das zu bestimmten Diagnosen gehört. Andererseits gibt es die Haltung, dass herausforderndes Verhalten einfach zu einer seelischen Erkrankung gehört, als ureigene Äußerung des oder der Betroffenen bezeichnet werden muss. Hejlskov Elvén und McFarlane schreiben dazu: „Wenn sich eine Person gut verhält, dann liegt es daran, dass sie dazu in der Lage ist. Und wenn sich eine Person schlecht verhält, dann liegt es daran, dass sie es nicht anders kann" (Hejlskov Elvén & McFarlane, 2020, S. 28).

Was hat denn herausforderndes Verhalten mit Humor zu tun? In der Literatur taucht immer wieder der Begriff des „kritischen Punktes" (James & Jackman, 2019, S. 33) auf, an dem es kein Zurück mehr gibt. Der betroffene Mensch kommt in eine Eskalationsspirale, die in das sogenannte herausfordernde Verhalten mündet. Humor kennt eine vergleichbare Dynamik. Wenn eine Person bei dem Erzählen eines Witzes auf die Pointe zugeht, dann muss sie Grenzen touchieren oder gar überschreiten. In der Zuspitzung kommt es dann zum Lachen, zum körperlichen Ausbruch.

James und Jackman schreiben etwas ganz Entscheidendes: „Wir sollten die Handlungen einer Person mit Demenz also besser nicht pathologisieren und uns nicht allein auf ein medizinisches Behandlungsmodell stützen. (...) Wir müssen solche Handlungen als allgemein menschliches Verhalten betrachten" (James & Jackman, 2019, S. 31). An einer anderen Stelle: „Wann die Schwelle überschritten ist, wird also individuell beurteilt und ist von der Toleranz der Gesundheitsfachpersonen und des Settings abhängig. Gut möglich also, dass bestimmte Verhaltensweisen in der einen Umgebung hingenommen, in einer anderen als inakzeptabel empfunden werden. Das Phänomen „herausforderndes Verhalten ist folglich ein soziales Konstrukt, kein echtes, verlässlich messbares Störungsbild" (James & Jackman, 2019, S. 33).

Erkennen Sie, dass es viele Parallelen zwischen herausforderndem Verhalten sowie Humor und Heiterkeit gibt?

19.2
Wie kommt es zu herausforderndem Verhalten?

Es gibt (pflege-)wissenschaftliche Erklärungen, die herausforderndes Verhalten einordnen. Es sind Modelle, die aus der Beschäftigung mit demenziell veränderten Menschen stammen. Auch wenn sie nicht vollständig bei der Begleitung seelisch veränderter Menschen „angewendet" werden können, so sind sie Annäherungen an ein Verständnis der Ursachen herausfordernden Verhaltens. Gleichzeitig fordern sie bei psychiatrisch Tätigen die Bereitschaft ein, die Erkenntnisse aus der Demenzforschung an der Situation der seelisch erkrankten Menschen zu überprüfen.

Die erste Annäherung ist das „Modell der unbefriedigten Bedürfnisse". Es ist davon auszugehen, dass sich die Persönlichkeit der Betroffenen, ihre Lebensgewohnheiten, das Umfeld sowie der aktuelle mentale und körperliche Zustand gegenseitig im besten Sinne im Wege stehen. Jackman und James formulieren es so: „(...) ist herausforderndes Verhalten ein Signal, mit dem die Person versucht, auf ein aktuell unbefriedigtes Bedürfnis hinzuweisen (z. B. Hunger, Schmerzen, Langeweile), das sie mit ihrem Verhalten befriedigen will (etwa indem sie das Haus verlässt, weil sie glaubt, zur Arbeit gehen oder die Kinder von der Schule abholen zu müssen) oder ein Zeichen von Frustration (etwa vor Verärgerung, wenn ihr das Verlassen des Hauses verwehrt wird)" (James & Jackman, 2019, S. 33).

Welche unbefriedigten Bedürfnisse erleben die seelisch veränderten Menschen, denen wir im Versorgungssetting begegnen? Wenn wir von den Menschen, die wir Tag für Tag begleiten, verlangen, dass sie ein Krankheitskonzept haben, damit sie sich bestmöglich selbst helfen können, dann müssen wir auch Hypothesen zu den unbefriedigten Bedürfnissen aufstellen können. Es ist sicher die entscheidende Aufgabe psychiatrisch Pflegender, dabei zu sein. Wo fehlende Bindungserfahrungen und Bindungsstörungen im Vordergrund stehen, sind sicher wiederholte Beziehungsangebote nötig. Beziehungsangebote zu machen, muss mit einer positiven Atmosphäre verbunden sein. Und eine positive Atmosphäre ist sicher mit dem Begriff der Heiterkeit, weniger der Witzigkeit, verbunden.

Seelisch erkrankte Menschen haben erfahrungsgemäß ein ausgezeichnetes Gespür dafür, wer es gut mit ihnen meint. Herausforderndes Verhalten kann aufgrund des angedeuteten Unvermögens der adäquaten Willens- und Lebensäußerung als individuelle Krise gekennzeichnet werden. Diese Menschen brauchen jemanden, der ihnen die Hand reicht. Humor und Heiterkeit können eine Möglichkeit sein, dieses Handreichen zu signalisieren. Dabei geht es natürlich nicht darum, sich über einen Menschen mit Schwächen lustig zu machen, sondern vielmehr, eine zugewandte Atmosphäre herzustellen.

Ein zweites Modell geht von einem reduzierten Stresslevel und einer ungünstigen Umgebung aus. Der seelisch angeschlagene Mensch erlebt besonders in der stationären Psychiatrie ein Umfeld, das mehr Anforderungen an ihn stellt, als er im Moment bewältigen kann.

An der geschlossenen Stationstür, im Raucherraum und vor den Dienstzimmern kommt es zu den meisten schwierigen Situationen psychiatrisch untergebrachter Menschen. Die Übernachtung mit einem fremden Menschen in einem Zimmer oder die gemeinsamen Mahlzeiten mit Menschen in Krisen sind für angeschlagene Menschen sicher eine größere Aufgabe als für seelisch stabile Personen. Da fällt es schwer, eine positive Atmosphäre zu schaffen, es sei denn, psychiatrisch Pflegende bauen mit Gelassenheit und Optimismus eine solche auf.

> Es ist gar nicht so lange her, dass ich im offenen Setting meiner Station mit einer Betroffenen im Gespräch war, die viele Wochen im geschützten Setting untergebracht war. Sie klagte darüber, dass isolierende Maßnahmen eine quälendere Erfahrung als Fixierungen seien. „In der Zeit habe ich die Geduld der Pflegenden arg strapaziert", bekannte sie. Mir lag es am Herzen, sie zu fragen, inwieweit denn ihr eigenes auffälliges Verhalten in Isolierung und Fixierung auch Konsequenz wechselseitigen Miteinanders gewesen sei. Sie hielt einen Moment inne – und nickte zustimmend.

Herausforderndes Verhalten stellt die Welt auf den Kopf. Es läuft einfach nicht mehr in den gewohnten Bahnen. Nehmen wir den Aspekt der Wechselseitigkeit auffälligen Verhaltens ernst, so sind wir als psychiatrisch Pflegende in der Verantwortung, nach den eigenen Anteilen zu suchen: Welchen Beitrag habe ich geleistet, dass mein Gegenüber aus den Fugen gerät? Gibt es etwas, was mein Gegenüber bei einer Begegnung auf die Palme bringt?

Und Humor stellt bekanntlich die Welt auch ein wenig auf den Kopf. Humor fordert uns, einen Kopfstand zu machen. Humor ist eine Ermunterung, die Welt an sich, das einzelne Geschehen aus einer anderen Perspektive anzuschauen. Insofern kann es ein erster Schritt sein, in schwierigen, sich zuspitzenden Situationen in die Schuhe der Betroffenen zu schlüpfen.

Erinnern Sie sich an die Karnevalszeit? Sie gönnen es sich, die *Doofi-Brille* anzuziehen. Sie sind bereit, für einige Stunden, für einige Tage die Rolle des Narren zu spielen. Ich will Mut machen, das Geschehen aus der Sicht der seelisch erschütterten Menschen zu sehen. Versuchen Sie einmal, einen seelisch erschütternden Menschen als einen Narren zu beschreiben. Er darf verrücktspielen, weil die Situation es erlaubt. Individuell belastende Ereignisse und Reaktionen scheinen nur noch die eine Lösung zu haben: in die Rolle eines Narren zu schlüpfen! Wenn Ihnen dies gelingt, dann macht es vielleicht auch Spaß, die eine oder andere herausfordernde Situation mit anderen Augen zu sehen.

Herausforderndes Verhalten sorgt dafür, dass die scheinbar ordentliche Welt einer häuslichen Umgebung, einer Klinikstation in Unordnung gerät. Die Betroffenen geraten in eine Überforderung, die sie in auffälliges Verhalten flüchten lässt. Die helfenden Menschen geraten in eine Überforderung, weil sie nicht wissen, wie sie damit umgehen sollen. Dabei haben besonders wir als psychiatrisch Pflegende gelernt, auf anstehende Probleme immer auch Lösungen zu wissen.

Was machen wir denn, um herausforderndes Verhalten zu verstehen? Es gibt ein handhabbares Modell, das im Alltag eine wichtige Stütze sein kann. Das

"ABC-Modell des Verhaltens" ist ein Werkzeug, das die Beschäftigung mit herausforderndem Verhalten objektiviert.

ABC-Modell des Verhaltens
- Es gibt mindestens eine vorausgehende Bedingung (**antecedent**) für jedes Verhalten (**behavior**) und ein Verhalten, das fortbesteht oder zunimmt, hat mindestens eine verstärkende Konsequenz (**consequénce**).
- Wichtig ist es, zu bedenken, dass wohl kein Verhalten ausschließlich innere oder nur äußere vorausgehende Bedingungen oder Konsequenzen hat.
- Das Vorgehen nach dem ABC-Modell des Verhaltens hilft, den Prozess – oder Kontext – zu untersuchen, in dem ein Verhalten stattfindet.

Beim Sichten des Prozesses finden wir oft zuvor unerkannte Faktoren, die das Verhalten einer Person beeinflusst haben (Weber Long, 2020, S. 80).

19.3
Was ist Heiterkeit?

Schauen wir nun einmal auf den Humor und die Heiterkeit. Es gibt keine allgemeingültige Definition der beiden Begriffe. Der Blick in die Literatur zeigt, wie wir uns den Termini annähern können. Insofern lade ich Sie gerne zu einer Spurensuche ein. Der Kollege Jonathan Gutmann beispielsweise lehnt sich an den Gerontopsychiater Rolf-Dieter Hirsch an: „Für Hirsch ist Humor (…) ein so vielseitiges Phänomen und kann schon von daher kaum exakt definiert werden. Er kann laut und deftig, still und sich an eigenen Unzulänglichkeiten und denen der Welt ergötzend sein. Immer ist er lebensbejahend, triumphierend, kritisch, lebendig, respekt-, aber nicht würdelos, trotzend und gesundheitsfördernd. Konkret bedeutet Humor, ein fröhliches, bewusstes und unbewusstes buntes Chaos zu schaffen, voller Widersprüche und Absurditäten, sich dabei wohlzufühlen, sich zu erkennen, sich von Beschämungen zu befreien und das Leben so zu genießen, wie es ist" (Gutmann, 2016, S. 50).

Gutmann sieht die psychiatrisch Pflegenden in der Verantwortung: „Jeder Mensch muss selbst für sich selbst erkennen, entscheiden und definieren, was für ihn Humor ist" (Gutmann, 2016, S. 50). Ohne Humor laufe die psychiatrische Pflege Gefahr, sich in der Ernsthaftigkeit und Schwere manchen Leidens zu verlieren. Gutmann weiter: „Mit Humor weiß man um den Ernst der Lage, schafft es aber, trotzdem einen Ausweg zu finden. Humor schlägt eine Brücke über Probleme und Leid. Humor verbindet und schafft Beziehung" (Gutmann, 2016, S. 91).

Ein Kernbegriff psychiatrisch-pflegerischen Handelns begegnet uns. Beziehung – welche Idee haben wir davon? Natürlich kennen die meisten von Ihnen die Theorie der Interpersonellen Pflege von Hildegard Peplau und die Kongruente Beziehungspflege nach Rüdiger Bauer. Geht es um den Humor, so rücken die großen Ideen erst einmal in den Hintergrund.

„Die kürzeste Verbindung zwischen zwei Menschen ist ein Lächeln" – diese Alltagsweisheit hat gerade in der psychiatrischen Pflege seine Berechtigung. Überlegen Sie einmal, wo und wann ein Lächeln in der Begegnung mit seelisch erschütterten Menschen wirkt. An der Eingangstür einer geschützten Station erscheint ein Lächeln als eine wichtige Botschaft an Betroffene und deren Angehörige. Wie gehen Sie in der Früh über die Station, wenn Sie eine Weckrunde machen? Es geht nicht nur darum, sympathisch zu erscheinen. Es geht darum, positive Impulse für den Tag zu setzen. Ähnlich ist es doch, wenn die Patienten und Patientinnen ihre Mahlzeiten bekommen. Bringen Sie das Tablett mit einem grimmigen Gesicht ins Zimmer? Schweigen Sie, wenn Sie den Menschen am Essenswagen oder an der Stationsküche das Essen reichen?

Beziehung geschieht nicht nur dann, wenn wir Bezugspflegegespräche mit den seelisch erschütterten Menschen führen, wie sie das Gezeiten-Modell von Phil Barker und Poppy Buchanan-Barker oder das Bezugspflege-Modell von Christoph Abderhalden und Ian Needham vorschlagen. Beziehung geschieht in der Alltäglichkeit. Lächeln geschieht gleichfalls in der Alltäglichkeit.

> Als jemand, der im vergangenen Jahr für fünf Wochen selbst in einer psychosomatischen Reha war, kann ich eine eigene Erfahrung zum Besten geben. Morgens bin ich gegen 6 Uhr mit einer Thermoskanne und einer kleinen Presskanne über die Station gelaufen, um mir einen kleinen Kaffee und eine Kanne Tee zu kochen. Allmorgendlich waren die pflegerischen Kolleginnen und Kollegen aus dem Nachtdienst noch anwesend. Lächelten sie mich an, fragten gar danach, wie ich geschlafen hatte, so war dies ein ungeahntes Zeichen der Wertschätzung und des Beziehungsaufbaus. Geschah dies nicht, so fehlte etwas.

Sie können sich vorstellen, dass ich durch den Rollenwechsel in der psychosomatischen Klinik eine andere Sensibilität entwickelt habe. Schon aufgrund meiner Mentalität qua Abstammung (rheinischer Katholik) scheine ich gewisse Lebenshaltungen mit der Mutterbrust aufgenommen zu haben. Das Lächeln scheint angeboren, wird durch eine vordergründige Gelassenheit noch verstärkt.

Der Soziologe Hartmut Rosa (2019) spricht von „Resonanz", was zwischen zwei Menschen geschieht, wenn sie in eine Beziehung eintreten. Findet Resonanz statt, so kommt etwas in Bewegung und in Schwingungen. Tauchen wir ein in die Musik, so kommt es zu Harmonien oder zu Dissonanzen. Mir ist sehr bewusst, dass Sie vor Ort auf den psychiatrischen Stationen der Kliniken, sicher auch in zahlreichen Wohnbereichen von Wohnheimen eher Dissonanzen kennen. Rahmenbedingungen bieten nicht wirklich Möglichkeiten, um Resonanz geschehen zu lassen. Doch lege ich es Ihnen aus eigener, mehr als 30 Jahren währender Erfahrung ans Herz: „Nutzen Sie jede Chance. Mag sie noch so klein sein ..."

Ich komme nochmals auf Prof. Hirsch zurück: „Lachen und Lächeln sind ein universelles menschliches Phänomen und sind in allen Kulturen anzutreffen. Sie sind eng verwandte spezifische Verhaltensphänomene, die zu physiologischen und emotionalen Reaktionen führen sowie meist in einer zwischenmenschlichen Beziehung geschehen" (Hirsch, 2019, S. 4). Das, was zwischen Ihnen und den Ihnen anvertrauten Menschen geschieht, spüren Sie ganz persönlich. Der Extremfall wäre sicher, wenn Sie so herzlich miteinander lachen, dass Sie Muskelkater im Zwerchfell haben.

Das Lächeln und das Lachen sind situationsabhängig. Dies wissen Sie alle. Wer humorvoll und heiter pflegen will, muss sich nach meinem persönlichen Ermessen in Situationskomik und Schlagfertigkeit üben. Und sie oder er muss quasi eine Haltung entwickeln, das ganz Alltägliche auch einfach nur absurd zu verstehen oder es in Gedanken oder real ins Komische zu wenden.

> Es geschah auf einer allgemeinpsychiatrischen Aufnahme-Station. Eine mir länger bekannte ältere Patientin, die vor ihrem Ruhestand einmal als Dorflehrerin gearbeitet hatte, stand im Eingangsbereich der Station. Eine depressive Episode hatte ihre Kraft wieder einmal zu stark gebunden. Betrübt, niedergeschlagen wartete sie darauf, dass ihr das Zimmer gezeigt wurde. Da wir uns von anderen Aufnahmeprocedera kannten, sprach sie mich an: „Mensch, Herr Müller, wenn ich noch jünger wäre, dann wären Sie schon ein Kerl, um dessen Gunst ich kämpfen würde. Aber was soll ein junger Kerl wie Sie mit einer alten Pflaume wie mir?". Genauso gerührt wie überrascht entgegnete ich ihr (wie aus der Pistole geschossen): „Aber Frau Meier, ich habe schon öfter gehört, dass reife Früchte auch schmecken können". Aus der Regungslosigkeit des depressiven Erlebens erwuchs völlig unerwartet ein lautes Lachen. Dass diese Interaktion zu einem Running Gag wurde, muss ich an dieser Stelle sicher nicht besonders betonen.

Diese Wendung ins Komische kann auch in der Weise verstanden werden, dass Sie die Ernte einfahren. Sie säen Beziehung, Sie säen eine Zugewandtheit, Sie säen eine positive Atmosphäre. Da wundert es letztendlich nicht, dass Ihnen ein Lächeln geschenkt wird oder gar ein gemeinsames Lachen geprustet wird.

Es wird einige unter Ihnen geben, die betonen, dass dasjenige, was jemanden zum Lachen bringt, sich vom Gegenüber unterscheidet. Dies ist eigentlich eine Steilvorlage für die Pflegeanamnese und die Biografiearbeit. Während sie gewöhnlich sachliche Informationen über einen Menschen sammeln, können Sie auch etwas erarbeiten, was die Humor-Biografie eines Menschen ist. „Das Persönliche liegt in dem, worüber wir lachen und lächeln, in dem also, was uns amüsiert oder zum Lachen bringt. Wer sagt, was er lustig findet, worüber er lacht, dekuvriert sich unwillkürlich, gibt einigermaßen Persönliches frei" (Bohrer, 2002, S. 842), heißt es. Wenn Sie sich dem Humor der Patientinnen und Patienten nähern, werden Sie diese Menschen auch immer besser verstehen.

19.4
Die Figur des Clowns

Sie alle kennen die Figur des Clowns aus dem Fasching. Die Geschichte der unterschiedlichen Clown-Figuren aufzuarbeiten, dies würde den Rahmen dieser Veranstaltung mehr als sprengen. Wir kennen Clowns aus der griechischen und römischen Mythologie. Wir wissen um Clowns in der Comedia dell'arte. Wir wissen um den Zirkusclown und den Harlekin. Es gibt den Weißclown, den Dummen August und den Bösen Clown.

Fried und Keller (1996) schreiben: „Seine wesentliche Funktion besteht darin, das Heilige, das Unberührbare, die Tabus anzutasten, um einer Verabsolutierung der Macht der Götter und insbesondere ihrer irdischen Platzhalter entgegenzuwirken" (S. 24). So stellt sich die Frage, wer in der psychiatrischen Versorgung eigentlich diese Rolle spielt. Wir verlieren uns in der Ernsthaftigkeit, mühen uns darum, dass wir bloß alles dokumentieren. Statt die Begegnung mit Menschen in Krisen zu suchen (und hoffentlich auch zu finden), beschränken wir uns darauf, dass wir fixierte Menschen in Beobachtungszimmern unterbringen.

Fried und Keller verstärken die eigene Argumentation: „Sein bevorzugtes Mittel ist das der Übertreibung. Jede Geste, jeder Gesichtsausdruck, jeder Laut und jede Bewegung überschreiten das von Vernunft und guten Sitten diktierte Maß ..." (Fried & Keller, 1996, S. 96). Ist es vielleicht so, dass die seelisch erschütterten Menschen mit ihrer Symptomatik genau dies tun, was Fried und Keller den

Clowns unterstellen? Sie kommen mit der Gegenwart, mit dem sozialen Leben um sich herum nicht mehr zurecht. Und sie flüchten sich in skurriles Verhalten, abwegiges Erleben und verzerrtes Fühlen.

Von Barloewen (1984) schreibt, „dass der Clown Lachen in den Menschen hervorzaubert, dass er ihnen eine eigentümlich friedvolle oder quälerische Befriedigung verschafft, dass er in seinem Auftreten ein Verhalten zelebriert, das an anderer Stelle gesellschaftlich geächtet wird" (S. 40). Nichts anderes machen seelisch erschütterte Menschen in einer seelischen Krise. Die kühne Hypothese stelle ich nun in den Raum.

Erleben wir herausforderndes Verhalten im psychiatrischen Kontext, so geben wir dies sicher zuerst einmal der Lächerlichkeit preis. Wir machen uns darüber lustig, was der seelisch erkrankte Mensch schon wieder gemacht hat. Wir stigmatisieren ihn, wie ihn auch die Gesellschaft, das persönliche soziale Umfeld stigmatisiert.

Wie wäre es denn, wenn wir das herausfordernde Verhalten als Anfrage an den Wahnsinn des Alltags verstehen? In seiner Not, in seiner Hilflosigkeit macht der betroffene Mensch, der herausforderndes Verhalten zeigt, nichts anderes als eine clowneske Figur. Von Barloewen (1984, S. 40) dazu: „Der Clown entzieht sich aller starren Rubrizierung, er windet sich aus jeder Festlegung, indem er immer wieder einen Wesenszug preisgibt, der bisher unbekannt war, der sich nicht einfügt in das gewohnte Bild, der Selbstverständliches unselbstverständlich umstößt, verblüfft, der Traditionen sprengt und die Bruchstücke wieder neu zusammenfügt, der sich nicht einfangen lässt in die Enge einer rein ästhetischen Deutung".

Möglicherweise ist es ja so, dass der Mensch, der herausforderndes Verhalten zeigt, den Zuschauerinnen und Zuschauern das Trauerspiel (der seelischen Erschütterung) als Komödie erscheinen lässt. Entscheidend ist doch nicht das, was getan wird. Entscheidend ist doch, wie es interpretiert wird, wie mit dem Phänomen umgegangen wird.

19.5
Interaktionelle Pflege nach Hildegard Peplau

Die meisten von Ihnen werden die Theorie der „Interaktionellen Pflege" nach Hildegard Peplau kennen. Ihre Vorstellungen gehören für psychiatrisch Pflegende zum grundlegenden Rüstzeug. Vor allem kann es als Reflexionsmatrix der eigenen pflegerischen Arbeit dienen. Peplau unterscheidet das Miteinander mit den seelisch erkrankten Menschen in unterschiedliche Phasen: die Orientierungsphase, die Identifikationsphase, die Nutzungsphase und die Ablösungsphase.

Gemeinsam mit Ihnen will ich nun die Landschaft des Peplauschen Modells erkunden und Parallelen zu einer humorvollen und heiteren Pflege ziehen.

Orientierungsphase

Sauter und Autorenteam (2004) schreiben über die Orientierungsphase: „Die Orientierungsphase ist ein erstes Bündnis, das oft stillschweigend und auf Probe zwischen Pflegenden und Patientinnen und Patienten vereinbart wird. Die Beziehung ist noch labil" (S. 358). Sie lernen die Betroffenen möglicherweise ein erstes Mal kennen. Sprichwörtlich beschnuppern sie sich. Sie bekommen eine Ahnung davon, ob zwischen Ihnen und dem Gegenüber die Chemie stimmen kann.

Wie gelingt Ihnen dies gewöhnlich? Sie setzen sich bei einer Mahlzeit an den Tisch des Menschen und versuchen es mit Small Talk. In diesen Small Talk lassen sich unproblematisch witzige Bemerkungen einfließen, wenn es die Situation erlaubt. Sie tasten sich heran, versuchen, ein Gefühl für den Menschen zu bekommen. Dabei wird offensichtlich, ob Sie beispielsweise als Bezugsperson für diesen bestimmten Menschen taugen.

„Die Aufnahme markiert den ersten Schritt der Eingewöhnung in ein stationäres psychiatrisches Umfeld. Bereits zu diesem Zeitpunkt besteht die Möglichkeit, mit Humorstil, Humorausdruck und Humorbedarf des Patienten oder der Patientin auf Tuchfühlung zu gehen" (Müller, 2008, S. 152).

Schon das Nachdenken darüber, wie sich jemand dem Betroffenen vorstellt, zeigt Perspektiven auf. Sie können sich sachlich mit Namen und Funktion vorstellen. Schon die weitere Bemerkung, dass Ihr Gegenüber jetzt häufiger mit Ihnen zu tun hat, kann ein vorsichtiges Lächeln hervorzaubern. Probieren Sie es einmal.

Kennen Sie den Menschen, der gerade zur Aufnahme auf die Station kommt, schon länger, dann können Sie im Grunde das Netz weiterknüpfen, das bei der letzten Entlassung bereits geknüpft war. Sie wissen vielleicht darum, worüber jemand lacht, welche flapsigen Bemerkungen jemand schätzt. So nehmen Sie der Aufnahmesituation die Brisanz, sie knüpfen eine zarte persönliche Verbindung und ebnen den Weg für eine Aufnahme und hoffentlich eine Behandlung, in der kein oder kaum herausforderndes Verhalten auftaucht.

Identifikationsphase

Auch zur Identifikationsphase schreiben Sauter und Autorenteam (2004) kluge Worte: „Wenn in der Orientierungsphase Begegnungen gut gelingen, kann es zu einem Behandlungsbündnis kommen. Es werden Bereiche identifiziert, in denen eine Zusammenarbeit erwünscht ist und vereinbart wird" (S. 360).

Gelingt in der Orientierungsphase die heitere Kontaktaufnahme, so kommen die Betroffenen in der Identifikationsphase ins Dienstzimmer oder zu den Mahlzeiten, indem sie von sich aus humorvolle Bemerkungen machen oder Witze erzählen. In der Düsternis der psychiatrischen Station leuchtet dann ein kleines Kerzenlicht auf.

Sie spüren dies in einer sachlichen Weise, wenn die Patientinnen und Patienten zu Ihnen sagen: „Herr Weber/Frau Schneider, Sie haben heute kleine Augen. War die Nacht wieder kürzer, als sie hätte sein dürfen?" Ein Aufscheinen von Heiterkeit ist hörbar, wenn Ihnen entgegengehalten wird: „Mensch, Herr Weber/Frau Schneider, mit der Achtsamkeit nehmen Sie es auch nicht so genau. Sie sollten unbedingt bei uns in die Achtsamkeitsgruppe kommen".

Haben Sie einen solchen Status erreicht, dann gibt es gute Voraussetzungen, um miteinander tiefergehend ins Gespräch zu kommen. Der seelisch erschütterte Mensch traut sich etwas. Interpretieren Sie es als Zeichen des Vertrauens. So können auch ernsthafte Themen angesprochen werden.

Ich selbst habe vor Jahren schon einen klugen Satz geschrieben in diese Richtung: „Die Pflegefachpersonen können in dieser Zeit den gemeinsamen Sinn für das Witzige, Ironische und Humorvolle kultivieren. Die Betonung des Gemeinsamen schafft trotz der nötigen professionellen Distanz ein wichtiges Fundament" (Müller, 2008, S. 153). Oder der Kollege Jonathan Gutmann (2016, S. 110) hat in der Rezeption formuliert: „Unter den Gesichtspunkten professioneller Nähe kann hier beispielsweise gemeinsam über Witze oder komische Situationen gelacht werden. Es geht nicht darum, sich zum Kasper oder Clown zu machen, sondern die Ressource Humor beim Betroffenen hervorzulocken".

Wieso wollen wir oft keine Gemeinsamkeit über Humor und Heiterkeit herstellen? Ist es ein Terrain, auf dem wir uns unsicher fühlen? Gehört es sich nicht, miteinander zu lachen, wenn die Ernsthaftigkeit des Lebens Priorität zu haben scheint? Eine akzeptierte Art und Weise, eine Verbindung herzustellen, ist z. B. die Sympathie für einen Sportverein, die Verbundenheit zu einer Region oder zu einem Stadtteil. Was sich sehr günstig ausgeht, ist die heitere Kultivierung einer Rivalität. Als jemand, der in Düsseldorf groß geworden ist, bewege ich mich als Pflegender in einer Kölner psychiatrischen Klinik inmitten des Feindeslandes. Da kann ich halt nicht nur austeilen, wenn am Wochenende der 1. FC Köln verloren und Fortuna Düsseldorf gewonnen hat. Da muss ich halt auch immer mal wieder einstecken können.

Wo Sie heiter miteinander im Kontakt sind, da können Sie auch ernsthaft miteinander sein. Als psychiatrisch Pflegende ist es unsere Aufgabe, die Betroffenen im

Hier und Jetzt abzuholen. Seit Jahren begleite ich eine Betroffene im stationären Umfeld, die wiederholt aufgrund ihrer affektiven Psychose Unterstützung braucht. Viele Jahre sind nicht nur die Aufnahmesituationen, sondern auch die Verläufe der stationären Behandlungen sehr tragisch gewesen. Die konsequente Beziehungsarbeit mit ihr, die wiederholt auch heiter gestaltet wird, sorgt dafür, dass es nicht mehr so lebhaft auf den Stationen wird. Und vor allem steht sie manchmal mit einem breiten Grinsen im Raum und sagt: „Wenn sich die Frau Bauer so albern als Pflegende aufführt, dann muss sie damit rechnen, dass ich den großen Auftritt suche". Komödie im Alltag, denke ich da immer wieder.

Nutzungsphase

Sauter und Autorenteam (2004) schreiben: „Die Nutzungsphase bringt Patient-Innen und Pflegenden ein positives Ergebnis aus der gemeinsamen Arbeit" (S. 360). Hölzern klingt dies, jedoch ist eine ganze Menge Wahrheit darin versteckt. Gönnen Sie mir die Gelegenheit, mich in der Begriffswelt des Gezeiten-Modells zu bewegen. In der Nutzungsphase sind Sie auf dem Pfad, mit den Betroffenen sehr genau bestimmen zu können, was denn in dem individuellen Leben Zeiten der Ebbe und der Flut gewesen sind. Sie können gemeinsam schauen, wo denn Rettungsbojen für den/die Einzelne gewesen sind, wo denn Leuchttürme der Orientierung standen. Konkret können Sie mit dem Blick auf die konkrete Lebenswelt nicht nur individuelle Frühwarnsymptome und Notfallpläne erstellen, sondern auch hoffentlich eine (Rettungs-)Mannschaft für den betroffenen Menschen zusammenstellen.

Was heißt dies für die humorvolle und heitere Kommunikation? Mit spitzen Bemerkungen können Sie Momente des Scheiterns aufs Korn nehmen. Literatur: „Erfahrungsgemäß ist die Nutzungsphase in der psychiatrischen Arbeit jener Zeitabschnitt, in dem man etwas wagen kann (...) Man fühlt sich dem anderen gegenüber sicher" (Müller, 2008, S. 153). Aus der Sicherheit heraus, dass man aufeinander bauen kann, können die Betroffenen von der Außensicht lernen oder sich hin zu eigenen Erkenntnissen begleiten lassen.

An dieser Stelle lasse ich nochmals die eigene Erfahrung einfließen: In der Bezugspersonenarbeit begleitete ich eine Dame um die 60 mit einer jahrelang lebendigen Angststörung. Sie erlebte sich in einer Weise, dass sich nie wieder etwas an der eigenen Situation ändern wird. Die Ermunterungen zum Expositionstraining gestalteten sich in der ersten Zeit mühsam. Sie wurde immer wieder gedrängt, sich der Exposition zu stellen. Dabei sollte sie niemals vergessen, sich zu belohnen. Bis zu diesem Punkt klang es für sie nicht verwunderlich. Dann kam die erste Wochenendbeurlaubung. Die Betroffene prognostizierte selbst, dass diese scheitern werde und sie vorzeitig zurückkehren würde. Damit dies nicht passierte, schlug ich vor: „Wenn Sie in Ihrer kleinen Küche sitzen werden, stellen Sie sich vor, dass der Müller in der Küchentür steht. Sagen Sie zu ihm ruhig, dass er ein Drecksack sei, wenn er sie zu einer Veränderung bewege. Und vor allem: Geben Sie dann nicht auf". Sie kam aus der ersten Beurlaubung zurück, grinste mich an und sagte: „Sie sind echt ein gottverdammter Drecksack". Nach vielen Wochen der Besserung wagte sie den Schritt in die psychosomatische Psychotherapie (stationär) und ging „geheilt" nach Hause. Monate später besuchte sie uns auf der psychiatrischen Station. Sie bedankte sich nochmals ganz herzlich für die Wegbegleitung. Und mit einem breiten Grinsen hielt sie mir persönlich entgegen: „Der Drecksack steht nicht mehr in der Tür. Ich bin fast wieder die Alte".

Gerade in der Nutzungsphase lohnt es, die konventionellen Wege hinter sich zu lassen. Dazu bedarf es v.a. auf der Seite der psychiatrisch Pflegenden, die Asymmetrie der „therapeutischen Beziehung" hinter sich zu lassen. Es heißt, gemeinsame Sache mit dem Gegenüber zu machen. Dies geschieht v.a. auch mit Sprache. „Sich mit Verrückten auf Augenhöhe begeben? Kein Problem! Zumindest, wenn man sich selbst als (positiv) verrückt bezeichnet" (Gutmann, 2016, S. 97).

Ablösungsphase

Alles hat ein Ende, nur die Wurst hat zwei. Auch zur Ablösungsphase gibt es schlaue Worte: „Der Weg über die humorvollen Interventionen ist nicht als Ersatz, sondern als Ergänzung zu den üblichen psychiatrischen Instrumenten und Behandlungsformen zu verstehen. Nicht selten erleben Pflegekräfte, dass sie spätestens in der Ablösungsphase Zielscheibe kritischer, ironischer Bemerkungen der Patientinnen und Patienten werden" (Müller, 2008, S. 154).

In der Ablösungsphase erkennen die Betroffenen im besten Falle, dass die Bezugspersonenarbeit von Erkenntnissen und Erfolgen begleitet war. Natürlich können sie dies nicht immer vollständig an sich heranlassen. Abwehr kann dann eine Reaktion sein. Und Abwehr kann dann wunderbar durch Humor und Heiterkeit geschehen.

Wenn der betroffene Mensch es dann wagt, einmal über die Pflegenden zu lästern, dann wissen sie auch, dass die Ablösung gelingen wird. In den stillen Stunden im häuslichen Umfeld wird geerntet. Auf der Station kann der Ertrag noch nicht in seiner Lebendigkeit wahrgenommen werden. Das ist gut so.

19.6
Therapeutischer Humorprozess

Jetzt sind wir bei Phasen-Modellen. Da will ich gerne einmal an den „Therapeutischen Humorprozess" erinnern, den Prof. Rolf Dieter Hirsch entwickelt hat. Dabei geht es v. a. um den Begriff der *Selbstreflexion* und damit bekanntlich um das Überdenken des eigenen Handelns. Dass dies mit Humor gelingen kann, mag manchen unter Ihnen befremden.

Selbstreflexion setzt darauf, das eigene berufliche Handeln zu beobachten. Gleichzeitig legt die Selbstreflexion großen Wert auf die Wahrnehmung dessen, was Sie empfinden. In einem dritten Schritt interpretiere ich dann die Wahrnehmungen, um Schlüsse für künftiges Handeln zu ziehen.

Haben Sie eigentlich Rituale, wenn sich nach einem Dienst die Stationstür hinter Ihnen schließt? Was geschieht nach dem Verlassen der Klinik oder des Wohnheims, bis Sie die Wohnungs- oder die Haustür daheim öffnen? Von Kolleginnen und Kollegen habe ich immer wieder gehört, dass sie den Weg nach Hause nutzen, um die Dinge zu überdenken, die sie an dem jeweiligen Tag erlebt haben. Einige schreiben sich in der Straßenbahn etwas auf, das es zu bearbeiten gilt. Sie betonen immer wieder, dass mit dem Ankommen daheim, beispielsweise mit dem Hinausschlüpfen aus der Kleidung, die sie im Dienst tragen, das Erlebte hinter ihnen ist. Nach Bischofberger (2008, S. 38) hat der Therapeutische Humorprozess folgende Stufen:

In der **Stufe 1 (Nicht lachen können)** geht es darum, dass jemand nicht lachen kann. Hirsch begründet es damit, dass eine individuelle Situation, eine Werthaltung, ein bestimmtes Ereignis nicht als lustig wahrgenommen werden kann. Es sind sicher Situationen, in denen eine psychiatrische Pflegeperson selbst sehr belastet ist. In diesen Zeiten wird es auch nicht gelingen, selbst Heiterkeit zu leben. Dies sind sicher auch Zeiten, in denen sich persönliche Sorgen türmen, die individuelle Belastung im Beruf als wirklich belastend erlebt wird. Auch die seelisch erschütterten Menschen werden die Zeiten kennen. Die depressive Niederschlagung erdrückt sie beispielsweise, das psychotische Erleben lässt sie keinen anderen Gedanken fassen.

Auf der **Stufe 2 (Über andere lachen können)** sind wir damit beschäftigt, uns lustig über jemanden zu machen. Auch aus dem privaten Alltag wissen wir, dass dies grundsätzlich leicht ist. Über andere Menschen lachen können ist damit verbunden, mit den eigenen Fingern auf den anderen Menschen zeigen zu können. Wir machen uns darüber lustig, was einem Gegenüber passiert ist. Dies macht einen schlechten Eindruck – ich will es jedoch gerne ins Gegenteil verkehren. Das

Lachen-Können über andere ist ein Signal dafür, dass ein Mensch Resonanz im Geschehen, in den Interaktionen zeigt. Im Sinne der Selbstreflexion bietet sich an, darüber nachzudenken, was denn die Schwingung ausmacht, wie sie geschehen kann. Schauen wir nochmals auf herausforderndes Verhalten. Die Stufe 2 ist die Phase, in der auch das Lachen als herausforderndes Verhalten wahrgenommen werden kann. Über die Folgen machen wir uns bitte an dieser Stelle erst einmal keine Gedanken.

Die **Stufe 3 (Über mich selbst lachen können)** ist ein Beweis dafür, dass ein Prozess der Selbsterkenntnis in Gang gekommen ist. Bei psychiatrisch Pflegenden zeigt es sich auch, die eigenen Fehler zum Anlass einer individuellen Erheiterung zu nehmen. Lachen über sich selbst bedeutet einen wichtigen Reifeprozess in der Persönlichkeitsentwicklung. Da erstaunt mich eine Wahrnehmung, die ich immer wieder in der Stimmenhörer-Gruppe erfahre. Es wiederholt sich, dass Stimmenhörerinnen und Stimmenhörer den Humor nehmen, um mit dem eigenen Erleben zurechtzukommen. Wörtlich höre ich da: „Es ist schon skurril, was ich beim Stimmenhören erlebe. Ich weiß eigentlich, dass die eigene Erfahrung nicht der Wirklichkeit entspricht. Insofern neige ich dazu, darüber zu lächeln. Gleichzeitig leide ich darunter, dass jeder Schritt, den ich tue, von Kommentierungen begleitet ist". Sie quittieren es dann auch immer mal mit einem Lächeln. „Über mich selbst lachen können" – was ist Ihnen schon an Missgeschicken auf der Station passiert, die Sie zu einem herzlichen Prusten bewegt haben? Das Über-sich-selbst-Lachen verringert natürlich auch die Gefahr des herausfordernden Verhaltens.

Wer **Stufe 4 (Andere dürfen über mich lachen)** erreicht, hat sicher schon einen Grad an Gelassenheit, den sich psychiatrisch Pflegende genauso wünschen wie Menschen, deren Seelen akut erschüttert sind. Clowns parodieren Missgeschicke, stellen überspitzt dar, „was da in die Hose gegangen ist". Im Kontext der Selbstreflexion ist eine Erkenntnis erreicht, die quasi ganz natürlich in Gelassenheit führt. Persönlich stelle ich mir Stan Laurel und Oliver Hardy („Dick und Doof") vor. Die beiden Komiker habe ich vor Augen, wenn es um Missgeschicke geht.

Die Bergspitze ist mit der **Stufe 5 (Gemeinsam mit anderen über mich selbst lachen)** erreicht. Nehmen wir die Bezugspersonenarbeit in den Fokus, so ist ein Gelingen des Miteinanders gesichert. Lachen findet gemeinsam statt über gemeinsam Erlebtes. Mit den seelisch erkrankten Menschen können Sie sich unterhaken. Oder anders formuliert: Sie haben so viel Gemeinsamkeit geschaffen, dass zum ernsthaften Arbeiten und Begleiten von Veränderungsprozessen auch das Lachen gemeinsam möglich geworden ist.

19.7
Was hat das herausfordernde Verhalten mit dem Clown zu tun?

Im Jahre 2020 veröffentlichte der Hogrefe Verlag das Buch „Herausforderndes Verhalten bei Menschen mit psychischen Störungen". Geschrieben hat es der Psychologe Bo Hejlskov Elvén, der als Experte für herausforderndes Verhalten gilt, mit seiner psychiatrieerfahrenen Tochter. Das Autorenteam regt an vielen Stellen zum Nachdenken an. Vor allem betonen sie, dass herausforderndes Verhalten wohl konsequent mit dem Begriff der Störung verbunden wird. Gleichzeitig weisen sie an vielen Stellen darauf hin, dass professionell Tätige und sicher auch An- und Zugehörige der Betroffenen dazu neigen, mit einem „Rezeptbuch" auf auffälliges Verhalten zu reagieren.

Unter anderem schreiben sie: „Wenn wir den Mut aufbringen, diese Verhaltensweisen genauer zu betrachten, ihnen Platz einzuräumen und damit umzugehen, statt mit Zurechtweisungen zu arbeiten und mehr Medikamente einzufordern, wären wir sicherlich effizienter und kompetenter" (Hejlskov Elvén & McFarlane, 2020, S. 23). Der Clown schaut genauer hin. Indem er mit seinem skurrilen Verhalten die Auffälligkeiten auf die Spitze treibt, überspitzt, wird der fokussierte Blick auf das Phänomen erkennbar.

Mit der Überspitzung gibt er uns anderen die Möglichkeit, das Phänomen als solches realistisch einzuordnen. Mit der Überspitzung nimmt er dem ernsthaften Blick die Brisanz und den Wind aus den Segeln. Als psychiatrisch Tätige können wir weniger verbissen auf das schauen, was uns soeben begegnet ist. Jetzt sagen Sie zu Recht: „Im stationären oder ambulanten Alltag habe ich aber doch keinen Clown an meiner Seite". Dies stimmt, aber Sie haben sich und können sich die Freiheit und die Fantasie gönnen, das eine oder andere gedanklich zu überzeichnen.

Dann wird auch das eher gelingen, was Hejlskov Elvén und McFarlane (2020), seine Tochter, feststellen: „Denn alle Verhaltensweisen, die unsere Klientinnen und Klienten an den Tag legen, stehen im Zusammenhang mit ihrer Umgebung, entweder in unmittelbarer Interaktion mit uns als Pflegende oder in Interaktion mit den physischen Rahmenbedingungen, die wir für sie schaffen" (S. 24). Humorvoll an die Phänomene heranzugehen, schafft Distanz. Es ist nicht bloß Ziel, den Ernst hinter sich zu lassen, sondern insbesondere auch, einen klareren Blick auf die Dinge zu erhalten.

Welche Chance haben die Menschen, die in einer seelischen Krise stecken, wenn die Umwelt, in der sie sich bewegen, wenn die Leute in ihrem Umfeld einen Wettbewerb in Verbitterung hinter sich bringen? Welche Chance bietet sich den Betroffenen, Wege aus der eigenen Not zu finden, wenn um sie herum quasi eine

„schwarze Pädagogik" herrscht? Wenn herausforderndes Verhalten als Problem in den Blick kommt, dann stehen sich die Menschen auf der bedürftigen und auf der helfenden Seite sicher eher als Feinde, denn als Freunde gegenüber. Wörtlich: „Wir neigen dazu, herausforderndes Verhalten als eine Abweichung von der Norm zu werten, aber eigentlich wäre es besser (...), wenn wir anfangen könnten, es schlicht als einen Teil des Alltags zu verstehen" (Hejlskov Elvén & McFarlane, 2020, S. 23).

Sie werden sich fragen, ob Sie den Clown auch als Teil des Alltags verstehen sollen? Mit einem lauten „JA!!!" will ich es beantworten. Egal, in welchem Setting, mit welchem Konzept auch immer Sie arbeiten, herausforderndes Verhalten gehört zu Ihrer täglichen Arbeit. Sie brauchen eine Antwort auf diese Aufgabe, mit der Sie sich Tag für Tag auseinandersetzen müssen. Und Hand aufs Herz: Sie können nicht eine Kröte nach der anderen am Tag schlucken. Irgendwann kommt der Zeitpunkt, dass Sie davon Magenschmerzen bekommen, vielleicht auch erbrechen. Dann finden Sie Ihre Arbeit regelrecht zum Kotzen.

Setzen Sie dem etwas entgegen. Setzen Sie dem eine innere Haltung entgegen, die es Ihnen zusichert, dass Ihr Kopf über Wasser bleibt. Werden Sie auf Ihre Weise ein Clown, setzen Sie sich die farbige Nase auf. Sie ist ein ganz einfaches wie spürbares Ding, das Abstand zu herausforderndem Verhalten schafft.

Da sind wir auch schon bei Geert Bettinger, der in den Niederlanden in einem psychosozialen Handlungsfeld unterwegs ist, aber auch Betroffener ist. Er wünscht sich: „Das Verhalten der Klientinnen und Klienten sollte als Ausgangspunkt dienen, um nach dessen Ursachen zu forschen. Klientinnen und Klienten sollten niemals als verhaltensgestört, schwierig, schlecht, problematisch abgestempelt werden. Von dem Moment an, in dem Sie das Problemverhalten neu bewerten und es als Signalverhalten betrachten, zeigen Sie Respekt vor Ihren Klientinnen und Klienten" (Bettinger, 2021, S. 24).

Apropos Signalverhalten: Glauben Sie etwa nicht, dass es seine Wirkung zeigt, wenn Sie lächelnd über die Station gehen? Glauben Sie etwa nicht, dass es Wirkung zeigt, wenn Sie real (oder irreal) farbige Nasen tragen?

19.8
Von der Not, die Perspektive zu verändern

„Unsere Methoden rühren also häufig von der Vorstellung her, dass Verhalten immer rational und absichtlich geschieht und man demzufolge jeden Menschen dazu bringen kann, sein Verhalten zu ändern, wenn man ihnen nur bewusst macht oder wenn man durch Schimpfen und Bestrafung dafür sorgt, dass das herausfordernde Verhalten für den Betreffenden zu einem ernsthaften Problem wird" (siehe Hejlskov Elvén, 2015, S. 15).

Hirsch fordert auf, ein „therapeutisches Spielfeld" (Hirsch, 2019, S. 236) zu betreten: „Spiel hat immer etwas mit Kreativität zu tun (...) Dies ist eine wichtige Konstante im Rahmen der therapeutischen Spielwiese (...) Humor ist kreatives Denken (...) Humor ist der kreativste Weg, Paradoxa zu vereinen und zu integrieren und trotz Hilflosigkeit neue Aspekte zu sehen, trotz Depression einen Überlebensweg zu finden und trotz Zorn Aggressionen humorvoll zu gestalten" (Hirsch, 2019, S. 341).

Der Lebenskunstphilosoph Wilhelm Schmid bringt das Schaukeln in den Diskurs ein. „Das Schaukeln ermöglicht ein Hin- und Herschwingen zwischen den unterschiedlichen Seiten des Lebens, zwischen der Freude am Schönen und dem Umgang mit dem weniger Schönen" (Schmid, 2023, Buchumschlag). Mit dem hin- und herschwingenden Pendel einverstanden zu sein, sei die Voraussetzung für die Kunst, sich des Lebens zu freuen (Schmid, 2023). Ich würde eine Ergänzung wagen. Mit dem hin- und herschwingenden Pendel bei der Arbeit mit seelisch erschütterten Menschen einverstanden zu sein, ist die Voraussetzung für die Kunst, psychiatrische Pflege gelingend umzusetzen. Dies setzt die Bereitschaft voraus, mit den erkrankten Menschen zu lachen, aber auch in schwierigen Situationen aushalten zu wollen. Schmid (2023): „Schaukeln ist angewandte Dialektik, wie die praktische Erfahrung zeigt. Der Genuss der Muße ist nach einer Unmuße am größten" (S. 19).

Und ich will einen weiteren Philosophen bemühen, der irgendwie aufzeigt, wie wichtig Humor und Heiterkeit auch für die psychiatrische Pflege sein kann (er tut es nicht explizit). Byung-Chul Han (2023) beklagt eine „Krise der Narration". Über Humor, über Witze erzählen wir über uns, über unser Leben – lassen wir uns etwas von anderen Menschen erzählen, über deren Leben. „Die autobiographische Erzählung setzt eine nachträgliche Reflexion übers Gelebte, eine bewusste Erinnerungsarbeit voraus" (Han, 2023, S. 40). Weiter schreibt Han (2023): „Das Zuhören ist in erster Linie nicht auf den Inhalt des Mitgeteilten, sondern auf die Person, auf das Wer des anderen gerichtet" (S. 84). Erzählungen erzeugten soziale Kohäsion. „Sie enthielten Sinnangebote und transportieren gemeinschaftsstiftende Werte" (Han, 2023, S. 88).

Mit dem Erzählen von Witzen, mit dem Öffnen von Türen für die Heiterkeit machen wir nichts anderes. Insofern kann ich nur ermutigen, besonders beim auftretenden herausfordernden Verhalten einen Weg zur Erzählung zu suchen. Hoffentlich geht dies auch mit der Unterstützung von Humor und Heiterkeit.

Schließen will ich mit einem kurzen Witz. Wie der Anfang, so das Ende:
Psychiater: „… und worauf führen Sie ihre Kontaktschwierigkeiten zu anderen Personen zurück?"
Patient: „Aber das sollst du doch herausfinden, du verdammter Drecksack!"

(Dieser Beitrag basiert auf einem Vortrag, den Christoph Müller im Jahre 2023 auf Pflege-Fachtagungen in psychiatrischen Einrichtungen hielt. Das Skript ist um der Lesbarkeit willen angepasst worden.)

19.9 Literatur

Bettinger, G. (2021). *Innehalten, um weiterzukommen! Ein anderer Blick auf Problemverhalten*. dgvt.

Bischofberger, I. (2008). *Das kann ja heiter werden! Humor und Lachen in der Pflege* (2. Aufl.). Hans Huber.

Bohrer, K.H. (2002). *Lachen – Über westliche Zivilisation* (Merkur-Sonderheft). Klett-Cotta.

Fried, A. & Keller, J. (1996). *Faszination Clown*. Patmos.

Gutmann, J. (2016). *Humor in der psychiatrischen Pflege*. Hogrefe.

Han, B.-C. (2023). *Die Krise der Narration*. Matthes & Seitz.

Hejlskov Elvén, B.H. (2015). *Herausforderndes Verhalten vermeiden – Menschen mit Autismus und psychischen oder geistigen Einschränkungen positives Verhalten ermöglichen*. dgvt.

Hejlskov Elvén, B.H. & McFarlane, S.A. (2020). *Herausforderndes Verhalten von Menschen mit psychischen Störungen – Praxisbuch für Pflege- und Gesundheitsberufe*. Hogrefe.

Hirsch, R.D. (2019). *Das Humor-Buch – Die Kunst des Perspektivenwechsels*. Schattauer.

James, I.A. & Jackman, L. (2019). *Herausforderndes Verhalten von Menschen mit Demenz – Einschätzen, verstehen und behandeln*. Hogrefe.

Müller, C. (2008). Die Sicht der Dinge bestimmt das Handeln – Lachen und Humor in der psychiatrischen Pflege (S. 145–164). In I. Bischofberger, *Das kann ja heiter werden! Lachen und Humor in der Pflege* (2. Aufl.). Hans Huber.

Rosa, H. (2019). *Resonanz*. Suhrkamp.

Sauter, D., Abderhalden, C., Needham, I. & Wolff, S. (2004). *Lehrbuch Psychiatrische Pflege*. Hogrefe.

Schmid, W. (2023). *Schaukeln – Die kleine Kunst der Lebensfreude*. Suhrkamp.

Von Barloewen, C. (1984). *Clowns – Versuch über das Stolpern*. Diederichs.
Weber Long, S. (2020). *Herausforderndes Verhalten – Herausfordernde Situationen mit alten Menschen meistern*. Hogrefe.

Weiterführende Literatur

Sauter, D., Abderhalden, C., Needham, I. & Wolff, S. (2023). *Lehrbuch Psychiatrische Pflege* (4. Aufl.). Hogrefe.

20
Von Symptomträgern und einem Freispruch

Christoph Müller im Gespräch mit Christian Zechert

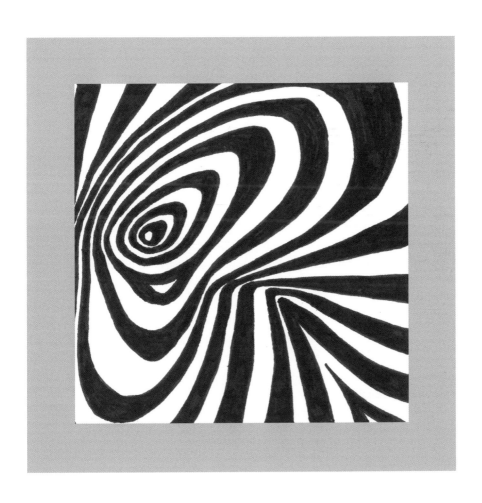

Sie kennen sich seit vielen Jahren aus der Arbeit in sozialpsychiatrischen Verbänden und gemeinsamem publizistischem Engagement. Christian Zechert kann als ehemals psychiatrisch Tätiger und vor allem aus der Erfahrung als Angehöriger eines seelisch erkrankten Menschen über herausforderndes Verhalten sprechen.

Christoph Müller arbeitet seit mehr als drei Jahrzehnten in der psychiatrischen Pflege. Und das Jahr 2022 sorgte dafür, dass er einen Rollenwechsel erlebte. In einer psychosomatischen Rehabilitation blickte er auf die eigene Berufsgruppe – und das Erleben aus der Sicht eines Betroffenen.

Christoph Müller: Fast 29 Jahre habe ich in der Allgemeinpsychiatrie und im Maßregelvollzug hinter geschlossenen Türen gearbeitet. Herausforderndes Verhalten begegnete mir fast täglich. Oft war ich der Überzeugung, dass es ein Phänomen ist, das aus der Welt geschafft werden muss. Ich habe es oft als Symptom der erlebten Erkrankung des psychiatrie-erfahrenen Betroffenen wahrgenommen. Als ich vor mehr als vier Jahren in ein offenes klinisches Setting wechselte, begegnete mir auffälliges Verhalten weiterhin – nur in anderen Formen.

Mich wunderte es nicht, dass ich darüber nachdachte, in welcher Weise auffälliges Verhalten in der eigenen Häuslichkeit der Menschen auftritt. Ich sinnierte darüber, wie denn eigentlich die An- und Zugehörigen der seelisch angeschlagenen Menschen konkret darauf reagieren. Christian, kannst Du mir dazu etwas sagen?!? Vielleicht verständigen wir uns erst einmal, was für den Angehörigen und was für Pflegende eigentlich herausforderndes Verhalten ist.

Christian Zechert: Du hast es bereits angesprochen. Angehörige sind vor allem in der häuslichen Situation mit herausforderndem Verhalten konfrontiert. Das ist für viele Angehörige nahezu die Regel. Wobei der Begriff Häuslichkeit für betroffene Angehörige nicht zwingend meint, man wohne ständig unter einem Dach. Auch Kinder, die erwachsen und ausgezogen sind, Geschwister, Eltern außerhalb der eigenen Wohnung zählen emotional durchaus zur eigenen Häuslichkeit, wenn man zuvor zusammen in ihr gelebt hatte und noch eine Bindung besteht. Zugleich umfasst der Begriff des „herausfordernden Verhaltens" einen großen Spielraum dessen, was denn damit gemeint ist. Die subjektive Seite in der Wahrnehmung spielt eine große Rolle.

Zugleich sollten wir als Angehörige darauf hinweisen: Auch wir können in unserem Verhalten als Angehörige herausfordernd sein. Nicht selten gegenüber dem erkrankten Angehörigen und gelegentlich auch gegenüber professionell Tätigen. Wir tun also gut daran, uns an dieses schwierige Thema trialogisch heranzutasten, denn es geht sehr häufig um die Art und Form der gegenseitigen Kommunikation in Grenzsituationen.

Die Frage von Dir, Christoph, ist, wie wir als Angehörige konkret reagieren. Ein eher moderates Beispiel:

Viele Familien sitzen sich beim Essen gegenüber, man spricht zugleich miteinander, diskutiert ein Thema oder erzählt sich was. Was aber, wenn ein Angehöriger weder etwas sagt noch Augenkontakt aufnimmt, bei zu verteilenden Resten sich alleinig bedient, die anderen nicht fragt, ob sie noch etwas wollen, und zum Schluss wortlos mit dem leer gegessenen Teller verschwindet.

Nun mag so ein Verhalten in jeder Familie bei jedem Mitglied mal vorkommen. Was aber, wenn es immer wieder und anhaltend so ist? Wenn die Kommunikation konsequent verweigert wird? Für die Angehörigen ist es eine Belastung, eine Herausforderung, sie stellen sich Fragen: „Will man unter diesen Bedingungen noch miteinander gemeinsam am Tisch sitzen? Was hat man falsch gemacht? Geht es dem Angehörigen jetzt besonders schlecht?" Für den schweigenden betroffenen Menschen dürfte es eher eine Entlastung sein, wenn er sich der verbalen Kommunikation entzieht.

Und wie sieht die konkrete Reaktion aus?

Als Angehörige haben wir gelernt, immer dann, wenn wir merken, Kommunikation ist unerwünscht, auf eine „kommunikative Nötigung" zu verzichten. Dann essen wir halt getrennt oder wir platzieren die Stühle so, dass man sich nicht in die Augen schauen muss, oder wir vermeiden es, irgendwelche Fragen zu stellen. Nur hinsichtlich der Selbstbedienung ohne Rücksprache intervenieren wir.

Für uns ist das ein zwar mildes, aber emotional sehr spürbares „herausforderndes Verhalten". Es kränkt uns als Eltern, weil wir es als Ablehnung interpretieren, auch wenn es so nicht gemeint zu sein scheint. Klar ist, dies ist ein moderates Beispiel für herausforderndes Verhalten, aber eins, das spezifisch zu den häuslichen Erfahrungen passt.

Christoph Müller: Ich bin sehr dankbar für Deinen sehr persönlichen Bericht. Du machst deutlich, dass das Phänomen des herausfordernden Verhaltens auch in der gewohnten sozialen Umgebung eines Menschen stattfindet. Der Unterschied zwischen dem häuslichen Umfeld und der Klinik scheint immer mal wieder die Toleranzschwelle zu sein. Ich habe den Eindruck, dass in der eigenen Häuslichkeit die Sensibilität für herausforderndes Verhalten anders ausgeprägt ist.

In der klinischen psychiatrischen Versorgung haben wir als sogenannte professionelle Helfende oft den Eindruck, dass sich die Welt nur um uns herumdreht. Nein, die soziale Umgebung beschreibt, was herausforderndes Verhalten ist. Mit dem Blick auf die psychiatrische Klinik wollen wir auch die Macht haben, für Sanktionen zu sorgen oder dem betroffenen Menschen zu sagen, was gut für ihn ist.

Schaue ich mir das von Dir erzählte Beispiel genauer an, so wird mir schnell klar, dass dies im häuslichen Umfeld nicht so leicht ist. Angehörige haben möglicherweise mehr Geduld mit den Betroffenen. Oder sie haben mehr Bereitschaft, herausforderndes Verhalten auszuhalten. Ist dies so?

Für den psychiatrisch Pflegenden in mir ist es wichtig, nochmals über den Aspekt der Subjektivität nachzudenken. Manchmal sage ich (möglicherweise zu leichtfertig), dass das Schlüpfen in die Schuhe der Betroffenen der Schlüssel zu einem gelingenden Miteinander ist. Du sagst ganz klar, dass es gerade beim Phänomen des herausfordernden Verhaltens um den trialogischen Austausch geht. Gehen wir einmal davon aus, dass dies möglich ist, werde ich doch in der Not sein, meine Haltungen zu revidieren und mein Handeln anzupassen.

Apropos Haltung: Wie sieht es in der häuslichen Umgebung damit aus, das Verhalten des seelisch aus dem Gleichgewicht gekommenen Menschen als Botschaft zu verstehen? Oder sorgt die Emotionalität dafür, dass es im Miteinander eher brenzlig wird? Vielleicht kannst Du aus vielen Fragezeichen in meinem Kopf Ausrufezeichen machen.

Christian Zechert: Du stellst mehrere wichtige Fragen: Steht eine Botschaft hinter dem Verhalten des erkrankten Menschen oder des Menschen in einer Krise? Wenn ja, richtet sich diese auch an uns Angehörige: Bin ich als Angehöriger überhaupt in der Lage, diese Botschaft wahrzunehmen, sie richtig zu deuten und auch auszuhalten? Sind wir als Angehörige dazu verurteilt, geduldiger, belastbarer, empathischer zu sein als der „Durchschnittsmensch" oder im Gegenteil: Sollten wir uns abgrenzen, uns emotional verschließen, viel intensiver die eigenen Botschaften unserer Psyche und unseres Körpers beachten?

Eine eindeutige Antwort kann ich nicht geben, aber versuchen, zu antworten und meine Position zu finden, die durchaus von der Position anderer Angehöriger abweichen kann: Als Angehöriger empfinde ich mich nicht als besonders belastbar und geduldig, eher als leidensgewohnt, eher verhärtet, sich zurückziehend, zunehmend resignativ, lernen zu müssen, sich mit einer Entwicklung, die ich als Angehöriger als kaum beeinflussbar erlebe, letztendlich abzufinden. Es scheint, als sei man mit der Zeit zwar belastbarer, geduldiger geworden, aber man ist zugleich auch entsetzlich müde. Erschöpft von den vielen Versuchen, das Steuer irgendwie herumzureißen, hier eine Chance für eine Berufstätigkeit zu vermitteln, dort eine Option für eine Verhaltensänderung anzuzeigen. Asmus Finzen hat diese Entwicklung als einen Prozess beschrieben, dem man als Angehöriger hilflos ausgesetzt ist. Ein gnadenloser Lernprozess.

Auch ich habe mich immer wieder gefragt, ob hinter dem Verhalten unseres erkrankten Angehörigen eine Botschaft zu erkennen ist. Ja, die Frage ist berechtigt. Ob sich die Botschaft gezielt an mich oder uns als Eltern richtet oder eine generelle Botschaft an alle Menschen des sozialen Nahraums ist, kann ich schwer beurteilen. Die Signale lauten z. B.: Passt auf, ihr könnt euch bei mir auf nichts verlassen. Eure Regeln sind nicht meine. Wenn ihr meine Wut nicht akzeptiert, wird sie noch größer. Wenn ihr meine Eigenheiten, meinen Eigensinn nicht aushalten wollt, dann ziehe ich mich noch mehr zurück. Je dünnhäutiger ihr seid, desto dickfälliger werde ich. Damit sind wir genau bei dem Schwerpunktthema unseres Gespräches, beim herausfordernden Verhalten. Allerdings kann ich inzwischen immer weniger beurteilen, ob das herausfordernde Verhalten sich noch im Bereich der Selbststeuerung befindet oder schon als unbewusstes, nicht kontrollierbares Verhalten agiert. Ich glaube, und hier haben wir vermutlich eine Parallele zu klinischen Situationen, es oszilliert, mal gut kontrolliert vom Patienten oder der Patientin eingesetzt, mal tritt es unkontrolliert, „raptusartig" auf.

Ich will noch einmal ein Beispiel aus der häuslichen Situation darstellen. Die ist uns einerseits allen irgendwie bekannt, aber wegen der Häufigkeit und Intensität ungewöhnlich. Bad or mad – ist hier die Frage.

Wie in allen Familien und sozialen Beziehungen verbredet man irgendetwas. Sei es zum gemeinsamen Einkaufen, sei es, um eine gemeinsame Fahrt zu unternehmen oder um einen Besuch bei Bekannten abzustatten. Hierbei kommt es bei jedem Menschen immer mal wieder vor, dass man sich verspätet, irgendetwas ist dazwischengekommen, es klappt also nicht mit der vereinbarten Verabredung. Kommt vor, tut einem leid, man schwört Besserung.

Was aber, wenn das Nichteinhalten von Verabredungen zur Regel wird? Wenn so gut wie keine Verabredung eingehalten wird? Wenn die betroffene Person fünf Minuten vor Aufbruch noch im Bett liegt? Wenn kein Anruf kurz vor dem Termin erfolgt, man sei spontan festgehalten worden und könne leider erst später kommen. Wenn auf dem Handy des betroffenen Menschen zwar der Anruf der Wartenden eingeht, aber nicht angenommen wird? Wenn die SMS zur Erinnerung wohl herausgeht, darauf aber nicht reagiert wird? Wenn ohne Ankündigung jemand die ganze Nacht wegbleibt und nicht Bescheid sagt. Wenn Unverbindlichkeit zur Regel wird, nicht einmal, nicht zweimal, sondern Unverbindlichkeit die Konstante, die Regel ist?

Gewiss, kein wirklich schlimmes Verhalten und sicherlich kein Beleg für krankhaftes Verhalten, oder doch Ausdruck einer gestörten Beziehung der Familie untereinander? Vielleicht, wenn da nicht die Erfahrung wäre, auch andere Menschen außerhalb der Kernfamilie bekommen diese Unverbindlichkeit zu spüren. Sei es der Zahnarzt, bei dem der betroffene Mensch zum Termin nicht erscheint, sei es das Amt, das vergeblich einbestellt hatte, oder ein Arbeitgeber, der auf das Erscheinen umsonst wartete. Für uns als Angehörige, die in engen sozialen Beziehungen leben und auf gegenseitige Zuverlässigkeit angewiesen sind, ist das „herausforderndes Verhalten". Es verunsichert uns, es kränkt uns, es ärgert uns und macht uns verzweifelt, weil wir nicht wissen, nicht einmal spüren, warum dies so ist. Natürlich haben wir irgendwann gelernt, damit umzugehen. Also Verabredungen künftig so zu treffen, bei denen wir von vornherein davon ausgehen, sie dürfen unverbindlich sein. „Wenn Du willst, komm dazu. Wenn nicht, dann nicht". Ob dies „therapeutisch" klug oder falsch ist, ist uns nicht wichtig. Der Selbstschutz vor der nächsten Enttäuschung ist uns wichtig.

Versuche ich also in die Schuhe unseres erkrankten Angehörigen zu schlüpfen, gelingt mir dies nur bedingt; auch wenn mir der Sinn der Frage sehr einleuchtet. Rasch stellen sich meine Wertorientierungen, meine anderen Entscheidungen, meine Fähigkeiten und ggf. Unfähigkeiten in den Weg und sagen mir, nein – das kann ich so nicht nachvollziehen. Ich würde anders handeln. Ich erkenne nicht die tatsächliche oder vermeintliche Zwangsläufigkeit des herausfordernden Verhaltens. Derartig selbstschädigend will ich nicht sein. Dahinter steckt ja auch die Frage: Handelt hier jemand als „Opfer", der nicht anders entscheiden kann, oder auch als „Täter", der vorsätzlich sich und andere schädigt? Es wäre gut, wir könnten in beide Rollen schlüpfen, um auch den „Täter" zu verstehen.

Ja, und natürlich gibt es brenzlige Situationen, an denen wir oder ich als Angehöriger durchaus beteiligt sind, es also auch bei mir zu emotionalen Durchbrüchen kommt, ich wütend und unfair bin. Dies kommt gelegentlich vor, hat aber merkwürdigerweise kaum Konsequenzen im Kontakt. Vielleicht wird dies von unserem erkrankten Menschen als authentisch und sogar als entlastend erlebt. Sieh an, da dreht mal jemand anders durch.

Christoph Müller: Die Frage nach der Belastbarkeit bewegt mich, lieber Christian. Schaue ich mir fachliche Diskussionen an, so geht es schnell um die sehr individuelle Belastbarkeit psychiatrisch Pflegender. Was für den einen bereits herausfordernd ist, kann jemand anderer gut aushalten. Sehr plastisch sind Deine Schilderungen, wo Deine Initiativen ins Leere gehen. Ich kann es nicht erahnen, was eine Vielzahl von Enttäuschungen bei Dir persönlich angerichtet hat.

Da ist die Position der psychiatrisch Pflegenden geradezu gemütlich. Gehen Phänomene über meine Kräfte hinaus, so übergebe ich die Verantwortung an Kolleginnen oder Kollegen. Gleichzeitig kann ich mich zurückziehen und mir beispielsweise herausforderndes Verhalten als Zuschauer anschauen. Aus meiner subjektiven Wahrnehmung wird dann ganz schnell eine nüchterne Betrachtung. Diese Chance hast Du nicht. Während Du vielleicht in einer Einzelsituation Deine Angehörige in die Obhut der psychiatrischen Klinik gibst, fällt die Verantwortung halt nicht von Dir ab. Spätestens wenn die Klinik Dich in die Behandlung einbezieht, wirst Du wieder emotional beteiligt.

Deine Berichte zeigen auch, dass die Frage im Raum steht, ob der seelisch erkrankte Mensch willentlich manipuliert oder krankheitsbedingt zu einer Aufgabe wird. Aus der Sicht des psychiatrisch Pflegenden neige ich inzwischen dazu, dies im Zusammenhang mit der Persönlichkeit des seelisch erkrankten Menschen zu beurteilen. Dies hat etwas Fragmentarisches, das weiß ich. Da kommt mir der evangelische Theologe Henning Luther in den Sinn, der das Leben als Fragment verstanden hatte. Das Leben sei unvollkommen und voller Brüche, unterstrich er zu seinen Lebzeiten immer wieder.

Die Worte Luthers können auch als Entlastung verstanden werden. Schließlich kann es als eine ständige Abfolge von Brüchen und Unvollkommenheiten gesehen werden. Angehörige seelisch erkrankter Menschen und auch psychiatrisch Pflegende sind aus meiner Sicht nicht in der Pflicht, das Leben des angeschlagenen Menschen zu leben. Vielmehr, so glaube ich, geht es um eine Neubesinnung auf Begriffe wie Aushalten und dabei sein. Mit dem Aushalten kommt mir auch das Ertragen in Erinnerung. Ertragen heißt vielleicht auch, sich gegenseitig zu tragen. Dies wirst Du sicher in der Weise beantworten, dass Du es für zu pathetisch hältst.

Christian Zechert: Dein Hinweis auf das Fragmentarische im Leben, besser das Fragmentarische unseres Lebens, gefällt mir. Er tröstet und hilft, sich vom unrealistischen Ideal einer stetig gelungenen Biografie zu verabschieden. Allerdings ist der Begriff des Fragmentarischen zugleich relativ, umfasst ein weites Spektrum gut gelebter bis hin zu gestörter Realität. Fehlt die Fähigkeit, einer geregelten Arbeit nachzugehen, oder die Fähigkeit, eine partnerschaftliche Beziehung aufzubauen, dann haben wir es mit ziemlich massiven Fragmenten zu tun. Wer einmal den Job verliert oder bei wem mal die Beziehung in die Brüche geht, erlebt passager eine Phase der Fragmentierung, dennoch kann der Mensch sich mit der Zeit wieder aufrappeln, eine neue Arbeit finden und eine andere Beziehung eingehen. Bei einem chronisch erkrankten Menschen ist dies eben nicht „automatisch" der Fall.

Wir als Angehörige haben es nach meiner Erfahrung also mit eher massiven Fragmenten zu tun. Oder es fehlen für ein gelungenes Leben Puzzleteilchen, die möglicherweise überhaupt nicht vorhanden sind. Aus Angehörigensicht stellt sich zu unserem Schwerpunktthema „herausforderndes Verhalten" wieder der Bezug her. Es muss nicht immer ein besonderer Vorfall sein, wie eine körperliche Attacke, eine kaum beeinflussbare zwanghafte Handlung, das Abdriften in ein massiv selbstgefährdendes Verhalten, der chronische Missbrauch von Medikamenten oder Alkohol, eine nachhaltige finanzielle Fehlentscheidung in einer Phase geringer Selbststeuerung, um von „herausforderndem Verhalten" zu sprechen.

Deinen Hinweis auf das gegenseitige Tragen (und Ertragen) nehme ich gerne auf. Zugleich muss ich gestehen, darüber noch nachdenken zu müssen, wie denn „sich gegenseitig zu tragen" als Angehöriger verstehbar ist. Also dass auch ich von unserem Erkrankten getragen werde. Richtig ist, dass wir uns als Angehörige trotz aller Sorgen, unerfüllten Hoffnungen, Geduld und Ungeduld in einer gegenseitigen, durchaus auch positiven Abhängigkeit befinden. Das, was uns der erkrankte Angehörige gibt, ist eine Aufgabe, ein stiller Auftrag, ein Prozess des Lernens, den wir zwar nicht gewollt haben, aber mehr und mehr annehmen können. Manche Angehörige berichten sogar, dass sie durch diese Erfahrung ihres Angehörigenseins profitiert haben, ähnlich wie manche Psychiatrieerfahrene berichten, nach langen Phasen des Suchens haben sie die Lebensform und die spezifische Lebenserfahrung gefunden, die zu ihnen passt und sie bereichert. Pathetisch ist dies nicht, fordert uns aber einen beschwerlichen Weg des Lernens ab. Die Frage ist insgesamt sehr berechtigt, auch wir Angehörige sollten uns fragen, wie trägt uns der oder die Erkrankte.

Christoph Müller: Ich will den Fokus doch noch einmal auf die Klinik richten. Bei uns beiden ist es eine Gefahr, dass wir uns zu sehr einig sind. Lieber will ich etwas Öl ins Feuer gießen. In den langen Jahren der psychiatrisch-pflegerischen Arbeit mache ich zunehmend die Erfahrung, dass mich der Umgang mit dem herausfordernden Verhalten der Menschen, die seelisch angeschlagen sind, Energie kostet. Ich habe inzwischen viele Fertigkeiten entwickelt, um damit zurechtzukommen. Manchmal ist es eine Selbstdistanzierung in einer unmittelbaren Situation. Manchmal ist es eine Suggestion, die mir den Umgang mit dem Phänomen erleichtert. Was auch passieren kann, will ich an einem Beispiel verdeutlichen: Eine altgewordene chronisch seelisch erkrankte Frau will uns gegenüber klarmachen, dass sie nicht mehr in die Einrichtung für Eingliederung zurückkann, in der sie seit Jahren lebt. Sie äußert gelegentlich, in eine Altenhilfe-Einrichtung zu wollen. Ihre Weise, uns davon zu überzeugen, ist das Fallen in eine erlernte Hilflosigkeit. Sie versucht, so wackelig über den Flur zu gehen, damit wir ihr quasi von ganz alleine den Rollstuhl zur Fortbewegung anbieten. Ich tue ihr den Gefallen nicht, sondern werde stattdessen im Kontakt laut und fordere sie konsequent auf, die Knie durchzudrücken und den Rücken gerade zu machen, damit sie stabil über die Station kommt. Akustisch hat die gesamte Station etwas davon, die Betroffene schimpft dann auch über den „Unmenschen". Dies einen ganzen Nachmittag über zu tun, führt dazu, dass sie am darauffolgenden Tag kaum instabil über den Stationsflur läuft und wieder für sich Verantwortung übernimmt.

Wie kommt denn eine solche Situation bei Dir als Angehörigem an? Wie kritisch oder wohlwollend blickt Ihr auf die psychiatrisch Tätigen, wenn Ihr in einer stationären Einrichtung zu Besuch kommt? Irgendwie wollt Ihr doch auch die Anwälte für die Betroffenen sein, oder?

Viel mehr Kraft als die Begleitung der Betroffenen kostet die Zusammenarbeit mit Kolleginnen und Kollegen aus sämtlichen Berufen. Da erlebe ich beispielsweise das Verhalten von Pflegenden als herausfordernd, wenn darauf Wert gelegt wird, die Türe des Stationszimmers bis zu einem bestimmten Zeitpunkt geschlossen zu halten. Oder es wird darauf gepocht, dass die untergebrachten Menschen zur Medikamenteneinnahme ein Glas mitbringen. Es könne ja nicht verlangt werden, dass ständig neue Gläser zur Verfügung gestellt werden. Erinnerst Du Dich noch an Situationen, wo die psychiatrisch Tätigen für Dich, für Euch herausfordernd waren?

Deine Anregungen, den Erkrankungs- und Genesungsweg eines nahen Menschen als Entwicklungsmoment zu sehen, muss ich auf mich wirken lassen. Da kommt mir in den Sinn, dass seelisch angeschlagene Menschen oft als Symptomträger für ein ganzes (Familien-)System verstanden werden. Wenn dies versucht wird, dann ist ja die Spurensuche einer ganzen Familie, einer ganzen Sippe nötig, um dem Leiden des Symptomträgers auf die Spur zu kommen. Mir geht gerade auch ein bestimmtes Verständnis einer seelischen Krise durch den Kopf, bei dem es darum geht, die Zuspitzung als gegenwärtige Unfähigkeit anzusehen, mit den alltäglichen Gefühlen und Aufgaben zurechtzukommen. Im (Familien-)System ist der seelisch erkrankte Mensch vielleicht nicht gerüstet worden, das Leben meistern zu können. Wieso schafft es der Symptomträger denn nun nicht? Was wird, was wurde durch das Kollektiv vielleicht auf ihn projiziert? Ich bin neugierig, was Dir dazu einfällt.

Christian Zechert: Gerne reagiere ich auf Dein plastisches Beispiel der alten Frau, die lieber in einer Einrichtung der Altenhilfe wohnen will als in einer der Eingliederungshilfe. Abgesehen davon, dass es vielleicht objektive Gründe dafür gibt, wenn sie sich in ihrer bisherigen Einrichtung nicht wohl fühlt, gefällt mir aus Angehörigensicht Dein Beispiel recht gut. Natürlich kann man auch diskutieren, ob das Verhalten der Patientin tatsächlich „herausforderndes Verhalten" im engeren Sinn ist, wo Regeln des Miteinander-Umgehens eklatant gebrochen werden. Du als Professioneller traust Dich, auf eine Art zu intervenieren, die ebenfalls provokant sein mag, aber ihre gute Seite hat. Als Angehöriger stehe ich baff daneben, staune und denke, dies möchte ich auch mal können. Meinen Angehörigen „anzutreiben", seine Kleidung zu wechseln oder morgens aufzustehen, sich nicht um drei Uhr nachts etwas zu kochen. Dafür, etwas für sich zu tun, zugleich seinen Unmut über mein „unmenschliches" Vorgehen auszuhalten und am nächsten Tag schon den Erfolg sehen zu können. Traumhaft! Ich sehe diese Vorgehensweise also überhaupt nicht kritisch, blicke sehr neidisch darauf. Und denke, na ja, der Gute hat ja die Kolleginnen und Kollegen im Rücken, das ist mit dem Stationsteam abgestimmt; vielleicht lächelt die ältere Patientin nach zwei Tagen auch mal etwas über sich selbst. Und hat es der Pflegende Christoph nicht viel leichter als ich, der Angehörige Christian? Vielleicht irre ich mich ja auch.

Richtig ist sicherlich Dein Hinweis, dass die meisten Angehörigen ebenfalls Anwälte ihrer erkrankten Angehörigen sind. Insbesondere die organisierten Angehörigen haben dies in ihren Vereinssatzungen so niedergelegt. Dies mag paternalistisch erscheinen, stammt aus einer Zeit, da es zwar organisierte Angehörige, aber noch keine Organisation der Psychiatrie-Erfahrenen gab. Hier hat sich inzwischen sehr viel für mehr jeweilige Autonomie geändert. Dennoch unterstützen wir Angehörige diverse Forderungen der Psychiatrie-Erfahrenen: sei es mehr Personal in den Kliniken, weniger Zwangsmaßnahmen, den Trialog und vieles mehr. Im Übrigen erfahren wir Angehörige in vielen, nicht allen Punkten, ebenfalls viel Solidarität von den Psychiatrie-Erfahrenen. Das ist sehr positiv. Es ist richtig: Im Grundsatz vertreten wir auch die Interessen der Psychiatrie-Erfahrenen, wenn sie es z. B. krankheitsbedingt in bestimmten Phasen nicht mehr können.

Nun zum ganz heißen Punkt: herausforderndes Verhalten von psychiatrisch Tätigen. Zunächst denke ich: „Ja, das gibt es". Dieser Punkt muss angesprochen werden. Wir haben hier gleich drei, nein, vier Perspektiven: die Erfahrung von Angehörigen mit „schwierigen Profis", die Erfahrung der Psychiatrie-Erfahrenen mit „schwierigen Profis" sowie die Sicht und Erfahrung der Kolleginnen und Kollegen untereinander sowie viertens die Erfahrung von Psychiatrie-Erfahrenen und Angehörigen in ihren Gruppen untereinander. Der letzte Punkt berührt die Rolle der Profis weniger, ist aber auch relevant, weil es untereinander bei Angehörigen und Psychiatrie-Erfahrenen zu Herausforderungen kommt.

Zum ersten Punkt: Nicht durchgehend, aber immer mal wieder berichten Angehörige, dass ihr Kontakt mit den Profis schwierig, für sie herausfordernd war. Man habe sie als Angehörige so gut wie nicht einbezogen, nicht ausreichend informiert, die erstmalige Fixierung eines geliebten erkrankten Menschen löste fast eine eigene Traumatisierung als Mutter und Schwester aus. Bei dem sog. SeeleFon des Bundesverbands der Angehörigen psychisch erkrankter Menschen (BApK) gehen nahezu täglich Anrufe von Angehörigen ein, die sich über den schlechten Umgang von Profis mit ihnen beklagen. In guter Erinnerung ist mir z. B. der Anruf einer Mutter aus Düsseldorf, die drei Tage vor Entlassung ihres Sohnes von der Station der Klinik „den Auftrag" bekam, einen Heimplatz für ihren Sohn zu suchen und sich händeringend an den BApK wandte. Wenn das mal kein „herausforderndes Verhalten" war. Zusätzlich spüren Angehörige sehr genau, welche Grundhaltung Profis ihnen gegenüber haben: als Hauptverantwortliche für die Erkrankung, als Unverständige, die nicht loslassen können, oder wenn der Erkrankte als „Symptomträger" für ein gestörtes Familiensystem gesehen wird.

Bei dem Begriff „Symptomträger", lieber Christoph, reagiere ich als Angehöriger höchst allergisch. Es ist ein Begriff der Infektionsbiologie, der unkritisch in die Psychologie und Familientherapie übernommen wurde. Wenn man so will, diese biologisch infiziert hat. Einer krank, alle infektiös. Was Angehörige wollen: Nehmt uns einfach als Individuum wahr, werft eure Vorurteile über Bord. Stellt Euer tatsächliches oder vermeintliches Wissen über uns Angehörige zurück, sobald Ihr in der Lage seid, uns gerade in die Augen zu schauen. Was nicht heißt, dass nicht auch wir Angehörige situativ herausfordernd sein können.

Zum zweiten Punkt, der Erfahrung von Psychiatrie-Erfahrenen mit herausforderndem Verhalten von Profis, gibt es sehr viel zu sagen. Ich will mich hier als Angehöriger darauf beschränken, dass so gut wie alle Organisationen und Vereine der Psychiatrie-Erfahrenen sich mit der Kritik an dem Verhalten von Profis sehr intensiv auseinandergesetzt haben und dies auch künftig tun werden. Ein gutes Beispiel für ein Lösungsangebot nach möglicherweise erfahrenen Kränkungen sind die sog. psychiatrischen Beschwerdestellen, gelegentlich im Umfeld von psychiatrischen Kliniken eingerichtet. Die Kritik der Betroffenen am individuellen Fehlverhalten von Profis ist leider immer wieder mal zutreffend. Verbale und körperliche Übergriffe von überforderten Profis kommen vor. Mit Entsetzen müssen wir zur Kenntnis nehmen, dass es im Extremfall neben sexuellen Übergriffen in Einrichtungen bis zu Tötungsdelikten kommen kann. Im Alltag dürften aber Verbote, Beschränkungen, Misstrauen und fehlende Empathie den Ausschlag geben. Hierzu gibt es reichlich Literatur. Auf hohem belletristischem Niveau hat hierzu die Psychiatrieerfahrene Sibylle Prins aus Bielefeld ein großartiges Werk hinterlassen.

Zum dritten Punkt – Profis unter Profis: Deine Einschätzung und Erfahrung, dass es sich hierbei um den anstrengendsten Teil der Arbeit überhaupt handelt, teile ich. Es ist die Regel, dass die Zusammenarbeit eines Teams von vielen schwierigen Situationen und Erfahrungen geprägt ist. Es reicht nicht nur vom übergriffigen Verhalten des Kollegen gegenüber der Kollegin zur Denunziation eines Kollegen gegenüber der Pflegedirektorin oder dem Chefarzt, sondern ist viel eher im gewöhnlichen Alltag verankert. Der eine meint, die Patientinnen oder Patienten können ihr Trinkglas mitbringen, spart Arbeit, die anderen sagen, nö, ein frisches Glas ist immer gut. Also ganz banale Dinge, die je nach Gruppendynamik zu Grundsatzdebatten über Hygiene oder Zeitersparnis ausarten können. Vieles davon bekommen Angehörige nicht mit, aber Angehörige mit viel Erfahrung und häufigen Kontakten auf Stationen spüren das sehr rasch: Was ist denn heute wieder los auf der Station? Was ist denn das für eine Stimmung? Ist das Team mal wieder mit sich selbst beschäftigt? Warum fehlt die stationsleitende Kollegin schon wieder?

Abschließend nur kurz zum vierten Punkt: Weder Angehörige noch Psychiatrie-Erfahrene sind vor eigener Gruppendynamik gefeit. Zudem kommt es vor, dass auch wir, die „chronischen Angehörigen", immer ein Päckchen auf dem Rücken tragen, gefüllt mit Enttäuschung, Ärger, Müdigkeit, Überforderung und manchmal Wut. Wir sind weder die „schlechteren", aber auch nicht die „besseren" Menschen. Und genau so geht es den Psychiatrie-Erfahrenen. Mitunter muss man auf Stationen unschöne Situationen von Übergriffen männlicher auf krankheitsbedingt wehrlose weibliche Patientinnen wahrnehmen, Diebstähle oder Ärgeres geschieht. Das ist dann aber nicht nur „herausforderndes Verhalten", sondern kriminell.

Christoph Müller: Der Begriff der „chronischen Angehörigen" lässt mich aufhorchen, lieber Christian. Die Chronizität einer Erkrankung hat in der Regel ausschließlich negative Konsequenzen. Im Zusammenhang mit seelischen Erkrankungen kippen Menschen zunehmend aus dem sozialen Leben. Menschen um sie herum suchen das Weite. Sie verlieren ihren Arbeitsplatz. Die Belastungen, die die seelische Erkrankung nach sich zieht, führt dazu, dass ihnen Alltagsfertigkeiten immer mehr verloren gehen. Welche Folgen hat denn die Chronizität für die Angehörigen? Ist mit der Chronizität verbunden, dass Angehörige immer mehr herausforderndes Verhalten zeigen, weil sie sich als Angehörige der Betroffenen engagieren? Ist mit der Chronizität verbunden, dass sie selbst immer weniger soziale Anpassung zeigen können? Ein Diskurs zum Begriff der „chronischen Angehörigen" erscheint mir überfällig.

Deine emotionale Reaktion auf den Begriff des „Symptomträgers" zeigt, welche stigmatisierende Kraft Sprache hat. In den 1960er-, 1970er-und 1980er-Jahren wurde viel über die schizophrenogene Mutter diskutiert. Der Sozialpsychiater Klaus Dörner hat bekanntlich für Entlastung mit einem Buch und zahllosen Vorträgen gesorgt. Ich habe den Eindruck, dass der Begriff des „Symptomträgers" das Stigma gleich einem trojanischen Pferd in die psychiatrische Gemeinschaft einbringt. Dies tun sicher nicht die Betroffenen, dies machen sicher nicht die Angehörigen. Immer wieder kommen wir an Punkte, die zeigen, dass die psychiatrisch Tätigen zeigen, was als „herausforderndes Verhalten" wahrgenommen werden kann.

Brauchen wir einen Schuldigen? Wenn ja, wieso ist es so? Ich bin ratlos, dies muss ich zugestehen. Für mein ureigenes Gefühl fühlen wir uns oft viel zu stark in der Position, dass wir wissen, was hilft, dass wir wissen, wo die Probleme herkommen. Wenn dem so wäre, dann hätten wir doch immer wieder Handwerkszeug, um auf herausforderndes Verhalten (auch von Angehörigen) zu reagieren. Die Wirklichkeit zeigt, dass wir immer wieder auf der Spurensuche sind.

Christian Zechert: Danke, Christoph, für den Hinweis auf den „chronischen Angehörigen". Ich hätte diesen Begriff gleich zu Beginn unseres Gesprächs einführen sollen. Der „chronische Angehörige" unterscheidet sich gewiss von der hohen Zahl Angehöriger, die passager eine psychiatrische Episode mit einem erkrankten Menschen in der Familie gut verarbeitet haben und froh sind, mit unserem Milieu für den Rest ihres Lebens nichts mehr zu tun zu haben. Wir „chronischen Angehörigen" sind hingegen eine Gruppe mit der Erfahrung des dauerhaften Zustandes der Nichtbewältigung unseres Problems. Dies gilt auch dann, wenn wir uns mit der Belastung arrangiert haben. Sei es dadurch, dass wir uns in den Verbänden der Angehörigen engagieren, oder wir kooperieren mit den Profiverbänden, suchen nach gemeinsamen Interessen bei den gesundheitspolitischen Themen, beteiligen uns am Trialog oder engagieren uns für andere Angehörige in der Selbsthilfe. Nur – unser eigentliches Problem ist und bleibt, dass der betroffene Mensch eben nicht irgendwann mal wieder gesellschaftlich integriert ist, „gesund" wird, weiter keine tragfähige Partnerschaft hat, keinen vernünftig bezahlten Job erträgt. Der „chronische Angehörige" wird damit Teil einer psychiatrischen Sonderwelt, aus der er oder sie nicht mehr herauskommt. Manche enttäuschten „chronischen Angehörigen" entwickeln eine anhaltende Wut gegenüber dem Profisystem. Sie sind dann die querulatorischen Angehörigen, denen man nichts recht machen kann, gefürchtet vom Stationsteam bis zum Chefarzt. Eine sehr kleine Gruppe, die ich aber nach und nach besser verstehe. Sie sind frustriert, weil es für ihr familiäres Problem keine Lösung zu geben scheint. Sie sind isoliert, weil sie sie sich schlecht verständigen können. Weder die Selbst- noch die Profihilfe erreicht sie wirklich – nur ihr herausforderndes Verhalten macht darauf aufmerksam, dass es sie gibt.

Aber die Mehrheit der „chronischen Angehörigen" reagiert konstruktiv und ist in der Lage, ihre Kritik am Behandlungs- und Hilfesystem adäquat zu formulieren. Diese „chronischen Angehörigen" können zugleich mit ihrer nahezu lebenslänglichen Rolle kreativ umgehen und finden sich in der Welt der „Chronischen" gut zurecht. Das Buch von Dörner, Egetmeyer und Koenning „Freispruch der Familie" bedeutet bis heute für uns Angehörige und Familien eine ganz entschiedene Entschuldung: Potenzielle Mütter und Väter galten als Angehörige eines sog. „erkrankten Nachwuchses" in der NS-Zeit. Als zu sterilisierende Bevölkerungsgruppe und auch noch bis in die 1970er Jahre und darüber hinaus gab es infolge der kritischen Analyse der Kernfamilie als Ort verheimlichter Gewalttätigkeit ebenfalls fundamentale Vorwürfe. Zu erinnern ist z. B. auch an die sog. „Doublebind-Theory", bei der elterliche Verhaltensweisen als Ursache der Schizophrenie ihrer Kinder identifiziert werden sollten.

Wenn wir unser Gespräch mit Deiner Frage abschließen: „Brauchen wir einen Schuldigen?", dann denke ich, für den Alltag scheint es auch mir, als wenn wir gar nicht anders könnten. Um uns herum immer nur Schuldige – da nimmt einer seiner Medikamente nicht, der andere nimmt zu viele Psychostimulanzien, der Dritte wird verbal aggressiv, die Vierte klaut der Mutter für Drogen das Geld aus dem Portemonnaie, „der Pfleger" war heute mal wieder recht barsch im Ton, die alte Mutter kann ihren erkrankten Sohn nicht loslassen, die Psychiaterin hat ja nie Zeit für ein Gespräch, die Krankenkasse übernimmt die Kosten nicht, der Erkrankte kommt nicht aus seinem Zimmer, spricht nicht etc. etc. Ja, wir brauchen immer Schuldige, egal, ob sie es tatsächlich sind oder nicht. Es entlastet uns, „die Guten", „unschuldig" zu sein, egal, ob wir es sind oder nicht. Und natürlich spielt „die Klärung der Schuldfrage" innerhalb der Familie immer eine große Rolle. „Wenn Du nicht ..., dann hättest Du schon längst ...". An dieser personalen Zuweisung der Schuld für das, was in der Familie eben nicht gut läuft, zerbrechen Partnerschaften, Eltern-Kind-Beziehungen, Geschwisterbeziehungen bis hin zum vollständigen Auseinanderbrechen ganzer Familien.

Um wieder zu der Ursprungsfrage des „herausfordernden Verhaltens" zurückzukehren, ja, da ist dieses „Schuldigwerden", durch einen anderen Menschen verletzendes oder kränkendes, herausforderndes Verhalten. Die einseitige – und manchmal auch gegenseitige – Verletzung der Regeln des Miteinanders macht situativ erst einmal schuldig. Deine perspektivische Sichtweise für die Zukunft, nämlich, dass wir uns dabei auf eine Spurensuche begeben sollten, gefällt mir. Sie lädt alle Beteiligten dazu ein. Wir haben keine abschließenden Gewissheiten, sicherlich Erfahrungen, aber keine Sicherheiten. Nur Spuren.

Und dennoch sollten wir uns das Recht herausnehmen, uns gegenüber „herausforderndem Verhalten" immer dann abzugrenzen, wenn dieses mich oder andere verletzt. Und das ist der Job der psychiatrischen Pflege und auch der von uns „chronischen Angehörigen", immer wieder Hilfe anzubieten, nicht bei der „Schuldfrage" stehen zu bleiben, um klären zu können, wie wir eine „Verurteilung" erreichen, sondern nachzudenken, was ist der Hintergrund, was habe ich ggf. zu dieser unschönen Situation beigetragen, wann kann oder muss ich die Verantwortung dem Betroffenen belassen, und ab wann kann ich sie ihm zurückgeben. Unsere Rat- und Hilflosigkeit bei provokantem Verhalten darf nicht resignativ sein, sondern muss diese gemeinsame Spurensuche aufnehmen, ihre Zwischenergebnisse sichtbar und verstehbar machen und „Gewissheiten" immer wieder kritisch hinterfragen.

Christoph Müller: Es sind viele Anregungen, die ich durch den Austausch mit Dir, lieber Christian, bekommen habe. Diesen Diskurs müssen wir unbedingt fortsetzen. Danke dafür.

20.1
Weiterführende Literatur

Bundesverband der Angehörigen psychisch erkrankter Menschen (Hrsg.). (2016). *Was tun – bei Konflikten und Aggressionen in Familien mit einem psychisch erkrankten Menschen? Empfehlungen für Familien und Freunde psychisch erkrankter Menschen*. Eigenverlag. Verfügbar unter https://www.bapk.de/fileadmin/user_files/bapk/infomaterialien/broschueren/Was_tun_bei_Konflikten.pdf

Dörner, K., Egetmeyer, A. & Koenning, K. (2001). *Freispruch der Familie – Wie Angehörige psychiatrischer Patienten sich in Gruppen von Not und Einsamkeit, von Schuld und Last freisprechen*. Psychiatrie-Verlag.

Heinrichs, D. & Rogge, S. (2018). *Angehörige im akutpsychiatrischen Setting*. Bachelorarbeit, Fachhochschule der Diakonie, Bielefeld.

Heinrichs, D. & Rogge, S. (2018). *Angehörige im akutpsychiatrischen Setting* [Präsentation]. LVR-Klinik Bonn. Verfügbar unter https://www.bflk.de/sites/default/files/doku/welche_erfahrungen_und_erwartungen_haben_angehoerige_mit_und_an_psychiatrisch_pflegende.pdf

21
Herausforderndes Verhalten einschätzen und verstehen

Jürgen Georg und Christoph Müller

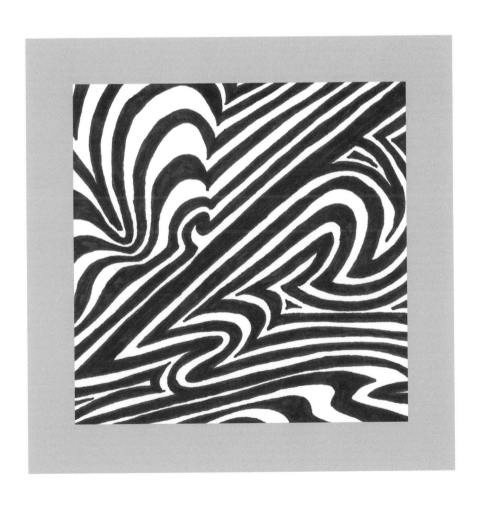

Herausforderndes Verhalten ist ein Phänomen, das in der alltäglichen psychiatrischen Versorgung geschieht. Die Gründe für das Auftauchen sind zahlreich. Das Wissen um die Ursachen und die Hintergründe ist spärlich und nicht systematisiert. Wer sich mit herausforderndem Verhalten bei seelisch erkrankten Menschen beschäftigt, muss sich dem theoretischen Fundament annähern und anschließend einen Transfer leisten, der die pflegerische Praxis in den Blick nimmt. Geforscht wurde und wird mit Engagement zu herausforderndem Verhalten bei Menschen mit Demenz. Diese Erkenntnisse sollen nun Ausgangspunkt für Erkundungen sein.

21.1
Vorkommen herausfordernden Verhaltens in der Praxis

Einschätzungen zur Häufigkeit von herausfordernden Verhaltensweisen bei Menschen mit Demenz fassen James und Jackman (2019, S. 31) mit dem Satz zusammen: „Herausfordernde Verhaltensweisen sind häufig und anhaltend, wobei meist nicht nur eine, sondern mehrere gleichzeitig auftreten. Deshalb nimmt man an, dass sie eine gemeinsame Ursache haben." Abhängig von der Schwelle zur Störung, dem Setting und der Assessmentmethode schwanken die Prävalenzeinschätzungen zwischen 20 % und 90 %. James und Jackman (2019, S. 31) beschreiben eine Studie in britischen Pflegeheimen, bei der eine Prävalenz herausfordernden Verhaltens von 87,5 % ermittelt wurde. Viele Bewohnerinnen und Bewohner wiesen mehr als eine herausfordernde Verhaltensweise auf, 40 % davon zehn oder mehr problematische Verhaltensweisen. Bei Nachuntersuchungen war das Verhalten in 80,4 % der unbehandelten Fälle nach sechs Monaten noch persistierend bzw. vorhanden.

In einer Befragung von Kleiner (2009) in 18 Züricher Altersheimen nannten die Befragten, wie in **Abbildung 4** dargestellt, einen gestörten Tag-Nacht-Rhythmus, Teilnahmslosigkeit/Apathie und Wahnvorstellungen als häufigste herausfordernde Verhaltensweisen.

Ganz unspezifisch können Verhaltensweisen von seelisch erkrankten Menschen beschrieben werden, die herausfordernd erscheinen. Sie unterscheiden sich kaum von den Verhaltensphänomenen, die Menschen mit Demenz zeigen. Aufgrund der Vitalität der Betroffenen erscheinen auto- und fremdaggressive Verhaltensweisen bedrohlicher und stellen für Angehörige und auch professionell begleitende Menschen eine größere Gefahr dar.

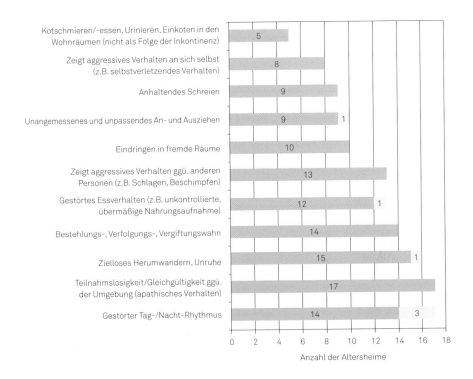

Abbildung 4: Häufigkeit herausfordernden Verhaltens in Züricher Altersheimen (Kleiner, 2009, S. 29)

21.2 Ansätze zum Verständnis herausfordernden Verhaltens

Um herausforderndes Verhalten zu verstehen, wurden in den letzten Jahren zahlreiche Ansätze und Denkmodelle entwickelt. Diese gehen, vereinfacht gesagt, von der Vermutung aus, dass Menschen mit herausforderndem Verhalten
- wegen sich verringernder Bewältigungsstrategien (engl.: Coping) sich nur noch schwer an veränderte Umgebungsbedingungen anpassen können (Adaptation-Coping-Modell)
- unbefriedigte Bedürfnisse ausdrücken (Modell der unbefriedigten Bedürfnisse, engl.: unmet needs)
- eine erniedrigte Stresstoleranzschwelle gegenüber äußeren und inneren Belastungen oder Stressoren haben (Modell der niedrigen Stressschwelle, engl. Progressively Lowered Stress Threshold, PLST-Modell).

21.2.1
Das Adaptation-Coping-Modell

Beim **Adaptation-Coping-Modell** von Dröes (1991) und Smith (2016) steht nach James und Jackman (2019, S. 34) der Copingstil der Person (mit Demenz) im Fokus. Herausfordernde Verhaltensweisen werden als nicht gelingende „dysfunktionale" Versuche aufgefasst, sich an Situationen anzupassen, denen ein Mensch (mit Demenz) wegen seiner kognitiven Einschränkungen oder aufgrund einschränkender Pflegepraktiken ausgesetzt ist. Als Beispiel führen James und Jackman (2019) eine Person mit einer Demenz und Weglauftendenz an, der die Krankheitseinsicht fehlt, daher wird sie nur schwerlich verstehen, warum sie die geschlossene Station nicht verlassen darf. Früher konnte sie in solchen Situationen andere überreden und sich durchsetzen. Laut James und Jackman (2019, S. 34) „wird sie allerdings von ihrem nachlassenden Sprechvermögen daran gehindert, ihre gewohnte Bewältigungsstrategie (d.h. ihre Kommunikationsfertigkeiten) einzusetzen". Aus ihrem einst reichen Verhaltens- und Bewältigungsrepertoire steht ihr nur noch die körperliche Aggression zur Verfügung, die sie an der Stationstür rütteln und gegen diese treten lässt.

Inwieweit trifft dieses Modell auf Menschen mit seelischen Erkrankungen zu? Es lohnt sich, in die Schuhe der Betroffenen zu schlüpfen. Dabei wird es nicht gelingen, dem Phänomen und dem Bewältigungsmodell umfänglich gerecht zu werden. Die Annäherung macht vieles verständlich. Ein psychotisch beeinträchtigter Mensch wirkt in der Begegnung so, dass seine Aufmerksamkeit von den irritierenden Vorstellungen in seinem Kopf gebunden ist. Dies führt dazu, dass er oder sie nahezu jede Anforderung, die aus dem realen Leben kommt, als Überforderung erlebt. Die alltägliche Anforderung kann nicht kontextualisiert und in der Tragweite erkannt werden, so dass es in der Konsequenz zu herausfordernden Verhaltensweisen kommen kann.

21.2.2
Das Modell der unbefriedigten Bedürfnisse

Zur Entwicklung des **Modells der unbefriedigten Bedürfnisse** haben u. a. Algase und Autorenteam (1996), Cohen-Mansfield (2000) sowie Kovach und Autorenteam (2005) beigetragen. Die Autorinnen und Autoren gehen davon aus, dass herausfordernde Verhaltensweisen oft Versuche sind, um körperliche oder psychische Bedürfnisse mitzuteilen, die derzeit nicht befriedigt werden, und dass herausfordernde Verhaltensweisen das Leiden oder Unwohlsein einer Person aus-

drücken. Daher sollten sich Pflegende fragen, wenn sie „herausforderndes Verhalten" beobachten, ob das Verhalten einer Person
- Ausdruck von Schmerzen, Langeweile oder Unbehagen (engl. discomfort) ist, vom dem sich eine Person befreien möchte
- den Wunsch ausdrückt, ein Bedürfnis zu befriedigen, sich einen Wunsch zu erfüllen oder ein Ziel zu erreichen
- die Frustration und Enttäuschung ausdrückt, ein Bedürfnis nicht befriedigen zu können oder daran gehindert zu werden.

James und Jackman (2019, S. 33) zitieren ein Beispiel von Cohen-Mansfield (2001), demzufolge „herausforderndes Verhalten oft ein Signal [ist], mit dem die Person versucht, auf ein aktuell unbefriedigtes Bedürfnis hinzuweisen (etwa auf Hunger, Schmerzen, Langeweile), das sie mit ihrem Verhalten direkt befriedigen will (etwa indem sie das Haus verlässt, weil sie glaubt, zur Arbeit gehen oder die Kinder von der Schule abholen zu müssen), oder ein Zeichen von Frustration (etwa von Verärgerung, wenn ihr das Verlassen des Hauses verwehrt wird). In all diesen Situationen sind die Handlungen der demenzkranken Person Versuche, ihr Wohlbefinden zu verbessern oder zu erhalten oder Unbehagen zu lindern." James und Gibbons (2019, S. 19) fassen Cohen-Mansfields Ansatz unbefriedigter Bedürfnisse in der folgenden **Abbildung 5** zusammen.

Für unbefriedigte Bedürfnisse bietet die akutpsychiatrische Versorgung seelisch erkrankter Menschen ein Umfeld mit zahlreichen Erfahrungsbeispielen. Kennzeichnend für eine stationäre Begleitung seelisch erkrankter Menschen ist

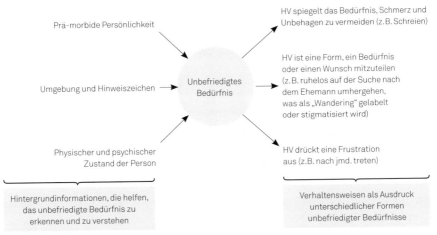

Abbildung 5: Cohen-Mansfields Ansatz unbefriedigter Bedürfnisse (Quelle: Cohen-Mansfield, 2000; James & Gibbons, 2019, S. 19) HV: Abk. f. „herausforderndes Verhalten".

ein Milieu, das grundsätzlich niemandem guttut. Manchmal sind mehr als zwei Dutzend krisenerfahrene Menschen auf engem Raum untergebracht. Es gibt nur wenige Möglichkeiten, für sich zu sein und zur Ruhe zu kommen. Seelisch erkrankten Menschen ist ihre Akuität mehr als bewusst, doch mangelt es ihnen in der Krisensituation an Repertoire, sich in einer Weise durch den Alltag zu bewegen, wie es sozial angepasst wirkt.

Psychiatrisch Pflegende haben in diesem Zusammenhang die Aufgabe, den unbefriedigten Bedürfnissen nachzuspüren. In einem akutpsychiatrischen Setting kann dies beispielsweise die Überlegung sein, ob jemand einen ruhigen und sicheren Ort braucht. Eine andere Überlegung kann sein, mit einer oder einem Betroffenen ins Gespräch darüber zu kommen, was jemand braucht, um zur Ruhe zu kommen. Ist es ein gemeinsamer Spaziergang? Ist es ein Rückzugsort, wo gemalt, gebetet oder einfach auch nur gesessen werden kann.

Das wichtigste und bekannteste Modell zur Erklärung herausfordernden Verhaltens, das sogenannte NDB-Model (Need-Driven Dementia-Compromised Behavior) von Algase und Autorenteam (1996) differenziert das Zusammenwirken von Hintergrundfaktoren sowie Kontext- oder proximalen Faktoren bei der Entstehung von herausforderndem Verhalten, wie physischer Aggression, Passivität, Wandering oder Vokalisationen, welche die Autoren nach Dauer und Frequenz unterscheiden. Dieses Modell diente auch als konzeptionelle Grundlage für die „Rahmenempfehlungen zum Umgang mit herausforderndem Verhalten bei Menschen mit Demenz in der stationären Altenhilfe", die Bartholomeyczik und Autorenteam (2007) für das deutsche Bundesministerium für Gesundheit entwickelt haben und auf denen sie später ihre „Verstehende Diagnostik" aufgebaut haben. Die **Abbildung 6** fasst dieses Modell leicht modifiziert zusammen.

Als die aus ihrer Sicht wichtigsten Bedürfnisse von Menschen (mit Demenz) nennen James und Jackman (2019, S. 41) „körperliches Wohlbefinden, Sicherheit, freundliche intime Berührung, Liebe und Zugehörigkeit, persönliche Wertschätzung, Kontrolle über die Umgebung, Spaß haben und Freude empfinden sowie Beschäftigung und Exploration." In der folgenden **Tabelle 1** fassen sie diese zusammen, konkretisieren ihre Inhalte und zeigen exemplarisch, wie sich unbefriedigte Bedürfnisse äußern können. James und Jackman (2019) haben bei dieser Zusammenstellung auch die von Tom Kitwood (2019, S. 145) beschriebenen wichtigsten Bedürfnisse von Menschen mit Demenz berücksichtigt, die dieser im Modell der „Demenz-Blume" veranschaulich hat und welche im Zentrum der personzentrierten Pflege stehen. Kitwood (2019) nannte in diesem Modell: Liebe, Bindung, Trost, Identität, Beschäftigung und Einbeziehung als zentrale Bedürfnisse, wobei er die Liebe in das Zentrum all dieser Bedürfnisse stellte. Das Modell

Hintergrundfaktoren
- **Neurologische Faktoren:** Spezifische Beteiligung regionaler Hirnteile, Ungleichgewicht von Neurotransmittern, Beeinträchtigung der zirkadianen Rhythmen (z. B. Schlaf-Wach-Rhythmus), motorische Fähigkeiten
- **Kognitive Faktoren:** Aufmerksamkeit, Gedächtnis/Merkfähigkeit, visuelle räumliche Fähigkeiten, Sprachfähigkeiten, sensorische Fähigkeiten
- **Gesundheitliche Faktoren/demografische Variablen:** Allgemeinzustand, Funktionsfähigkeit (ADL/IADL), emotionaler Zustand (Stimmung), Geschlecht, Alter
- **Psychosoziale Faktoren:** Bildung, Beruf, Persönlichkeit, psychosozialer Stress in der Vorgeschichte, Reaktionsmuster auf Stress

Kontextfaktoren (proximal)
- **Physiologische Bedürfnisse:** Hunger, Durst, Erschöpfung, Ausscheidung, Schmerz, Diskomfort/Unwohlsein, Schlaf, funktionale Leistungsfähigkeit (ADL)
- **Psychosoziale Bedürfnisse:** Affekt, Emotionen (Angst, Einsamkeit, Frustration, Langeweile), Sozialkontakte, beziehungsbezogene Probleme, Anpassung der Unterstützung an die Fähigkeiten
- **Physische Umgebung:** Gestaltung, Design, Lichtlevel, Lärmpegel, Temperaturlevel, Reizüberflutung, -reduktion, Gerüche u.a.
- **Soziale Umgebung:** Umgebungsatmosphäre, Stationsalltag, -routine, Hektik, Personalstabilität, -fluktuation und -mix, Intimität, Präsenz anderer

↓ ↓

Herausforderndes Verhalten
z. B. physische Aggression, Passivität/Apathie, Schlaf-Wach-Rhythmusumkehr, ruheloses Umhergehen (Wandering) oder Vokalisationen (Schreien und Rufen)

Abbildung 6: Das NDB-Model (Need-Driven Dementia-Compromised Behavior) der unbefriedigten Bedürfnisse bei Menschen mit Demenz (Quelle: Modifiziert nach Algase et al., 1996; Bartholomeyczik et al., 2007; Cohen-Mansfield, 2000; Kolanowski, 1999; Kovach et al., 2005)

wird in einer bearbeiteten und erweiterten Auflage von Kitwoods Werk noch einmal vertiefend kommentiert (Kitwood & Brooker, 2022).

21.2.3
Das Modell der niedrigeren Stressschwelle

Das Modell der niedrigeren Stressschwelle wird im Original auch als **PLST-Modell** bezeichnet. Die Abkürzung geht auf die englische Bezeichnung „Progressively Lowered Stress Threshold" (PLST) zurück, die beim Menschen mit Demenz eine verringerte Toleranzschwelle für belastende oder „stressende" Ereignisse annimmt. Die Autoren heben hervor, dass sich Menschen mit Demenz vor Reizen aus der Umgebung nicht mehr ausreichend schützen können und deshalb mehr Stress empfinden als andere (alte) Menschen (Hall & Buckwalter, 1987). Die **Abbildung 7** fasst dieses Modell zusammen.

Wird eine bestimmte Stressschwelle überschritten, können herausfordernde Verhaltensweisen auftreten. James und Jackman (2019) beschreiben als ein Beispiel für eine solche Überlastungssituation eine Person mit Gedächtnisproblemen und anderen kognitiven Defiziten, die es überfordert, ihre Mahlzeit in einem lauten Speisesaal zusammen mit vielen anderen einzunehmen. Wenn dann noch das

Tabelle 1: Bedürfnisse von Menschen mit Demenz (Quelle: James & Jackman, 2019, S. 41).

Elementare Bedürfnisse	Wie sich ein unbefriedigtes Bedürfnis äußern kann (Wunsch, Forderung, Bitte, Aussage)
Körperliches Wohlbefinden und Schmerzfreiheit: Luft, Nahrung, Schutz, Schlaf, Schmerzfreiheit	Können Sie mir helfen? Bitte geben Sie mir etwas zu essen. Könnten Sie wohl die Heizung höher stellen?
Sicherheit: sich geborgen und geschützt fühlen, sich nicht fürchten und nicht gefährdet fühlen, keine Gesundheitssorgen haben	Geh' weg. Ich will hier raus. Kann ich mitkommen? Ich habe Angst.
Berührung: von einer anderen Person körperlich freundlich berührt werden und sich daran erfreuen; auch unangemessene sexuelle Berührungen können dazugehören	Bitte halten Sie meine Hand! Lass' dich mal umarmen!
Liebe und Zugehörigkeit: das Bedürfnis nach Beziehungen, sozialen Bindungen, Teil einer Gruppe und einbezogen zu sein; Zuneigung zeigen und erfahren	Ich will öfter mit dir zusammen sein. Bitte verlass' mich nicht.
Wertschätzung: sich geschätzt fühlen, würdevoll und respektvoll behandelt werden, als kompetente, fähige Person wahrgenommen werden, deren Können und Leistungen geachtet werden, gehört werden und ein gutes Selbstwertgefühl haben; hat mit dem Identitätsgefühl zu tun	Du sprichst mit mir wie zu einem Kind, das darfst du nicht! Hör' auf, mich herumzukommandieren!
Kontrolle über die Umgebung und Besitztümer (Freiheit): das Bedürfnis, frei zu sein, nach Unabhängigkeit und Autonomie, nach Wahlmöglichkeiten und der Wunsch, den Gang des Lebens selbst bestimmen zu können	Raus hier! Das ist mein Haus! Das ist mein Stuhl. Sie dürfen mein Zimmer nicht betreten. Ich will in den Garten und zwar sofort.

Tabelle 1: *Fortsetzung*

Elementare Bedürfnisse	Wie sich ein unbefriedigtes Bedürfnis äußern kann (Wunsch, Forderung, Bitte, Aussage)
Spaß haben/Freude empfinden: das Bedürfnis nach Freude, Vergnügen und Lachen. Dieses Bedürfnis ist nicht weniger wichtig als alle anderen – man stelle sich nur mal ein Leben ohne Hoffnung auf irgendeinen Genuss vor.	Ich möchte mitmachen. Ich liebe Partys! Sollen wir ihm einen Streich spielen?
Betätigung, Exploration und Neugierde: das Bedürfnis, aktiv zu sein, die Neugier zu befriedigen, Dinge zu erforschen und ein sinnvolles, berechenbares Leben zu führen	Ich will zur Arbeit gehen. Ich möchte sehen, was hinter dieser Tür ist.

Radio lauter gedreht wird, ist die Schwelle überschritten und die Person schreit die Pflegeperson an und wirft den Teller nach ihr.

Im Folgenden wird das PLST-Modell, basierend auf aktualisierten Beiträgen von Georg (2009b, 2016, 2021), detaillierter beschrieben, die Rolle des Stresses im Tagesverlauf wird erläutert und ein Stressprofil wird skizziert. Grundannahmen, Grundsätze und Pflegeprinzipien komplettieren das Bild des PLST-Modells (**Abb. 7**).

Wie jede andere Person sieht sich ein Mensch mit einer Demenz und einer chronischen Verwirrtheit mit täglichen Aufgaben konfrontiert, die es zu bewältigen gilt. Gesunden Menschen gelingt es leicht, diese Aufgaben zu meistern, und sie geraten selten an ihre Belastungsgrenzen.

Ängstliches Verhalten, infolge einer Überreizungs- oder Überlastungssituation, kann sich zeigen an zunehmenden psychomotorischen Aktivitäten, gesteigerten oder verringerten verbalen Äußerungen, fehlendem Blickkontakt, Beschwerden, sich unwohl oder nervös zu fühlen, oder dem Versuch, sich aus der belastenden Situation zurückzuziehen. Darüber hinaus können sich herausfordernde Verhaltensweisen entwickeln, die charakterisiert sind durch ruheloses Umhergehen (Wandering), gewalttätiges, agitiertes oder ängstliches Verhalten sowie absichtslose Verhaltensweisen, Rückzugs- oder Vermeidungsverhalten, zwanghaftes Verhalten und andere kognitiv oder sozial unzugängliche Verhal-

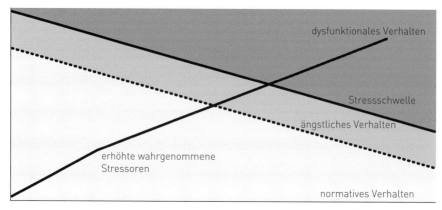

Abbildung 7: PLST-Modell der „fortschreitend sich verringernden Stresstoleranzschwelle". Dabei bringen Stressoren, die als belastend wahrgenommen werden, die Betroffenen an und über ihre Belastungsgrenze, worauf sie mit ängstlichem Verhalten und Verhaltensstörungen reagieren. Es kommt zu einer Reduktion normalen normativen Verhaltens und zu einer Zunahme ängstlicher dysfunktionaler Verhaltensweisen (Quellen: Lindsey & Buckwalter (2009, S. 22) und Smith (2016, S. 130).

tensweisen (Hall, 1991). Im basalen und evolutionären Sinne liegt dem eine Stress- und Alarmreaktion zugrunde, die ein Individuum in eine erhöhte Abwehr- oder Flucht-Bereitschaft versetzt, welche als „Kampf-oder-Flucht-Reaktion" bezeichnet wird.

Das PLST-Modell beschreibt sechs Stressoren, die zu Verhaltensstörungen und funktionellen Verlusten führen können (Lindsey & Buckwalter, 2009). Die sechs Stressoren werden im Folgenden aufgelistet:
1. Erschöpfung
2. Veränderungen der Umgebung (Urlaub, Heimeinzug), Routinen (Körperpflege, Mahlzeiten) oder der Bezugsperson
3. irreführende, konkurrierende Reize oder unangemessenes Reizniveau (z.B. Lärm, überfülltes Frühstückszimmer, zu langer Besuch, TV, Spiegelbilder, mögliche angstauslösende Abbildungen von Menschen oder Tieren)
4. innere oder äußere Leistungsanforderungen, die die funktionellen Fähigkeiten übersteigen (z.B. Teilnahme an Realitätsorientierungen [ROT], Körperpflegesituationen, Kleiderauswahl, Sich-Kleiden bei bestehender Unfähigkeit, sich selbständig zu kleiden, ständig das Verhalten korrigierende Umgebung, die Betroffene auffordert „sich zusammenzureißen", vergebliche Versuche, verlorene Fähigkeiten wieder zu erlernen, Freiheitsbeschränkungen)

5. körperliche Stressoren wie Schmerzen, Unwohlsein, Pruritus, Infektionen, Reaktionen auf Medikamente, akute Erkrankungen und Depression
6. emotionale Reaktionen auf Verlusterlebnisse oder Ausfälle (z. B. nicht Erkennen oder Verwechseln von Familienangehörigen).

Grundannahmen

Der Pflege von Menschen mit chronischer Verwirrtheit nach dem PLST-Modell liegen folgende Annahmen zugrunde (Lindsey & Buckwalter, 2009):

- Der/die Betroffene lebt in einem 24-Stunden-Kontinuum. Seine/ihre Pflege und Betreuung können nicht ausschließlich in 8-Stunden-Schichten geplant und evaluiert werden. Wenn z. B. bei der betroffenen Person Probleme in der Nacht auftreten, wie eine Schlaf-Wach-Rhythmusumkehr, dann müssen Veränderungen während des Tagdienstes vorgenommen werden, um den Schlafdruck zu erhöhen.
- Ein betroffener Mensch, der agitiert oder verwirrt ist, fühlt sich unwohl und sollte als eine sich ängstigende Person betrachtet werden, die sich vor etwas fürchtet. Alle Betroffenen haben ein Recht darauf, sich wohlzufühlen.
- Alle Verhaltensweisen haben Ursachen und bedeuten etwas. Daher sollten alle stressbezogenen u. a. plötzlichen Verhaltensänderungen ergründet und bezüglich den eingangs beschriebenen Stressoren und Einflussfaktoren untersucht werden.
- Alle Menschen haben den Wunsch, ihre Person und ihre Umgebung unter Kontrolle zu haben, d. h. diese verstehen, selbst entscheiden und handeln zu können. Alle brauchen ein bestimmtes Maß an bedingungsloser Annahme und Wertschätzung ihrer Person.
- Es gibt eine Reihe von grundlegenden fürsorgenden Funktionen, die die Institution nicht immer anbieten kann, weil sie das Wohl aller Patienten und Patientinnen im Auge behalten muss. Daher muss die Institution (Spitex/häusliche Pflege/Heim) sich mit anderen sozialen Strukturen (Familie, Freundeskreis) koordinieren, die solche Bedürfnisse befriedigen, wie z. B. die Feier eines besonderen religiösen Feiertages vorzubereiten und auszuführen.

Wenn Menschen während einer depressiven Episode u. a. in der eigenen Antriebslosigkeit und im individuellen Gedanken-Gefängnis gefangen sind, erleben sie dies als belastend und stressvoll. „Im allgemeinen Sprachgebrauch bedeutet Stress eine subjektiv unangenehm empfundene Situation, von der eine Person negativ beeinflusst wird", heißt es im Dorsch – Lexikon für Psychologie (Wirtz, 2021,

S. 1767). Sie wenden die Kraft dafür auf, sich daraus zu befreien – was mal gelingt, was mal misslingt. Das Erfahren einer Depression schwächt die Fähigkeiten einer Person, stressvolle Erlebnisse zu bewältigen und macht sie anfälliger für neue interne und externe Stressoren (verringerte Stressschwelle). Einem Menschen in einer depressiven Episode bleibt mitunter nur die Bewältigungsreaktion, aus der belastenden Situation zu „fliehen", indem er sich die Decke über den Kopf zieht.

21.3
Herausforderndes Verhalten im Pflegeprozess

Die Modelle und Ansätze zum Verständnis herausfordernden Verhaltens können als Bezugsrahmen dienen, um im Rahmen des Pflegeprozesses (**Abb. 8a, b**) Merkmale und Ursachen von herausforderndem Verhalten einzuschätzen, herausforderndes Verhalten zu benennen, gemeinsame Ziele zu vereinbaren, Pflegeinterventionen zu planen und auszuführen und alle Pflegeprozessschritte und insbesondere seine Ergebnisse zu evaluieren. Die Ansätze, um herausforderndes Verhalten zu verstehen, lenken z. B. die Aufmerksamkeit auf körperliche Bedürfnisse und deren Befriedigung, die bisherigen Copingstrategien und Stressverarbeitungsmuster, die kognitive Flexibilität und die sensorischen Reizschwellen des Menschen mit einer Demenz. Zudem werden Informationen über Einflussfaktoren und Risikofaktoren benötigt, die herausforderndes Verhalten auslösen, begünstigen, klären oder davor schützen können. Diese können (patho-)physiologischer, behandlungsbezogener, entwicklungsbezogener, sozialer, psychischer, politisch-ökonomischer, kultureller, spiritueller und umgebungsbezogener Natur sein. Sie bilden den Kontext mit allen agierenden Personen, in dem das herausfordernde Verhalten auftreten, verstanden und bewältigt werden kann.

21.3.1
Pflegeassessment herausfordernden Verhaltens

Um die bedürfnis-, stress- und coping-orientierten Ansätze im Pflegeprozess zu nutzen, bietet sich als Basisassessment Marjory Gordons Modell der funktionellen Gesundheitsverhaltensmuster (Gordon, 2013; Gordon & Georg, 2020) an, dargestellt in **Abbildung 8a**. Demnach schätzen Pflegende alte und hochaltrige Menschen (mit Demenz) im Rahmen des Pflegeprozesses mit Hilfe der elf funktionellen Gesundheitsverhaltensmuster ein. Im Hinblick auf herausfordernde/s Verhalten und Situationen bei und mit Menschen mit Demenz, sind v.a. die Ge-

21 Herausforderndes Verhalten einschätzen und verstehen

Lebensspanne/Lebensprozesse

Empfängnis — Geburt — Pubertät — Menopause — Tod
Pränatalstadium — Säuglingsalter — Kindheit — Adoleszenz — Erwachsenenalter — Alter — hohes Alter/Frailty

Kontinuum ... Stress-Coping-Adaptation, Bedürfnis-Bedürfnisbefriedigung, Funktion-Dysfunktion	Funktionelle Gesundheitsverhaltensmuster und *gestörte Verhaltensmuster* bei MmDz (Gordon/Georg, 2020)	Einflussfaktoren (EF)/Risikofaktoren/ Schutzfaktoren
◄──────►	1. **Wahrnehmung und Umgang mit der eigenen Gesundheit** • PD Selbstvernachlässigung • PD Verletzungsgefahr	− (patho) physiologische − behandlungsbezogene − entwicklungsbezogene − psychische − politisch-ökonomische − sozio-kulturelle − spirituelle − umgebungsbezogene
◄──────►	2. **Ernährung und Stoffwechsel** • Gestörtes Essverhalten • PD Gefahr der Mangelernährung/Überernährung • PD SVD Essen/Trinken	
◄──────►	3. **Ausscheidung** • Einkoten, Kotschmieren, unangemessenes Urinieren • PD SVD Toilettenbenutzung	
◄──────►	4. **Aktivität und Bewegung** • PD Ruheloses Umhergehen (Wandering), Unruhe • PD SVD Sich-Kleiden, Unangemessenes An-/Auskleiden • PD SVD Körperpflege • PD Fatigue, Erschöpfung	**PLST-EF** − Erschöpfung − Veränderte Umgebung, Routinen, Bezugsperson − Irritierende, konkurrierende Reize, unangemessenes Reizniveau − Überfordernde Leistungsanforderungen − Körperliche Stressoren − Emotionale Verlustreaktionen
◄──────►	5. **Schlaf und Ruhe** • PD Schlafstörung • PD Schlaf-Wach-Rhythmus-Umkehr • Sundowning	
◄──────►	6. **Kognition und Perzeption** • Bestehlungs-, Verfolgungs-, Vergiftungswahn • PD Gestörte Denkprozesse • PD Beeinträchtigte Gedächtnisleistung • PD Ineffektive Impulskontrolle • PD Orientierungsstörung • PD Akute/Chronische Verwirrtheit • PD Wahrnehmungsstörung • PD Wissensdefizit	
◄──────►	7. **Selbstwahrnehmung und Selbstkonzept** • PD Angst, Furcht • Apathie, Teilnahmslosigkeit • PD Machtlosigkeit/Hoffnungslosigkeit • PD Geringes Selbstwertgefühl • PD Vereinsamungsgefahr	
◄──────►	8. **Rollen und Beziehungen** • PD Fremd-/Selbstgefährdende Gewalttätigkeit	
◄──────►	9. **Sexualität und Reproduktion** • Sexuelle Enthemmung • PD Unwirksames Sexualverhalten	
◄──────►	10. **Bewältigungsverhalten und Stresstoleranz** • PD Posttraumatisches Syndrom • PD Relokationsstresssyndrom • PD Beeinträchtigte Stimmungsregulation • PD Stressüberlastung • Vokalisationen (Schreien und Rufen)	
◄──────►	11. **Werte und Überzeugungen**	

Abbildung 8a: Basisassessment mit Gordons funktionellen Gesundheitsverhaltensmustern mit möglicherweise beeinträchtigten oder gestörten Verhaltensmustern bei Menschen mit Demenz (MmDz) (Quelle: Georg, 2019b, S. 1159; Gordon & Georg, 2020) [Abk.: EF = Einflussfaktor, PD = Pflegediagnose, SVD = Selbstversorgungsdefizit, PLST = verminderte Stresstoleranz].

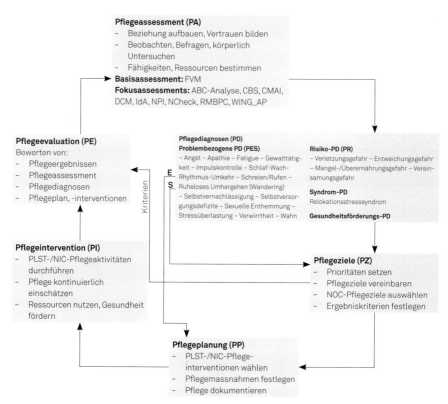

Abbildung 8b: Pflegeprozess und herausforderndes Verhalten (HV). Abkürzungen: IdA = Innovatives demenzorientiertes Assessmentsystem, WING-AP = Assessment of Wandering Behaviors, CBS = Challenging Behavior Scale, DCM = Dementia Care Mapping, NPI = Neuropsychiatrisches Inventar, NCheck = Newcastle Checklist for Behaviours that Challenge, NIC = Pflegeinterventionsklassifikation, NOC = Pflegeergebnisklassifikation, PD = Pflegediagnose, PES = Problem-Einflussfaktor-Symptom, PR = Problem-Riskofaktor, RMBPC = Revised Memory and Behavior Problems Checklist. Quelle: modifiziert nach Georg (2019b, S. 1159).

sundheitsverhaltensmuster „Kognition und Perzeption" sowie „Bewältigungsverhalten und Stresstoleranz" zentral, neben anderen relevanten Gesundheitsverhaltensmustern. Im Rahmen der bedürfnis-, stress- und coping-orientierten Ansätze schätzen Fachpflegepersonen Menschen mit Demenz auf dem Hintergrund eines Kontinuums von „Stress ⟷ Coping ⟷ Adaptation", „Bedürfnis ⟷ Bedürfnisbefriedigung" und „Funktion ⟷ Dysfunktion" ein. Das heißt, sie versuchen, die im folgenden **Kasten 1** formulierten und zusammengefassten Fragen zu klären, wobei die Hinweise in Klammern auf mögliche herausfordernde Verhaltensweisen oder Pflegediagnosen (PD) hinweisen.

Kasten 1: Basisassessment von Menschen (mit Demenz) und möglichem herausforderndem Verhalten mit Gordons funktionellem Gesundheitsverhaltensmuster (Gordon & Georg, 2020), ergänzt um bedürfnis-, stress- und coping-orientierte Ansätze:

- Zeigt ein Mensch (mit Demenz) Merkmale einer Stressreaktion oder Fehlanpassung? [→ PD: Stressüberlastung]
- Welche Stressoren können als mögliche Ursache für diese Stressreaktionen identifiziert werden?
- Ist das Bewältigungs- oder Copingverhalten der Person „funktional" oder gelingt eine Anpassung, um die Belastung oder den Stress aus eigener Kraft zu mindern, oder benötigt die Person unterstützende Interventionen, die auf den Pflegeprinzipien des PLST-Modells beruhen und ausgewählt werden können?
- Weisen Verhaltensweisen eines Menschen mit Demenz darauf hin, dass seine Bedürfnisse (un)befriedigt sind bezüglich
    - Atmung (Atemnot, Belastungsdyspnoe?) [→ PD: verminderte Aktivitätstoleranz, PD: Fatigue]
    - Ausscheidung (Obstipation? Inkontinenz? Diarrhoe? Harnverhalt? Einkoten/Kotschmieren? Unangemessene/s Defäkation/Urinieren?) [→ PD: Obstipation, → PD: Inkontinenz, → PD: Diarrhoe, → PD: Harnretention, → PD: Selbstversorgungsdefizit Toilettenbenutzung]
    - Berührung (von einer anderen Person körperlich freundlich berührt werden und sich daran erfreuen, unangemessene sexuelle Berührungen?)
    - Bewegung (übermäßiger Bewegungsdrang? Weglaufen? Wandering?) [→ PD: Ruheloses Umhergehen, PD: Risiko eines Weglaufversuchs]
    - Nahrung (Hunger? Durst? zu hohe/niedrige oder sozial unangemessene Nahrungsaufnahme?) [→ PD: defizitäres Flüssigkeitsvolumen, → PD: Mangelernährung, → PD: Übergewicht]
    - Schutz/Sicherheit (Schmerzen? Pruritus? Übelkeit/Unwohlsein?) (Sich geborgen und geschützt fühlen, sich nicht fürchten und nicht gefährdet fühlen, keine Gesundheitssorgen haben) [→ PD: Schmerz, → PD: Pruritus, → PD: Übelkeit, → PD: Risiko einer Verletzung, → PD: Angst/Furcht, → PD: Relokationsstresssyndrom]
    - Schlaf (Ruhe/Erschöpfung? Schlaf-Wach-Rhythmus? Unruhe? Tagesschläfrigkeit?) [→ PD: Schlafstörung, PD: Schlaf-Wach-Rhythmus-Umkehr, → PD: Fatigue]

- Selbstversorgung (Waschen, Kleiden, Essen/Trinken, Toilettenbenutzung, Selbstvernachlässigung; unangemessenes An-/Auskleiden? HV bei der Körperpflege?) Kann die Person die Tätigkeit des Badens, Duschens, Sich-Waschens, Essens/Trinkens, Toilettenbenutzens, Sich-Kleidens selbständig ausführen? Welches Funktionslevel erreicht dabei ihre Selbstversorgungsfähigkeit: (0) versorgt sich vollständig selbst (1) benötigt Hilfsmittel und Vorrichtungen (2) ist auf die Hilfe, Beaufsichtigung oder Anleitung durch eine andere Person angewiesen (3) benötigt sowohl Unterstützung oder Überwachung durch eine andere Person als auch Hilfsmittel oder Vorrichtungen (4) ist vollständig abhängig und beteiligt sich nicht an der Versorgung? [→ PD: SVD Körperpflege, → PD: SVD Nahrungsaufnahme, → PD: SVD Toilettenbenutzung, → PD: SVD IADL, PD: Selbstvernachlässigung]
- Affekte/Emotionen (Angst? Aggression? Agitiertheit? Einsamkeit? Frustrationen? Langeweile? Traurigkeit?) [→ PD: Angst/Furcht, → PD: Risiko einer Gewalttätigkeit, → PD: Risiko der Vereinsamung, → PD: Hoffnungslosigkeit, → PD: Engagement in ablenkenden Aktivitäten (Beschäftigungsdefizit)]
- Liebe und Zugehörigkeit (das Bedürfnis nach Beziehungen, sozialen Bindungen, soziale Unterstützung, Teil einer Gruppe und einbezogen sein; Zuneigung zeigen und erfahren) [→ PD: Ineffektive Beziehung, → PD: Risiko einer beeinträchtigten Bindung, → PD: Rollenüberlastung der pflegenden Person, → PD: Beeinträchtigte Familienprozesse]
- Wertschätzung (sich geschätzt fühlen, würdevoll und respektvoll behandelt werden, als kompetente, fähige Person wahrgenommen werden, deren Können und Leistungen geachtet werden, gehört werden und ein gutes Selbstwertgefühl haben; Anpassung der Unterstützung an die Fähigkeiten) [→ PD: Selbstwertgefühl, → PD: gestörtes Körperbild → PD: Risiko einer beeinträchtigten Menschenwürde]
- Kontrolle über die Umgebung und Besitztümer und Freiheit (das Bedürfnis, frei zu sein, nach Unabhängigkeit und Autonomie, nach Wahlmöglichkeiten und der Wunsch, den Gang des Lebens selbst bestimmen zu können; Dinge verstehen, entscheiden und handelnd beeinflussen können) [→ PD: Machtlosigkeit, → PD: Hoffnungslosigkeit, → PD: Selbstfürsorgedefizit]
- Spaß haben/Freude empfinden (das Bedürfnis nach Freude, Vergnügen und Lachen) [→ PD: Bereitschaft für verbesserte Hoffnung, → PD: Bereitschaft für ein spirituelles Wohlbefinden]

- Betätigung, Exploration und Neugierde (aktiv sein, die Neugier befriedigen, Dinge erforschen, ein sinnvolles, berechenbares Leben führen) [→ PD: defizitäres Wissen, → PD: Bereitschaft für verbessertes Wissen]
- Wahrnehmung/Kognition (Aufmerksamkeit? Orientierung? Gedächtnis? Empfindungen/Wahrnehmungen? Kognition? Impulskontrolle? Kommunikation?)? [→ PD: Gestörte Denkprozesse, → PD: Beeinträchtigte Gedächtnisleistung, → PD: Ineffektive Impulskontrolle, → PD: Beeinträchtigte verbale Kommunikation, → PD: Akute/Chronische Verwirrtheit, → PD: Orientierungsstörung, → PD: Wahrnehmungsstörung]

- Ist die physische und soziale Umgebung förderlich für das Wohlbefinden eines Menschen (mit Demenz) bezüglich
  - Physischer Umgebung (Gestaltung, Design, Lichtlevel, Lärmpegel, Temperaturlevel, Reizüberflutung, -reduktion, Gerüche, Naturkontakte mit Tieren, Pflanzen, Natur möglich? Hat die Person genügend Energie, um sich selbst, ihre Wohnumgebung und ihre Gesundheit zu pflegen? Äussert die Person, dass sie die Sorge um sich selbst, ihre Wohnumgebung und ihre Gesundheit überfordert? [→ PD: Selbstvernachlässigung]
  - Sozialer Umgebung (Umgebungsatmosphäre Stationsalltag, -routine, Hektik, Personalstabilität, -fluktuation und -mix, Intimität, Präsenz anderer)?
- Wahrnehmung/Kognition (Aufmerksamkeit? Orientierung? Gedächtnis? Empfindungen/Wahrnehmungen? Kognition? Impulskontrolle? Kommunikation?)? Hat die Person die kognitiven, exekutiven Fähigkeiten, die Gedächtnisleistung, das Wissen sowie die Entscheidungsfähigkeit und die Orientierung, um funktionelle Leistungen, Selbstversorgungsaktivitäten und exekutive Funktionen auszuführen? [→ PD: chronische Verwirrtheit, Selbstversorgungsdefizit, beeinträchtigte Gedächtnisleistung, Orientierungsstörung] [→ PD: Gestörte Denkprozesse, → PD: Beeinträchtigte Gedächtnisleistung, → PD: Ineffektive Impulskontrolle, → PD: Beeinträchtigte verbale Kommunikation, → PD: Akute/ChronischeVerwirrtheit, →PD:Orientierungsstörung, →PD:Wahrnehmungsstörung]

Neben der Einschätzung des Gesundheitszustandes und der möglichen Pflegebedürftigkeit eines Menschen mit Demenz mithilfe des Basisassessments von Gordon (2013) sowie des SiS-Basisassessments (Georg, 2019a) können Fokusassessments eingesetzt werden, die bei Verdacht oder Vorliegen von herausforderndem Verhalten dieses genauer entdecken, einschätzen, analysieren, deuten und benennen lassen. Zur vertieften Einschätzung von herausforderndem Verhalten stehen die im nachstehenden **Kasten 2** aufgeführten Fokusassessments zur Verfügung.

Kasten 2: Fokusassments und Assessmentinstrumente zur Einschätzung von Menschen mit Demenz und herausforderndem Verhalten

- Assessmentinstrument für die verstehende Diagnostik bei Demenz: Innovatives demenzorientiertes Assessmentsystem [IdA] (Halek & Bartholomeyczik, 2009)
- Assessment of Wandering Behaviors [WING-AP] (Nelson & Algase, 2007)
- Challenging Behavior Scale [CBS] (Cohen-Mansfield, 2001)
- Cohen-Mansfield Agitation Inventory [CMAI] (Cohen-Mansfield, 1991)
- Dementia Care Mapping [DCM] (Riesner, 2014)
- Heidelberger Instrument zur Erfassung der Lebensqualität demenzkranker Menschen. [H.I.L.D.E.] (Becker et al., 2010)
- Neuropsychiatrisches Inventar [NPI] (Kaufer et al., 1988)
- Newcastle Checklist for Behaviours that Challenge [NCheck] (James et al., 2013; James & Jackman, 2019, S. 96–97)
- Revised Memory and Behavior Problems Checklist [RMBPC] (Teri et al., 1992)

21.3.2
Pflegediagnosen und herausforderndes Verhalten

Zur Beschreibung und Dokumentation möglicher Stressreaktionen und herausfordernder Verhaltensweisen von Menschen (mit Demenz) können, je nach vorliegenden Merkmalen und Reaktionen, die Pflegediagnosen Angst, gestörte Denkprozesse (Bestehlungs-, Verfolgungs-, Vergiftungswahn), Hoffnungslosigkeit, Ineffektive Impulskontrolle, Posttraumatisches Syndrom, Relokationsstresssyndrom, Ruheloses Umhergehen (Wandering), Selbstvernachlässigung, akute/chronische Verwirrtheit, Schlaf-Wach-Rhythmus-Umkehr, Selbstversorgungsdefizite, Stressüberlastung, Wahrnehmungsstörung sowie unangemessene Vokalisation (Schreien und Rufen) genutzt werden. Nähere Beschreibung von deren Definition, Einflussfaktoren und Symptomen finden sich in der Klassifikation der Pflegediagnosen der NANDA-I von Herdman und Autorenteam (2022), den Pflegediagnosenhandbüchern von Doenges und Autorenschaft (2019, 2024) sowie von Gordon und Georg (2020). Ausführlichere Beschreibungen mit Hintergrundinformationen finden sich in den ausgezeichneten Praxishandbüchern zu spezifischen Themen, wie *Selbstvernachlässigung* in Gogl (2014), *Schlaf-Wach-Rhythmus-Umkehr* in Georg (2014b), *Stressüberlastung* in Smith (2016), *Aggression und Gewalttätigkeit* in Nau et al. (2019) und *Körperpflege ohne*

Kampf in Barrick et al. (2021) sowie *Schreien und Rufen* in Urselmann und Georg (2021).

Pflegediagnosen können im Rahmen des Assessmentmodells von Gordons funktionellen Gesundheitsverhaltensmustern (Gordon & Georg, 2020) und erweitert um bedürfnis-, stress- und coping-orientierte Ansätze wie folgt definiert werden:

„Eine Pflegediagnose ist eine klinische Beurteilung, die von einer/m Pflegefachfrau/-mann nach einem Pflegeassessment, bestehend aus: Beobachtung, Interview, körperlicher Untersuchung und Ressourceneinschätzung, gemacht wird. Diese Aussage bezieht sich auf: die Art, die möglichen Einflussfaktoren (Stressoren, unbefriedigte Bedürfnisse) und die Merkmale oder Risikofaktoren für aktuelle Gesundheitsprobleme (z. B.: chronische Verwirrtheit, Stressüberlastung, ruheloses Umhergehen, Schlaf-Wach-Rhythmusumkehr), potenzielle Gesundheitsrisiken, Entwicklungspotenziale oder -syndrome eines Individuums, dessen *Gesundheitsverhaltensmuster* funktionell, (stressbedingt) beeinträchtigt oder entwicklungsfähig sind. Pflegefachfrauen und -männer sind für das Stellen von Pflegediagnosen zuständig und verantwortlich. Pflegediagnosen bilden die Grundlage, um bedürfnisorientierte, stressreduzierende und copingfördernde Pflegeinterventionen auswählen, planen und durchführen zu können, um gemeinsam vereinbarte Pflegeziele und -ergebnisse erreichen und bewerten zu können" (Georg, 2019b, S. 1158).

Um im Rahmen des Pflegeprozesses mit Menschen mit Demenz die Gründe oder Einflussfaktoren für herausfordernde Verhaltensweisen zu klären, können neben den allgemeinen in **Abbildung 8a** beschriebenen Einflussfaktoren die sechs Stressoren (1) Erschöpfung, (2) Veränderungen der Umgebung, Routinen oder Bezugsperson, (3) irreführende, konkurrierende Reize oder unangemessenes Reizniveau, (4) innere oder äußere Leistungsanforderungen, die die funktionellen Fähigkeiten übersteigen, (5) körperliche Stressoren und (6) emotionale Reaktionen auf Verlusterlebnisse genutzt werden, die von Lindsey und Buckwalter (2009) im PLST-Modell beschrieben wurden.

Eine der wichtigsten Pflegediagnosen, um herausforderndes Verhalten zu beschreiben und zu benennen, ist die Pflegediagnose „chronische Verwirrtheit", die in Doenges et al. (2019, S. 1111–1112) zusammenfassend beschrieben wird. Hall (1991) erweitert und fasst deren Merkmale in vier Bereichen zusammen. Erstens bezüglich kognitiv-intellektueller Verluste, zweitens als affektive oder persönlichkeitsbezogene Veränderungen, drittens als planerische oder exekutive Verluste, die zu einer vorhersagbaren Verringerung des Vermögens führen, funktionelle Fähigkeiten auszuführen, und viertens bezüglich einer Reduktion der Stresstoleranzschwelle, die zu Verhaltensstörungen wie Agitiertheit und Panik, Flucht oder

Rückzugsverhalten führt, d. h. Reaktionen zeitigt, die zu einer plötzlichen Verhaltensveränderung mit kognitiv und sozial schwer zugänglichen Verhaltensweisen führen (**Kasten 3**).

Kasten 3: Merkmale chronischer Verwirrtheit und Stressüberlastung bei Alzheimer-Demenz

(Hall, 1991, S. 332–347)
- **Kognitive oder intellektuelle Verluste**
  - Gedächtnisverlust
  - initiale oder progressive Degeneration des zerebralen Kortex
  - Verlust des Zeitsinns
  - Unfähigkeit, zu abstrahieren (z. B. Sicherheitserfordernisse zu verstehen)
  - Unfähigkeit, eine Wahl oder Entscheidung zu treffen
  - Unfähigkeit, Probleme zu lösen oder Begründungen abzugeben
  - gering ausgeprägte Urteilskraft
  - Veränderungen der Wahrnehmung
  - Verlust von Sprachfähigkeiten
- **Affektive oder persönlichkeitsbezogene Verluste**
  - Verringerung oder Verlust von Affekten
  - verminderte affektive Hemmung, angezeigt durch emotionale Labilität, spontane Kommunikation, Verlust von Taktgefühl, Verlust der Kontrolle über Gefühle
  - Unfähigkeit, Gratifikationen (Belohnungen, Bedürfnisbefriedigungen) zu verzögern
  - verminderte Aufmerksamkeitspanne
  - sozialer Rückzug
  - Verlust der Fähigkeit, andere (die Umgebung u. ggfs. sich selbst) wiederzuerkennen
  - zunehmende Selbstbezogenheit
  - asoziale Verhaltensweisen
  - Konfabulation
  - psychotische Reaktionen (Wahnvorstellungen)
  - zunehmende Erschöpfung bei körperlicher oder intellektueller Belastung
  - Verlust von Energiereserven (Erschöpfung, Fatigue)
- **Verlust der Planungsfähigkeit und von exekutiven Funktionen**
  - Verlust der generellen Fähigkeit, Aktivitäten zu planen, insbesondere solcher, die Schritte wie Zielsetzung, Organisation und Ausführung erfordern

- funktionelle Verluste bis hin zu Einschränkungen der Selbstversorgungsfähigkeiten (ADL), meist in der Reihenfolge: Baden/Körperpflege, Pflege der äußeren Erscheinung, Kleider auswählen, Ankleiden, Mobilität, Toilettenbenutzung, Kommunizieren und Essen
- motorische Apraxie (die Unfähigkeit, motorische Aktivitäten bewusst zu planen und zu koordinieren)
• Zunehmend geringere Stresstoleranzschwelle
Beeinflusst durch (b/d) verringerte zerebrale Integration infolge beeinträchtigter Fähigkeit, Reize wahrzunehmen, Bedeutungen zuzuweisen und Reaktionen zu koordinieren
- Verhaltensweisen charakterisiert durch kognitive und soziale Unzugänglichkeit
- ruheloses Umhergehen (Wandering)
- gewalttätige, agitierte oder ängstliche Verhaltensweisen
- absichtslose Verhaltensweisen
- Rückzugsverhalten oder Vermeidungsverhalten
- zwanghaftes Verhalten
- andere kognitiv oder sozial unzugängliche Verhaltensweisen

Ein Blick auf **Abbildung 8** zeigt auch, dass ein ganzes Bündel von Pflegediagnosen in Betracht kommt, um die vielfältigen Reaktionen bei herausforderndem Verhalten zu benennen. Derartige Bündelungen oder Cluster von Pflegediagnosen werden auch als Syndrompflegediagnosen bezeichnet. Syndrompflegediagnosen ist es eigen, dass sie mehrdimensional sind, einen akuten und langfristigen Verlauf aufweisen können und deren Bezeichnung auf die Ursache des Problems hinweist (Georg, 2014a). Das ist aus den Titeln der Syndrompflegediagnosen Inaktivitäts-/Immobilitätssyndrom, Vergewaltigungssyndrom, Posttraumatisches Stresssyndrom oder Relokationsstresssyndrom erkennbar. Ein solcher Begriff, der die Ursache und Erklärung herausfordernden Verhaltens auf den Punkt bringen würde, ist bislang noch nicht identifiziert. Die eingangs beschriebenen bedürfnis-, stress- und coping-orientierten Ansätze weisen auf Erklärungsmuster von unbefriedigten Bedürfnissen, verminderten Stressschwellen und beeinträchtigtem Coping hin. Bei der Schlaf-Wach-Rhythmus-Umkehr kommt als viertes Erklärungsmuster die „Desynchronisation" ins Spiel, die aus dem Takt geratene circadiane und ultradiane Körperrhythmen beschreibt und auf Störungen im circadianen System als Ursache verweist (Georg, 2009a). Da eine einheitliche Beschreibung herausfordernden Verhaltens bei Menschen mit Demenz in Form einer Syndrompflegediagnose bislang noch aussteht, fasst der folgende **Kasten 4** einen vorläufigen Entwurf zusammen, als Basis für eine Diskussion und Weiterentwicklung durch die Gemeinschaft der Pflegewissenschaftlerinnen und Pflegewissenschaftler.

Kasten 4: Entwurf der Beschreibung einer Syndrompflegediagnose für herausforderndes Verhalten bei Menschen mit Demenz

---

Titel: Neurobehaviorales Stresssyndrom

Definition: Ein Bündel von Verhaltensweisen, das von Betroffenen und deren Umgebung als herausfordernd und belastend erlebt wird und infolge von unbefriedigten Bedürfnissen, einer verminderten Stressschwelle, beeinträchtigten Copingfähigkeiten und/oder circadianer Desynchronisation auftreten kann.

Einflussfaktoren:
- unbefriedigte Bedürfnisse
- verminderte Stresstoleranzschwelle
- beeinträchtigte Copingfähigkeiten
- Desynchronisation
- neurokognitive Störungen

Symptome/Merkmale
- PD Selbstvernachlässigung, Gegenstände horten
- Gestörtes Essverhalten, exzessives Essen/Trinken
- PD Risiko einer Mangelernährung/Überernährung
- PD SVD Nahrungsaufnahme
- PD SVD Sich-Kleiden, unangemessenes An-/Auskleiden
- PD SVD Körperpflege, Abwehr pflegerischer oder anderer unterstützender Maßnahmen
- PD SVD Toilettenbenutzung
- Unangemessenes Urinieren, an unpassenden Orten urinieren
- Unangemessenes Defäzieren (Einkoten, Kotschmieren)
- PD Ruheloses Umhergehen (Wandering), motorische Unruhe, anderen hinterhergehen/nachlaufen, hin und her gehen (engl.: pacing), Hyperaktivität
- PD Risiko eines Weglaufversuchs
- Fatigue, Erschöpfung
- PD Schlafstörung, PD Schlaf-Wach-Rhythmus-Umkehr, Sundowning, nächtliche Unruhe
- PD Gestörte Denkprozesse (Bestehlungs-, Verfolgungs-, Vergiftungswahn) u.a. Wahnvorstellungen
- PD Beeinträchtigte Gedächtnisleistung

- PD Ineffektive Impulskontrolle, allgemeine Erregtheit, sich widersetzen/verweigern, Objekte auseinandernehmen
- PD Orientierungsstörung
- PD Akute Verwirrtheit (Delir)
- PD Chronische Verwirrtheit
- PD Wahrnehmungsstörung, Dinge verkennen
- PD Defizitäres Wissen
- PD Angst, Furcht
- Apathie, Teilnahmslosigkeit
- PD Machtlosigkeit/Hoffnungslosigkeit
- PD Geringes Selbstwertgefühl
- PD Risiko der Vereinsamung
- PD Fremdgefährdende, gegen andere gerichtete Gewalttätigkeit (Beschädigen von Gegenständen, psychisch aggressives Verhalten gegenüber anderen Personen, verbale Aggression (fluchen), an den Haaren ziehen, beißen, fluchen, grabschen, jemandem ein Bein stellen, kneifen, kratzen, mit Gegenständen werfen, mit dem Stock nach jemandem stoßen, schlagen, schubsen, spucken, stechen, stoßen, würgen)
- PD Selbstgefährdende, gegen sich selbst gerichtete Gewalttätigkeit, selbstschädigende, -verletzende Handlungen und autoaggressives Verhalten
- PD Ineffektives Sexualverhalten, sexuelle Enthemmung (körperlich sexuell belästigen, verbal sexuelle Avancen machen, unpassendes Entblößen von Körperteilen, öffentlich masturbieren)
- PD Posttraumatisches Syndrom
- PD Relokationsstresssyndrom
- PD Beeinträchtigte Stimmungsregulation, Antriebslosigkeit, Depression
- PD Stressüberlastung
- PD Übermäßige Vokalisationen (Schreien, Rufen u.a. vokale Auffälligkeiten, merkwürdige Geräusche, ständiges Bitten um Hilfe, repetitive Geräusche/Fragen)
- PD Risiko einer Verletzung (absichtlich stürzen, unpassender Umgang mit Gegenständen, ungeeignete Substanzen essen)

21.3.3
Pflegeinterventionen bei herausforderndem Verhalten

Für die Pflege von chronisch verwirrten oder stressüberlasteten Menschen (mit einer Demenz), bei denen man eine fortschreitend sich verringernde Stressschwelle beobachtet und die infolgedessen gefährdet sind, herausforderndes Verhalten zu zeigen, legt das PLST-Modell sechs Prinzipien der Pflege zugrunde, die in **Tabelle 2** zusammengefasst werden. Diese Grundsätze dienen als Richtschnur des Handelns, die jedoch der individuellen Situation der Klientinnen und Klienten angepasst werden müssen.

Tabelle 2: Sechs Pflegeprinzipien des PLST-Modells und daraus ableitbare Interventionen (Quellen: Lindsey & Buckwalter, 2009, S. 24; Smith, 2016, S. 133)

Sechs Pflegeprinzipen	Interventionen
1. Maximieren eines sicheren Funktionierens durch prothetische Unterstützung bei Ausfällen oder Verlusterlebnissen	• ruhig, beständig und mit vertrauter Routine handeln • Vermeiden von Versuchen, den Betroffenen sein Handeln begründen zu lassen oder ihn aufzufordern, sich „mehr anzustrengen" oder „zusammenzureißen" • Vermeiden, neue (komplexe) Fertigkeiten vermitteln zu wollen • Variieren von stark und schwach stimulierenden Reizen • Begrenzen von Wahlentscheidungen entsprechend den Fähigkeiten • Einplanen von Ruheperioden während des Tages • Anpassen von Aktivitäten und Reizen entsprechend den Stressreaktionen • Einschätzen möglicher körperlicher Stressoren (z. B. Durst, Erschöpfung, Harndrang, Hautjucken, Hunger, Infektionen, Übelkeit, Schmerzen)
2. Anbieten bedingungsloser positiver Wertschätzung und Achtung	• Verwenden einer einfachen, verständlichen Sprache • Anwenden sanfter Berührungen • Ausschließen negativer Kommentare oder Korrekturen • Nutzen von Ablenkung oder Annahme anstelle von Auseinandersetzungen • Ermöglichen von Selbstversorgungsaktivitäten, wie Ausscheiden, Essen, Waschen, sich kleiden und pflegen, mit minimaler Führung und/oder Übernahme von Aktivitäten, nach eigenen Fähigkeiten abzuschließen

Tabelle 2: *Fortsetzung*

Sechs Pflegeprinzipen	Interventionen
3. Nutzen von Angstreaktionen, um Vermeidungsverhalten, Aktivitäts- und Stimulationsniveaus zu beurteilen und um Aktivitäten und Anregungen zu steuern	• Achten auf frühe Zeichen ängstlichen Verhaltens, wie mit dem Fuss wippen, hin- und hergehen (pacing), besorgtem Gesichtsausdruck • Dokumentieren der Aktivitäten und Tageszeiten, zu denen ängstliches Verhalten auftrat
4. Anleiten von pflegenden Angehörigen und Betreuungspersonen, Patienten zu beobachten und ihnen zuzuhören	• sorgfältig bei wiederholten Ausdrücken, Jargon oder Dialektbegriffen hinhören • Achten auf sich wiederholende Verhaltensweisen, die auf Angst hinweisen (z. B. Suchen nach verlorenen Gegenständen)
5. Anpassen der Umgebung, um Betroffene bei Verlusterlebnissen oder Ausfällen zu unterstützen und deren Gefühl der Sicherheit zu fördern	• Einschätzen der Umgebung wegen drohender Gefahren oder Barrieren • Gefährliche Gegenstände unzugänglich aufbewahren (z. B. Elektrowerkzeuge, Reinigungsmittel, Fahrzeuge, Waffen) • Vereinfachen der Umgebung, um Reize oder Fehlinterpretationen (z. B. durch Spiegel, Bilder, TV oder Unordnung) zu verringern • Anbieten von Orientierungshilfen (z. B. große Uhren, Hinweisschilder, Kalender)
6. Anbieten und sorgen für fortlaufende Beratung, Unterstützung, Versorgung und Problemlösungen für formelle und informelle Betreuungspersonen	• Überweisen an Beratungsstellen und verweisen auf Ressourcen für körperliche und mentale Unterstützung in der Gemeinde bzgl. häuslicher und Tagespflege sowie Selbsthilfe

Quellen: Lindsey & Buckwalter (2009, S. 24) und Smith (2016, S. 133)

Neben diesen handlungsleitenden Prinzipien haben sich noch die folgenden pflegerischen Maßnahmen als wirksam erwiesen, um bei Menschen mit einer chronischen Verwirrtheit Stressreaktionen und Verhaltensstörungen zu kontrollieren und zu verringern:

- Sensorische Stimulation und Förderung durch Musik, tier- und pflanzengestützte Therapie, Aromatherapie, basale Stimulation, Snoezelen, einfache Massagen und rhythmische Einreibungen
- Förderung von sozialen Kontakten durch Erinnerungs- oder Reminiszenzarbeit, Gespräche mit Bewohnern, Fototherapie
- strukturierte Tagesaktivitäten
- Unterstützung durch physikalischen, endogenen und sozialen Zeitgeber (Chronopflege) sowie durch strukturiertes Aktivierungsangebot (Georg, 2014b)
- Förderung des Wohlbefindens durch Schmerz-, Infekt- und Pruritusmanagement, Lösung von Hör- und Sehproblemen, unterstützende Lagerungen sowie Unterstützung bei der Selbstversorgung.

Im Rahmen der Pflegeinterventionsklassifikation (NIC) beschreiben und veranschaulichen Bulechek et al. (2016, S. 93) das „Pflegewissens- und -entscheidungsfindungsmodell" **(Abb. 9)**. Dieses Modell schreibt Pflegenden eine hohe Wissens- und Entscheidungskompetenz zu. Demzufolge können Pflegende auf systematisch strukturierte und elaborierte Wissensbestände in Form von Pflegeklassifikationen für Pflegediagnosen (NANDA), Pflegeinterventionen (NIC) und Pflegeergebnisse (NOC) zurückgreifen. Ausgehend vom Pflegeassessment erkennen und entscheiden Pflegende, welche Pflegediagnosen am genauesten die ermittelten Patienten-

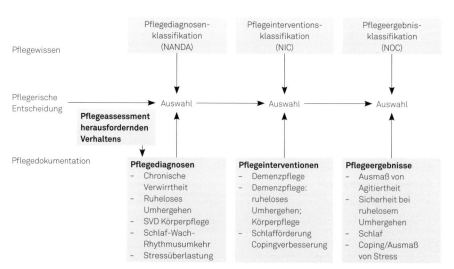

Abbildung 9: Pflegewissens- und -entscheidungsfindungsmodell übertragen auf herausforderndes Verhalten bei Menschen mit Verwirrtheit und Demenz. (Quelle: Modifiziert nach Bulechek et al., 2016, S. 93). Abkürzungen: NANDA = Pflegediagnosenklassifikation, NIC = Pflegeinterventionsklassifikation, NOC = Pflegeergebnisklassifikation.

informationen zusammenfassen. Basierend auf den ermittelten Pflegediagnosen, wählen Pflegende passende Pflegeinterventionen und einzelne Pflegeaktivitäten aus. Mit diesen erwarten und prognostizieren sie, die vereinbarten Pflegeziele und angestrebten Pflegeergebnisse zu erreichen.

Die Pflegeinterventionsklassifikation bietet in ihrem Anhang einen Part, der es erlaubt, identifizierte Pflegediagnosen mit prioritären, empfehlenswerten oder optionalen Pflegeinterventionen zu verknüpfen. Passend zur Pflegediagnose „chronische Verwirrtheit" empfehlen die NIC-Autoren prioritär die Pflegeinterventionen „Demenzpflege" und „Validationstherapie". Im folgenden **Kasten 5**

Kasten 5: NIC-Pflegeinterventionen bei chronischer Verwirrtheit

Empfohlene und **prioritäre** Interventionen zur Lösung des Problems:
- Angstminderung
- Anwesenheit
- Beruhigung
- **Demenzpflege**
- Demenzpflege: Körperpflege
- Demenzpflege: ruheloses Umhergehen
- Emotionale Unterstützung
- Energiemanagement
- Erinnerungstherapie
- Familienbeteiligungsförderung
- Familienunterstützung
- Gedächtnistraining
- Humor
- Kognitive Stimulation
- Milieutherapie
- Musiktherapie
- Pflegeassessment
- Räumliche Einschränkung
- Realitätsorientierung
- Risikoabschätzung
- Schlafförderung
- Stimmungsmanagement
- Umgebungsmanagement
- Umgebungsmanagement: Sicherheit
- **Validationstherapie**
- Wahnmanagement

Zusätzliche optionale Interventionen:
- Beschäftigungstherapie
- Bewegungsförderung
- Entscheidungsfindungsunterstützung
- Freizeittherapie
- Gesundheitssystemorientierung
- Halluzinationsmanagement
- Kognitive Restrukturierung
- Körperliche Fixierung
- Kunsttherapie
- Medikamentöse Ruhigstellung
- Medikationsmanagement
- Patientenrechtsschutz
- Relokationsstress: Reduktion
- Sturzprävention
- Tiergestützte Therapie

(Quelle: Bulechek et al., 2016, S. 1040–1041)

werden alle von den NIC-Autoren für die Pflegediagnose „chronische Verwirrtheit" priorisierten und empfohlenen oder optionalen Pflegeinterventionen zusammengefasst. Sie bieten eine „Werkzeugkiste", aus der Pflegende für ihren individuellen Fall die passenden Pflegeinterventionen und -aktivitäten auswählen und in einem individualisierten und personzentrierten Pflegeplan zusammenstellen und ausführen können.

Die für die Pflegediagnose chronische Verwirrtheit priorisierte Pflegeintervention „Demenzpflege" wird von Bulechek und Autorenteam (2016, S. 280) als „Bereitstellung einer angepassten Umgebung für den Patienten mit chronischer Verwirrtheit" definiert und im folgenden **Kasten 6** zusammengefasst. Sie empfiehlt sich als Basisintervention für Menschen mit einer Demenz. Einzelne ihrer Pflegeaktivitäten können auch als Pflegemaßnahmen für Menschen mit herausforderndem Verhalten genutzt werden. Die NIC-Autoren beschreiben diese mit den folgenden 45 Pflegeaktivitäten. Aus denen können die Pflegenden wählen, welche Aktivitäten ihnen geeignet erscheinen, um herausforderndem Verhalten bei Menschen mit Demenz vorzubeugen, es zu verringern oder zu beenden.

Kasten 6: Pflegeintervention: Demenzpflege

Pflegeaktivitäten

Demenzpflege

Definition: Bereitstellung einer angepassten Umgebung für den Patienten mit chronischer Verwirrtheit.

Pflegeaktivitäten

- Feststellen von Art und Ausmaß des kognitiven Defizits/der kognitiven Defizite unter Anwenden eines standardisierten Assessment-Instruments
- Überwachen des kognitiven Funktionierens unter Anwenden eines standardisierten Assessment-Instruments
- Feststellen der Erwartungen an das Verhalten des Patienten gemäß seinem kognitiven Zustand
- Sorgen für eine reizarme Umgebung (z. B. leise, beruhigende Musik, beschauliche, einfache, vertraute Dekormuster sowie Leistungsansprüche, die die kognitiven Verarbeitungsfähigkeiten nicht überfordern, und Mahlzeiten in kleinen Gruppen)
- Sorgen für eine adäquate, blendfreie Beleuchtung
- Ermitteln und Beseitigen potenzieller Gefahren in der Umgebung des Patienten

- Anlegen eines Armbands mit Identifizierungsdaten beim Patienten
- Sorgen für eine konstante physische Umgebung und Tagesroutine
- Vorbereiten einer Interaktion durch Blickkontakt und Berührung, soweit angemessen
- Vorstellen der eigenen Person bei der Kontaktaufnahme
- Ansprechen des Patienten zu Beginn einer Interaktion deutlich mit seinem Namen sowie langsames Sprechen
- Erteilen von stets einer Anweisung auf einmal
- Sprechen in deutlicher, leiser, freundlicher und respektvoller Tonlage
- Einsetzen von Ablenkung statt Konfrontation, um das Verhalten steuern
- Sorgen für bedingungslos positive Aufmerksamkeit [und Wertschätzung]
- Vermeiden von Berührung und Nähe, falls dies Stress oder Angst auslöst
- Sorgen für Betreuungspersonen, die dem Patienten vertraut sind (z. B. Vermeiden häufiger Rotationen der zuständigen Pflegepersonen auf Station)
- Vermeiden nicht vertrauter Situationen, wenn möglich (z. B. Zimmerwechsel und Termine ohne die Anwesenheit vertrauter Personen)
- Sorgen für Ruhephasen, um Müdigkeit/Erschöpfung zu verhindern und Stress abzubauen
- Überwachen von Ernährung und Gewicht
- Sorgen für ausreichend Raum, damit sich der Patient gefahrlos bewegen und umhergehen kann
- Vermeiden, den Patienten durch Fragen nach seiner Orientierung zu frustrieren, wenn deutlich ist, dass er diese Fragen nicht beantworten kann
- Sorgen für Hinweise, wie etwa aktuelle Ereignisse, Jahreszeit, Aufenthaltsort und Namen, um die Orientierung zu unterstützen
- Setzen des Patienten zu den Mahlzeiten an einen kleinen Tisch in Gruppen von drei bis fünf Personen, soweit angemessen
- Dem Patienten ermöglichen, auf Wunsch auch allein zu essen
- Sorgen für Fingerfood, um eine ausreichende Ernährung eines Patienten zu gewährleisten, der sich zum Essen nicht hinsetzt
- Sorgen für eine allgemeine Orientierung des Patienten hinsichtlich der aktuellen Jahreszeit durch entsprechende Hinweise (z. B. Urlaubsdekorationen, saisonale Dekorationen sowie Aktivitäten und Zugang zu begrenzten Bereichen im Freien)
- Reduzieren des Lärmpegels, indem Pager und klingelnde oder summende Rufzeichen vermieden werden
- Auswählen von Fernseh- oder Radioprogrammen auf der Grundlage der kognitiven Verarbeitungsfähigkeiten und Interessen des Patienten

- Auswählen der Eins-zu-eins-Aktivitäten oder Gruppenaktivitäten auf der Grundlage der kognitiven Verarbeitungsfähigkeiten und Interessen des Patienten
- Beschriften bekannter Fotos mit den Namen der darauf abgebildeten Personen
- Auswählen von Kunstgegenständen für Patientenzimmer mit Landschaften, Stillleben oder anderen vertrauten Bildern
- Bitten an Familienmitglieder und Freunde richten, den Patienten nur allein oder zu zweit zu besuchen, um die Stimulation zu begrenzen, falls notwendig
- Erörtern mit der Familie und Freunden, wie sie mit dem Patienten am besten interagieren können
- Unterstützen der Familie, zu verstehen, dass es dem Patienten u. U. unmöglich ist, Neues zu erlernen
- Einschränken der Anzahl an Auswahlmöglichkeiten für den Patienten, um ihn nicht zu verängstigen
- Sorgen für Grenzen, wie etwa rotes oder gelbes Klebeband am Boden, wenn keine reizarmen Räumlichkeiten („low stimulus unit") verfügbar sind
- Anbringen des Namens des Patienten in Großbuchstaben an seiner Zimmertür und Kleidung, soweit notwendig
- Verwenden weiterer Symbole außer Buchstaben, um den Patienten zu unterstützen, sein Zimmer, die Toilette oder andere Bereiche sicher zu lokalisieren
- Sorgfältiges Überwachen auf physiologische Ursachen verstärkter Verwirrtheit, die akut und reversibel sein können
- Entfernen oder Abdecken von Spiegeln, wenn der Patient durch sie verängstigt oder agitiert wird
- Erörtern von Angelegenheiten der häuslichen Sicherheit und Interventionen.

(Quelle: Bulechek et al., 2016, S. 280)

Die Erkenntnisse aus der Forschung zur Pflege von Menschen mit Demenz bieten eine Menge Anregungen, um über das Phänomen des herausfordernden Verhaltens bei Menschen mit seelischen Erkrankungen weiter nachzudenken. Sicher können die Ergebnisse dieser Überlegungen nützlich sein für die pflegerische Begleitung von Menschen mit seelischen Erkrankungen. Da Denken auch Überschreiten heißt, wie es Ernst Bloch einst so treffend formuliert hat, ist es für psychiatrisch Pflegende notwendig, an die Türen ihrer gerontopsychiatrischen Pflege zu klopfen und voneinander zu lernen. Möge der Wissens- und Erfahrungstransfer von der Demenz-Pflege zur Psychiatrie-Pflege zukünftig Episoden herausfordernden Verhaltens verringern.

21.4
Literatur

Algase, D. L., Beck, C., Kolanowski, A., Whall, A. L., Berent, S., Richards, K. C. & Beattie, E. (1996). Need-driven dementia-compromised behavior: An alternative view of disruptive behavior. *American Journal of Alzheimers's Disease, 11*(10), 12–19.

Barrick, A. L., Rader, J., Hoeffer, B., Sloan, P. D. & Biddle, S. (Hrsg.). (2021). *Körperpflege ohne Kampf* (2. Aufl.). Hogrefe.

Bartholomeyczik, S., Halek, M., Sowinski, C., Besselmann, K., Dürrmann, P., Haupt, M. & Zegelin, A. (2007). *Rahmenempfehlungen zum Umgang mit herausforderndem Verhalten bei Menschen mit Demenz in der stationären Altenhilfe.* Bundesministerium für Gesundheit.

Becker, S., Kaspar, R. & Kruse, A. (2010). *H.I.L.DE. Heidelberger Instrument zur Erfassung der Lebensqualität demenzkranker Menschen.* Huber.

Bulechek, G. M., Butcher, H. K., Mc Closkey-Dochterman, J. & Wagner, C. (2016). *Pflegeinterventionsklassifikation (NIC).* Hogrefe.

Cohen-Mansfield, J. (1991). *Instruction Manual for the Cohen-Mansfield Agitation Inventory (CMAI).* The Research Institute of the Hebrew Home of Greater Washington.

Cohen-Mansfield, J. (2000). Use of patient characteristics to determine non-pharmacological interventions for behavioral and psychological symptoms of dementia. *International Psychogeriatrics, 12*(1), 373–380.

Cohen-Mansfield, J. (2001). Non-pharmacologic interventions for inappropriate behaviors in dementia: A review, summary, and critique. *American Journal of Geriatric Psychiatry, 9*(4), 361–381.

Doenges, M., Moorhouse, M. F. & Murr, A. C. (2019). *Pflegediagnosen und Maßnahmen* (6. Aufl.). Hogrefe.

Doenges, M., Moorhouse, M. F. & Murr, A. C. (2024). *Pflegediagnosen und Maßnahmen* (7. Aufl.). Hogrefe.

Dröes, R. M. (1991). *Effecten van Psychosociale Behandlingsvormen bij SDAT-Patiente. In Beweging. Over Psychosociale Hulpverlening aan Demente Ouderen* [unveröffentlichte Dissertation]. Uitgeverj Intro.

Georg, J. (2009a). Aus dem Takt. *NOVA, 40*(1), 18–21.

Georg, J. (2009b). Außer Kontrolle geraten. *NOVA, 40*(12), 14–16.

Georg, J. (2014a). Syndrom-Pflegediagnosen und geriatrische Syndrome. *NOVAcura, 45*(9), 46–49.

Georg, J. (2014b). Naturgestützte Chronopflege bei schlafgestörten Menschen mit Demenz. In J. Gilliard & M. Marshall (Hrsg.), *Naturgestützte Pflege von Menschen mit Demenz* (S. 187–202). Huber.

Georg, J. (2016). Das PLST-Modell und Stressreduzierende Pflege. In P.T.M. Smith (Hrsg.), *Stressreduzierende Pflege von Menschen mit Demenz* (S. 227–235). Hogrefe.

Georg, J. (2019a). Pflegediagnosen, gegliedert nach dem neuen Pflegebedürftigkeitsbegriff und SIS. In M.E. Doenges, M.F. Moorhouse & A.C. Murr (Hrsg.), *Pflegediagnosen und Maßnahmen* (6. Aufl., S. 1234–1244). Hogrefe.

Georg, J. (2019b). Pflegediagnosen, gegliedert nach Gordons funktionellen Gesundheitsverhaltensmustern. In M.E. Doenges, M.F. Moorhouse & A.C. Murr (Hrsg.), *Pflegediagnosen und Maßnahmen* (6. Aufl., S. 1158–1165). Hogrefe.

Georg, J. (2021). Stress provozierende und reduzierende Pflege. In A.L. Barrick, J. Rader, B. Hoeffer, P.D. Sloan & S. Biddle (Hrsg.), *Körperpflege ohne Kampf* (2. Aufl., S. 365–380). Hogrefe.

Gogl, A. (Hrsg.). (2014). *Selbstvernachlässigung bei alten Menschen. Vom Phänomen zum Pflegehandeln*. Huber.

Gordon, M. (2013). *Pflegeassessment Notes*. Huber.

Gordon, M. & Georg, J. (2020). *Handbuch Pflegediagnosen* (6. Aufl.). Hogrefe.

Halek, M. & Bartholomeyczik, S. (2009). Assessmentinstrument für die verstehende Diagnostik bei Demenz: Innovatives demenzorientiertes Assessmentsystem (IdA). In S. Bartholomeyczik & M. Halek (Hrsg.), *Assessmentinstrumente in der Pflege. Möglichkeiten und Grenzen* (2. Aufl., S. 94–104). Schlütersche.

Hall, G.R. (1991). Altered Thought Processes: Dementia. In M. Maas, K.C. Buckwalter & M. Hardy (Eds.), *Nursing diagnoses and interventions for the elderly* (pp. 332–347). Addison Wesley.

Hall, G.R. & Buckwalter, K.C. (1987). Progressively lowered stress threshold: A conceptual model of care of adults with Alzheimer's disease. *Archives of Psychiatric Nursing, 1*(6), 399–406.

Herdman, H., Lopes, C.T. & Kamitsuru, S. (Hrsg.). (2022). *NANDA-International Pflegediagnosen. Definitionen und Klassifikation 2021–2023* (3. Aufl.). Recom.

James, I.A. & Gibbons, L. (Eds.). (2019). *Communication Skills for Effective Dementia Care*. JKP.

James, I.A. & Jackman, L. (2019). *Herausforderndes Verhalten bei Menschen mit Demenz* (2. Aufl.). Hogrefe.

James, J., McKenzie, I. & Hope, A. (2013). *Newcastle Checklist for Behaviours that Challenge (NCheck)*. Newcastle upon Tyne: Department of Clinical Psychology, Campus for Aging and Vitality.

Kaufer, D. I., Cummings, J. L., Christine, D., Bray, T., Castellon, S., Masterman, D., MacMillan, A., Ketchel, P. & DeKosky, S. T. (1988). Assessing the impact of neuropsychiatric symptoms in Alzheimer's disease: The Neuropsychiatric Inventory Caregiver Distress Scale. *Journal of the American Geriatrics Society, 46*(2), 210–215.

Kitwood, T. (2019). *Der person-zentrierte Ansatz im Umgang mit verwirrten Menschen* (8. Aufl.). Hogrefe.

Kitwood, T. & Brooker, D. (Hrsg.). (2022). *Der person-zentrierte Ansatz im Umgang mit verwirrten, kognitiv beeinträchtigten Menschen* (9. Aufl.). Hogrefe.

Kleiner, J. (2009). Herausforderndes Verhalten. *NOVA, 40*(10), 28–30.

Kolanowski, A. M. (1999). An Overview of the Need-Driven Dementia-Compromised Behavior Model. *Journal of Gerontological Nursing, 25*(9), 7–9.

Kovach, C. R., Noonan, P. E., Schlidt, A. M. & Wells, T. (2005). A model of consequences of need-driven, dementia-compromised behavior. *Journal of Nursing Scholarship, 37*(2), 134–140.

Lindsey, P. L. & Buckwalter, K. C. (2009). Psychotic Events in Alzheimer's Disease. *Journal of Gerontological Nursing, 35*(8), 20–27.

Nau, J., Walter, G. & Oud, N. E. (2019). *Aggression, Gewalt und Aggressionsmanagement* (2. Aufl.). Hogrefe.

Nelson, A. L. & Algase, D. L. (Eds.). (2007). *Evidence-Based Protocols for Managing Wandering Behaviors*. Springer Publ.

Riesner, C. (Hrsg.). (2014). *Dementia Care Mapping (DCM). Evaluation und Anwendung im deutschsprachigen Raum*. Hogrefe.

Smith, P. T. M. (2016). *Stressreduzierende Pflege von Menschen mit Demenz*. Hogrefe.

Teri, L., Truax, P., Logsdon, R., Uomoto, J., Zarit, S. & Vitaliano, P. P. (1992). Assessment of Behavioral Problems in Dementia: The Revised Memory and Behavior Problems Checklist. *Psychology and Aging, 7*(4), 622–631.

Urselmann, H.-W. & Georg, J. (2021). *Schreien und Rufen. Herausforderndes Vokalisationsverhalten bei Menschen mit Demenz* (2. Aufl.). Hogrefe.

Wirtz, M. A. (Hrsg.). (2021). *Dorsch – Lexikon der Psychologie* (20. Aufl.). Hogrefe.

Anhang

Nachwort des deutschen Herausgebers

Christoph Müller

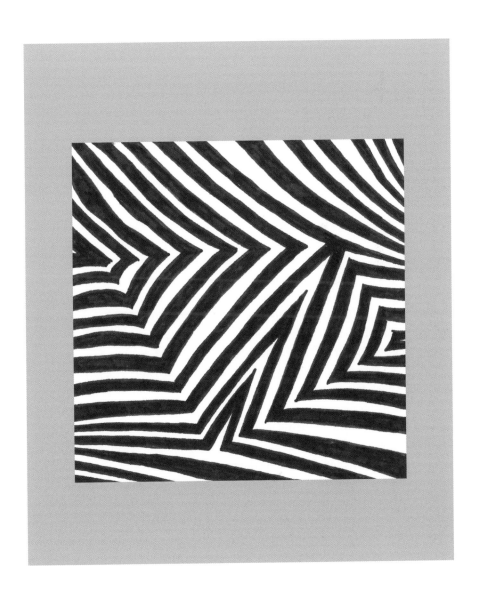

Die zweite Auflage des Buchs „Herausforderndes Verhalten bei Menschen mit psychischen Störungen" haben Sie nun gelesen. Der weitere Impuls, sich mit dem Phänomen des herausfordernden Verhaltens auseinanderzusetzen, wird bei vielen von Ihnen aus der beruflichen Praxis herauskommen. Oder gehören Sie zu denjenigen Menschen, die als An- und Zugehörige immer wieder mit auffälligem Verhalten von Menschen konfrontiert sind, deren Seelen aus dem Gleichgewicht geraten sind? Wie dem auch sei, das Buch bietet Ihnen die Gelegenheit, dem Phänomen des herausfordernden Verhaltens auf den Grund zu gehen und Ihre eigene Haltung zu reflektieren.

Als deutschsprachiger Herausgeber bin ich begeistert, dass die Übersetzung des Buchs von Bo Hejlskov Elvén und Sophie Louise Abild McFarlane in die deutsche Sprache eine unerwartet große Resonanz gefunden hatte. Das Buch wurde nicht nur gut verkauft. Als deutschsprachiger Herausgeber wurde ich in den vergangenen Jahren zu zahlreichen Workshops und Vorträgen in Bildungseinrichtungen und psychiatrische Einrichtungen eingeladen.

Die Veranstaltungen hatten gemeinsam, dass in der konkreten psychiatrischen Arbeit vor Ort eine große Not und Hilflosigkeit herrscht, weil viele Kolleginnen und Kollegen in den vergangenen Jahren das Gefühl hatten und sicher viele auch noch haben, nicht adäquat auf herausforderndes Verhalten reagieren zu können. Insbesondere Entscheidungen des Bundesverfassungsgerichts und anschließende Anpassungen der Unterbringungs- und der Maßregelvollzugsgesetze haben dazu geführt, dass Zwangsmedikationen und freiheitsentziehende Maßnahmen immer seltener stattfinden bzw. richterlich genehmigt werden. So funktionieren traditionelle Reflexe nicht mehr, in der psychiatrischen Versorgung mit Bedarfsmedikationen und Fixierungen zu antworten. Herausforderndes Verhalten führt auf psychiatrischen Stationen in den vergangenen Jahren vermehrt zu vielen Übergriffen gegenüber den psychiatrischen Mitarbeitenden.

Das Buch „Herausforderndes Verhalten bei Menschen mit psychischen Störungen" bietet auch mit der zweiten Auflage in deutscher Sprache keinen „Werkzeugkasten", um in der Begleitung von seelisch angeschlagenen Menschen auffälligem Verhalten begegnen zu können. Der übersetzte Text von Bo Hejlskov Elvén und Sophie Louise Abild McFarlane regt jedoch dazu an, an der eigenen Haltung gegenüber dem Phänomen des herausfordernden Verhaltens zu arbeiten. Die Beiträge aus meiner Feder im Teil IV haben diese Anregungen aufgenommen.

Mehr als drei Jahrzehnte bin ich persönlich in der psychiatrischen Pflege tätig (v.a. in der stationären klinischen Versorgung). Dabei habe ich insbesondere gerontopsychiatrische, allgemeinpsychiatrische und forensisch-psychiatrische Settings kennengelernt. Die Erfahrung zeigt, dass auffälliges Verhalten von seelisch erkrankten Menschen immer wieder und überall auftaucht. Dies liegt offensichtlich in der Natur der Sache. Für psychiatrisch Pflegende, aber auch für An- und Zugehörige ist dies ein Zeichen dafür, sich der Aufgabe einer Auseinandersetzung mit und Reflexion von herausforderndem Verhalten zu stellen.

Forschungen zu herausforderndem Verhalten existieren nur in übersichtlicher Zahl. Dabei stellt sich natürlich die Frage, wieso es lediglich eine begrenzte Forschung auf der einen Seite, ein ständiges Auftreten in der Versorgungswirklichkeit auf der anderen Seite gibt. So bleibt für die psychiatrischen Praktikerinnen und Praktiker die Aufgabe, Erkenntnisse zu herausforderndem Verhalten bei demenziell veränderten Menschen auf die Brauchbarkeit bei seelischen Erkrankungen zu überprüfen. Dass affektive Anpassungsschwierigkeiten oder psychotisches Erleben Wahrnehmungen und die Reaktionen darauf verändern, steht sicher außer Frage. Seelisch erschütterte Menschen haben es verdient, dass sich die unterstützenden Menschen ihnen, ihrem Erleben und ihren Deutungen annähern. Es helfen keine einfachen „Antworten". Vielmehr geht es darum, die erniedrigte Stressschwelle in den Fokus zu nehmen oder herauszufinden, welche Bedürfnisse bei den seelisch erschütterten Menschen nicht befriedigt sind.

Apropos An- und Zugehörige: Herausforderndes Verhalten ist schon im häuslichen Umfeld ein Thema, wie die Beiträge im vierten Buchteil klar herausstellen. So lassen sich auch immer viele vergleichbare Erfahrungen von An- und Zugehörigen sowie von Pflegefachpersonen finden. Beide Gruppen erleben Menschen mit herausforderndem Verhalten in aller Ursprünglichkeit. Was sie unterscheidet, ist die Tatsache, dass An- und Zugehörige schon eine längere gemeinsame Geschichte mit den betroffenen Menschen haben. Insofern steht die Frage im Raum, wie dieser Personenkreis sowie insbesondere Pflegefachpersonen miteinander ins Gespräch kommen können.

Für die Leserschaft sowie für Kolleginnen und Kollegen wird es eine Herausforderung sein, auffälliges Verhalten gemeinsam mit Humor und Heiterkeit zu fühlen und zu denken. „Es gibt nichts zu lachen, wenn seelisch erkrankte Menschen herausforderndes Verhalten zeigen", werden Sie möglicherweise denken. Das Kapitel 19 zeigt jedoch klar auf, dass Humor und Heiterkeit die Chance bieten, ein anderes Verhältnis zu herausforderndem Verhalten zu bekommen. Sie haben das Potenzial, Dinge auf die Spitze zu treiben. Damit wird Absurdität und Skurrilität sichtbar mit der Möglichkeit, Distanz zu gewinnen.

Kennen Sie auch das geflügelte Wort: „Sprache schafft das Bewusstsein"? Im Nachdenken über das auffällige Verhalten seelisch angeschlagener Menschen ist dies sicher besonders augenfällig. Nicht ohne Grund diskutieren wir in der psychiatrischen Versorgung immer wieder über Stigmatisierung und Entstigmatisierung. So müssen wir sicher fragen, ob die Termini des herausfordernden oder des auffälligen Verhaltens passend sind, um ein Phänomen zu beschreiben. Bedenklich sind sicher auch Begriffe wie Systemsprenger oder Grenzgänger, die Thematik wird in Kapitel 20 angesprochen.

Die Urteile des Bundesverfassungsgerichtes sind als ein Schritt in Richtung Humanität und Subjektivität der Begleitung seelisch angeschlagener Menschen zu verstehen. In diese Richtung müssen sicher auch viele Schritte gehen, die in den unterschiedlichen Settings in der psychiatrischen Arbeit, in der Sprache und wo auch immer vollzogen werden.

Bitte verstehen Sie die zweite Auflage des Buchs „Herausforderndes Verhalten von Menschen mit psychischen Störungen" als Einladung, sich als psychiatrisch Tätige, als psychiatrisch Tätiger mit der eigenen Haltung, mit dem eigenen Verständnis des Handelns zu beschäftigen. Menschen, die mit ihrem Verhalten in seelischen Krisen Grenzen des Ertragbaren berühren oder gar überschreiten, haben im aktuellen Moment keine andere Möglichkeit, ihre Not zu zeigen, ihre Sorgen zu artikulieren.

Worte des Danks

Die Arbeit an einem Buch, auch die Arbeit als deutschsprachiger Herausgeber, lebt von Netzwerken. Dazu gehört allen voran Jürgen Georg, der Programmleiter Pflege beim Hogrefe Verlag. Ihm danke ich ganz persönlich für viel Inspiration und Ermutigung, mich mit dem herausfordernden Verhalten von seelisch erkrankten Menschen auseinanderzusetzen. Der Lektorin Martina Kasper danke ich für die fachlich unkomplizierte und persönlich lebhafte Zusammenarbeit an dem Buch. Es war mir ein großes Vergnügen.

Christian Zechert gehört ein Dankeschön, mit dem ich oft ins Gespräch über die Sichtweisen von Angehörigen kommen darf. Es ist stets ein Ausgangspunkt für Überlegungen, wie ich selbst konkret vor Ort, aber auch als Vortragender und Schreibender Impulse weitergeben kann. Mein langjähriger Wegbegleiter Thomas Hax-Schoppenhorst zählt zu denjenigen, welche die Texte als Erste lesen. Ein Vergelt's Gott dafür. Dankbar bin ich auch Lisa-Marina Luciani für viele Diskussionen und gemeinsame Workshops zum Phänomen des herausfordernden Verhaltens, der ich kollegial und freundschaftlich eng verbunden bin. Bei der Wegbegleitung habe ich viel gelernt. Susanne Denizot danke ich für die zentralen Impulse zur richtigen Zeit.

Zum Netzwerk gehören auch die Kolleginnen und Kollegen, mit denen ich bei Workshops, Seminaren und bei Tagungen ins Gespräch kommen konnte. Sie ermöglichen, Ihr ermöglicht immer wieder, dass ich ins Nachdenken komme. An einem Phänomen, das uns allen viel Energie kostet, kommen wir nur weiter, wenn wir gemeinsam Ideen entwickeln und erproben.

Als persönliche Kraftquelle für die Arbeit mit seelisch erkrankten Menschen, aber noch mehr für den gemeinsamen Alltag unterstützt mich meine Gattin Bettina vom Eyser. Sie muss sicher immer wieder herausforderndes Verhalten meinerseits tolerieren. Das Wenigste, was ausgesprochen werden kann, sind Worte des Dankes ihr gegenüber.

Christoph Müller
Wesseling, im Januar 2024

Autor*innen- und Herausgeberverzeichnis

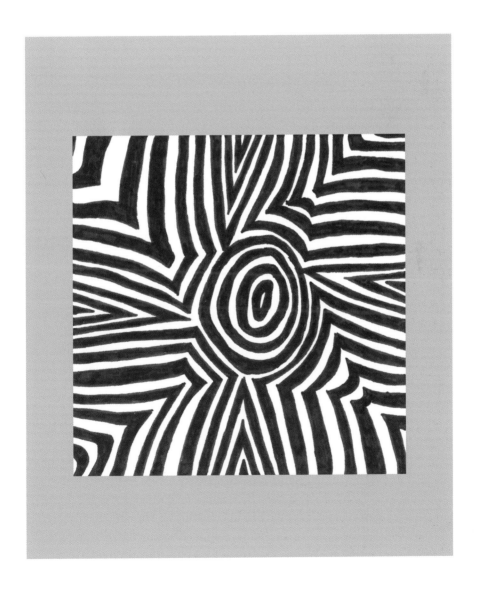

Bo Hejlskov Elvén ist klinischer Psychologe, sein Fachgebiet sind Pflege und Sonderpädagogik, hauptsächlich für Kinder und Erwachsene mit Entwicklungsstörungen wie Autismus, Asperger-Syndrom, ADHS oder geistiger Behinderung; außerdem arbeitet er im psychiatrischen Bereich und in Jugendstrafvollzugsanstalten; Dozent und Consultant zu den Themen „Autismus" und „herausforderndes Verhalten". Die Grundlage seiner Methoden sind die Entwicklungsneuropsychologie, Stress- und Affekttheorie (Low Arousal Approach. Die Methoden konzentrieren sich auf die Änderung des Verhaltens von Mitarbeitenden und Eltern, nicht auf das Verhalten des Servicenutzers oder des Kindes (Lomma & Malmö, Schweden).
Kontakt: bohejlskovj@me.com
Website: www.hejlskov.se

Sophie Abild McFarlane ist Expertin aus Erfahrung in der psychiatrischen Versorgung. Sie arbeitet als Peer-Supporterin auf einer Psychose-Station (Malmö, Schweden).

Christoph Müller (dt. Hrsg.) ist psychiatrisch Pflegender mit langjährigen Erfahrungen in der Geronto-, in der Allgemein- und in der forensischen Psychiatrie in Deutschland, der Schweiz und in Österreich. Seit langen Jahren unterrichtet er nebenberuflich in der Aus-, Fort- und Weiterbildung von Pflegefachpersonen. Im Rahmen von journalistischen und publizistischen Tätigkeiten ist er Redakteur der Zeitschrift „Psychiatrische Pflege" (Hogrefe Verlag, Bern, CH), Mitglied der Pflege-Redaktion bei der Zeitschrift „Dr. med. Mabuse" (Mabuse-Verlag, Frankfurt am Main, D) und ständiger Mitarbeiter bei der Zeitschrift „Psychosoziale Umschau" (Psychiatrie-Verlag, Köln, D). Er verfasste zahlreiche Beiträge in Zeitschriften sowie in Büchern zu den Themen Humor in der Pflege, herausforderndes Verhalten bei seelisch erkrankten Menschen und zu Pflegephänomenen in der psychiatrischen Pflege.
Kontakt: arscurae@web.de

Jürgen Georg ist Pflegefachmann, -lehrer, -wissenschaftler (MScN), Programmleiter Pflege, Dementia Care und Greencare beim Hogrefe Verlag, Bern. Er arbeitete als Pflegefachmann im Gemeinschaftskrankenhaus in Herdecke und in der Humanitären Hilfe für das Komitee Cap Anamur im Südsudan. Nach Lehrerweiterbildung und -studium war er am bfw in Frankfurt als Dozent tätig; danach als Cheflektor für die Bereiche „Pflege und Gesundheit" beim Verlag Ullstein Medical in Wiesbaden und ab 1999 als Programmleiter Pflege beim Verlag Hans Huber

in Bern, bzw. ab 2015 beim Hogrefe Verlag in Bern. Parallel dazu absolvierte er von 1999–2004 das Master-Fernstudium am Royal College of Nursing in London. Er verfasste zahlreiche Publikationen zum Thema Demenz. Er ist nebenamtlich als Dozent und Lehrbeauftragter u. a. für die Themen Pflegeprozess, Pflegediagnostik, Pflegetheorie, herausforderndes Verhalten bei Menschen mit Demenz und Dementia Enabling am Careum Weiterbildung in Aarau, der Berner Fachhochschule sowie der Paracelsus Universität in Salzburg tätig.
Kontakt: juergen.georg@hogrefe.ch

Christian Zechert war als Dipl.-Soziologe 1987–2014 wissenschaftlicher Mitarbeiter in den von Bodelschwinghschen Stiftungen für den Bereich Dokumentation und Qualitätssicherung in der Akutpsychiatrie. Zuvor war er im WLK Lengerich, im Maßregelvollzug Moringen und als Leiter einer neu gegründeten Wohnstätte (Dach e. V.) in Detmold als Sozialarbeiter tätig. An den Fachhochschulen Hannover und Bielefeld (1998–2008) unterrichtete er Sozialarbeit mit dem Schwerpunkt Psychiatrie. Nach der Berentung 2014 war er noch für den Bundesverband der Angehörigen psychisch erkrankter Menschen (BApK) sowie die Aktion Psychisch Kranke in vom BMG finanzierten Projekten bis 2019 tätig. Er verfasste zahlreiche Zeitschriften- und Buchbeiträge zur Sozial- und Gemeindepsychiatrie. Er ist Mitglied der Redaktionen von „Soziale Psychiatrie" und „Psychosoziale Umschau". Er engagierte sich in der „Deutsche[n] Gesellschaft für Soziale Psychiatrie", im „Dachverband Gemeindepsychiatrie" und im „Bundesverband der Angehörigen psychisch erkrankter Menschen". Seine inhaltlichen Schwerpunkte lagen auf Fragen der Vernetzung stationärer und ambulanter Leistungen, der Prävention klinischer und häuslicher Gewalt sowie der Wahrnehmung der Perspektiven Angehöriger von Menschen mit psychischer Erkrankung. Dauerhaft begleitet wurde seine Biografie von drei langjährigen Angehörigenerfahrungen (1970, 1988 und 2015).
Kontakt: zechert@outlook.com

Psychiatrische Pflege
im Hogrefe Verlag

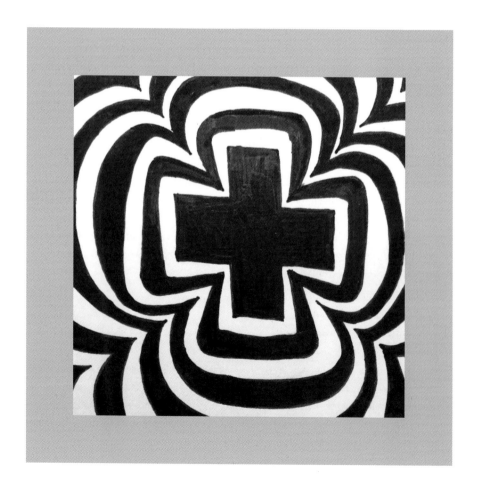

Lehrbuch/Praxishandbuch

Hell, D., Endrass, J., Vontobel, J. & Schnyder, U. (2011). *Kurzes Lehrbuch der Psychiatrie. Das Basiswissen mit Repetitoriumsfragen* (3. Aufl.). Huber.

Hömberg, R. (2006). *Psychosomatik kompakt. Kurzlehrbuch für Pflege- und Gesundheitsberufe* (2. Aufl.). Huber.

Kaufmann-Mall, K. (2016). *Psychologie und Psychiatrie kompakt. Basiswissen für Pflege- und Gesundheitsberufe*. Hogrefe.

Sauter, D., Abderhalden, C., Needham, I. & Wolff, S. (Hrsg.). (2023). *Lehrbuch Psychiatrische Pflege* (4. Aufl.). Hogrefe.

Schädle-Deininger, H. & Wegmüller, D. (2017). *Psychiatrische Pflege. Kurzlehrbuch und Leitfaden für Weiterbildung, Praxis und Studium* (3. Aufl.). Hogrefe.

Smith, G. (2018). *Psychiatrische Pflege – auf einen Blick. Psychische Gesundheit erhalten und fördern*. Hogrefe.

Gerontopsychiatrische Pflege

Rahman, S. & Howard, R. (2019). *Demenz kompakt. Kurzlehrbuch zur Pflege und Versorgung von Menschen mit Demenz*. Hogrefe.

KONZEPTE

Aggression/Gewalt/Missbrauch/Sexualisierte Gewalt/Übergriffe

Baumeister, B. & Beck, T. (2017). *Schutz in der häuslichen Betreuung alter Menschen. Misshandlungssituationen vorbeugen und erkennen – Betreute und Betreuende unterstützen*. Hogrefe.

Bensch, S. (2025). *Horizontale Feindseligkeit unter Pflegenden beenden. Auswege aus der Selbstzerstörung*. Hogrefe.

Fachstelle für Gleichstellung, Frauenklinik Maternité & Verein Inselhof Triemli. (2010). *Häusliche Gewalt erkennen und richtig reagieren. Handbuch für Medizin, Pflege und Beratung* (2. Aufl.). Huber.

Nau, J., Walter, G. & Oud, N. E. (2018). *Gewaltfreie Pflege. Praxishandbuch zum Umgang mit aggressiven und potenziell gewalttätigen Patienten*. Hogrefe.

Nau, J., Walter, G. & Oud, N. E. (Hrsg.). (2019). *Aggression, Gewalt und Aggressionsmanagement. Lehr- und Praxishandbuch zur Gewaltprävention für Pflege-, Gesundheits- und Sozialberufe* (2. Aufl.). Hogrefe.

Tschan, W. (2012). *Sexualisierte Gewalt. Praxishandbuch zur Prävention sexueller Grenzverletzungen bei Menschen mit Behinderungen*. Huber.

Tschan, W. (2024). *Sexualisierte Gewalt und Trauma*. Huber.

Angst

Forsyth, J. P. & Eifert, G. H. (2018). *Mit Ängsten und Sorgen erfolgreich umgehen*. Hogrefe.

Hax-Schoppenhorst, T. & Kusserow, A. (Hrsg.). (2014). *Das Angst-Buch für Pflege und Gesundheitsberufe*. Huber.

Beziehungen/Soziale Interaktion/Einsamkeit

Bauer, R. (2018). *Beziehungspflege. Kongruente Beziehungsarbeit für Pflege-, Sozial- und Gesundheitsberufe* (3. Aufl.). Hogrefe.

Hax-Schoppenhorst, T. (Hrsg.). (2018). *Das Einsamkeits-Buch. Wie Gesundheitsberufe einsame Menschen verstehen, unterstützen und integrieren können*. Hogrefe.

Hax-Schoppenhorst, T. & Herrmann, M. (Hrsg.). (2020). *Treue und Vertrauen*. Hogrefe.

Peplau, H. E. (2009). *Zwischenmenschliche Beziehungen in der Pflege* (2. Aufl.). Huber. [vgr.]

Watzlawik, P., Beavin, J. H. & Jackson, D. D. (2017). *Menschliche Kommunikation. Formen, Störungen, Paradoxien*. Hogrefe.

Depression

Hautzinger, M. (2018). *Ratgeber Depression. Informationen für Betroffene und Angehörige* (2. Aufl.). Hogrefe.

Hax-Schoppenhorst, T. & Jünger, S. (Hrsg.). (2016). *Das Depressions-Buch für Pflege und Gesundheitsberufe*. Hogrefe.

Demenz

Clarke, C. & Wolverson, E. (2019). *Positive Demenzpflege*. Hogrefe.

Held, C. (2018). *Was ist gute Demenzpflege?* (2. Aufl.). Hogrefe.

Held, C. (2024). *Was ist gute Demenzpflege?* (3. Aufl.). Hogrefe. [Plan]

Smith, P. T. M. (2017). *Stressreduzierende Pflege von Menschen mit Demenz*. Hogrefe.

Taylor, R. (2011). *Alzheimer und Ich* (3. Aufl.). Huber.

Taylor, R. (2013). *Hallo Mr. Alzheimer*. Huber.

Taylor, R. (2025). *Alzheimer und Ich* (4. Aufl.). Hogrefe. [Plan]

Familienzentrierung

Wright, L. M., Leahey, M., Shajani, Z. & Snell, D. (2020). *Familienzentrierte Pflege. Lehrbuch für Familienassessment und Interventionen* (4. Aufl.). Hogrefe.

Herausforderndes Verhalten/BPSD

Barrick, A. E. (2021). *Körperpflege ohne Kampf* (2. Aufl.). Hogrefe.
Bonifas, R. (2018). *Mobbing und Bullying unter alten Menschen.* Hogrefe.
Hejlskov Elvén, B. & Abild McFarlane, S. (2020). *Herausforderndes Verhalten bei Menschen mit psychischen Störungen. Praxisbuch für Pflege- und Gesundheitsberufe.* Hogrefe.
Hejlskov Elvén, B. & Abild McFarlane, S. (2024). *Herausforderndes Verhalten bei Menschen mit psychischen Störungen. Praxisbuch für Pflege- und Gesundheitsberufe* (2. Aufl.). Hogrefe.
James, I. A. (2019). *Herausforderndes Verhalten bei Menschen mit Demenz* (2. Aufl.). Hogrefe.
Marshall, M. & Allan, K. (2010). *„Ich muss nach Hause". Ruhelose Menschen mit einer Demenz verstehen.* Huber.
Savaskan, E., Georgescu, D. & Zuniga, S. (2024). *Behaviorale und psychische Symptome der Demenz (BPSD).* Hogrefe.
Urselmann, W. & Georg, J. (2021). *Schreien und Rufen – Herausforderndes Verhalten bei Menschen mit Demenz* (2. Aufl.). Hogrefe.
Weber-Long, S. (2020). *Herausforderndes Verhalten.* Hogrefe.
White, E. (2013). *Sexualität bei Menschen mit Demenz.* Huber.

Humor

Gutmann, J. (2016). *Humor in der psychiatrischen Pflege.* Hogrefe.
Müller, C. (Hrsg.). (2019). *Humor Care.* Hogrefe.

Krise/Trauma

Fastner, M. (2021). *Krisenintervention im pflegerischen Setting.* Hogrefe.
Fringer, A. (2019). *Das Buchser Pflegeinventar für häusliche Krisensituationen (BLiCK).* Hogrefe.
Gschwend, G. (2011). *Notfallpsychologie und Trauma-Akuttherapie* (3. Aufl.). Huber.

Person-zentrierte Pflege/DCM

Brooker, D. (2008). *Person-zentriert pflegen. Das VIPS-Modell zur Pflege und Betreuung von Menschen mit Demenz.* Huber.

Kitwood, T. & Brooker, D. (2022). *Demenz – Der person-zentrierte Ansatz im Umgang mit verwirrten, kognitiv beeinträchtigten Menschen* (9. Aufl.). Hogrefe.

Riesner, C. (Hrsg.). (2014). *Dementia Care Mapping (DCM) – Evaluation und Anwendung im deutschsprachigen Raum.* Huber.

Recovery

Barker, P. & Buchanan-Barker, P. (2020). *Das Gezeiten-Modell. Der Kompass für eine recovery-orientierte, psychiatrische Pflege* (2. Aufl.). Hogrefe.

Watkins, P. N. (2009). *Recovery – wieder genesen können. Ein Handbuch für Psychiatrie-Praktiker.* Huber.

Resilienz

McAllister, M. & Lowe, J. B. (2019). *Resilienz und Resilienzförderung bei Pflegenden und Patienten. Widerstandsfähiger werden trotz widriger Umstände* (2. Aufl.) Hogrefe.

Selbstkonzept/Körperbild

Uschok, A. (Hrsg.). (2016). *Körperbild und Körperbildstörungen. Handbuch für Pflege- und Gesundheitsberufe.* Hogrefe.

Selbstvernachlässigung

Gogl, A. (2014). *Selbstvernachlässigung bei alten Menschen. Von den Phänomenen zum Pflegehandeln.* Huber.

Selbsttötung/Suizid

Böhning, A. (2021). *Assistierter Suizid für psychisch Erkrankte. Herausforderungen für die Psychiatrie und Psychotherapie.* Hogrefe.

Forkmann, T., Teismann, T. & Glaesmer, H. (2014). *Diagnostik von Suizidalität.* Hogrefe.

Leutgelb, V., Steiner, E. & Waibel-Kramme, E. (2019). *Kinder und Jugendliche in suizidalen Krisen*. Hogrefe.

Teismann, T. & Dorrmann, W. (2015). *Suizidgefahr? Ein Ratgeber für Betroffene und Angehörige*. Hogrefe.

Teismann, T. & Dorrmann, W. (2021). *Suizidalität* (2. Aufl.). Hogrefe.

Teismann, T., Koban, C., Illes, F. & Oermann, A. (2016). *Psychotherapie suizidaler Patienten*. Hogrefe.

Wewetzer, C. & Quaschner, K. (2019). *Suizidalität. Leitfaden für Kinder- und Jugendpsychotherapie*. Hogrefe.

Stress/Coping

Hill Rice, V. (2005). *Stress und Coping. Lehrbuch für Pflegepraxis und -wissenschaft*. Huber.

Sucht/Abhängigkeit

Kutschke, A. (2012). *Sucht – Alter – Pflege. Praxishandbuch für die Pflege suchtkranker alter Menschen*. Huber.

Teeson, M., Degenhardt, L. & Hall, W. (2007). *Suchtmittel und Abhängigkeit. Formen – Wirkung – Interventionen*. Huber.

Wolff, M., Looser, W. & Cvetanovska-Pllashniku, G. (Hrsg.). (2021). *Multiprofessionelle Behandlung von Suchterkrankungen. Praxishandbuch für Pflege- und Gesundheitsberufe*. Hogrefe.

Verwirrtheit/Delir

Kitwood, T. & Brooker, D. (2022). *Demenz – Der person-zentrierte Ansatz im Umgang mit verwirrten, kognitiv beeinträchtigten Menschen* (9. Aufl.). Hogrefe.

Rahman, S. (2024). *Delir kompakt*. Hogrefe.

Savaskan, E. & Hasemann, W. (2017). *Leitlinie Delir. Empfehlungen zu Prävention, Diagnostik und Therapie des Delirs im Alter*. Hogrefe.

Scholz, A.-K. & Niepel, A. (2019). *Das CC©-Konzept. Integratives Therapiekonzept für Menschen mit Gedächtnisverlust und neurokognitiven Störungen*. Hogrefe.

Klassifikationen

American Psychiatric Association. (2018). *Diagnostisches und Statistisches Manual Psychischer Störungen (DSM-5)* (2. Aufl.). Hogrefe.

Butcher, H. K., Bulechek, G. M., Dochterman, J. M. & Wagner, C. M. (2024). *Pflegeinterventionsklassifikation (NIC)* (2. Aufl.). Hogrefe.

Moorhead, S., Johnson, M., Maas, M. L. & Swanson, E. (2025). *Pflegeergebnisklassifikation (NOC)* (3. Aufl.). Hogrefe.

Müller Staub, M., Schalek, K. & König, P. (Hrsg.). (2016). *Pflegeklassifikationen. Anwendung in Praxis, Bildung und elektronischer Pflegedokumentation*. Hogrefe.

World Health Organization, Dilling, H., Mombour, W. & Schmidt, M. H. (2015). *Internationale Klassifikation psychischer Störungen* (10. Aufl.). Hogrefe.

Pflegeprozess

Doenges, M. E., Moorhouse, M. F. & Geissler-Murr, A. C. (2024). *Pflegediagnosen und Pflegemaßnahmen* (7. Aufl.). Hogrefe.

Gordon, M. (2013). *Pflegeassessment Notes. Pflegeassessment und klinische Entscheidungsfindung*. Huber. [vgr.]

Gordon, M. & Georg, J. (2020). *Handbuch Pflegediagnosen* (6. Aufl.). Hogrefe.

Gordon, M. & Georg, J. (2025). *Pflegeassessment Notes. Pflegeassessment und klinische Entscheidungsfindung* (2. Aufl.). Hogrefe. (Plan)

May, H., Edwards, P. & Brooker, D. (2011). *Professionelle Pflegeprozessplanung. Person-zentrierte Pflegeplanung für Menschen mit Demenz*. Huber.

Townsend, M. C. & Morgan, K. I. (2024). *Pflegediagnosen und Pflegemassnahmen für die Psychiatrische Pflege. Handbuch zur Pflegeplanerstellung* (4. Aufl.). Hogrefe. (Plan)

Settings

Schmidt-Quernheim, F. & Hax-Schoppenheim, T. (Hrsg.). (2018). *Praxisbuch Forensische Psychiatrie. Behandlung und ambulante Nachsorge im Maßregelvollzug* (3. Aufl.). Hogrefe.

Tschinke, I., Finklenburg, U., Gähler, B. & Konhäuser, T. (2021). *Lehrbuch ambulante Psychiatrische Pflege*. Hogrefe.

Interventionen/Techniken/Skills

Domenig, D. (Hrsg.). (2021). *Transkulturelle und transkategoriale Kompetenz. Lehrbuch zum Umgang mit Vielfalt, Verschiedenheit und Diversity für Pflege-, Gesundheits- und Sozialberufe* (3. Aufl.). Hogrefe.

Frick, J. (2018). *Die Kraft der Ermutigung* (3. Aufl.). Hogrefe.

Germann-Tillmann, T., Merklin, L. & Näf, A. S. (2019). *Tiergestützte Intervention* (2. Aufl.). Hogrefe.
Schneiter-Ulmann, R. & Föhn, M. (Hrsg.). (2020). *Lehrbuch Gartentherapie* (2. Aufl.). Hogrefe.
Stefanoni, S. & Alig, B. (2009). *Pflegekommunikation. Gespräche im Pflegeprozess.* Huber.
Waldboth, V., Suter-Riederer, S., Föhn, M., Schneiter-Ulmann, R. & Imhof, L. (2017). *Pflanzengestützte Pflege.* Hogrefe.
Wengenroth, M. (2022). *Das Leben annehmen. So hilft die Akzeptanz- und Commitment-Therapie (ACT)* (3. Aufl.). Hogrefe.
Werner, S. (2016). *Alltagsbegleiter Notes.* Hogrefe.

Patientenedukation

Klug Redman, B. (2009). *Patientenedukation.* Huber.
Klug Redman, B. (2009). *Selbstmanagement chronisch Kranker.* Huber.
Schieron, M. (2024). *Pflegebezogene Mikroschulungen.* Hogrefe.
Schieron, M., Bücker, C. & Zegelin, A. (2021). *Patienten- und Familienedukation.* Hogrefe.

VIPS/Classics

Peplau, H. E. (2009). *Zwischenmenschliche Beziehungen in der Pflege* (2. Aufl.). Huber. [vgr.]
Schädle-Deiniger, H. (2013). *Ruth Schröck- „Es gibt keinen Grund nichts zu tun". Ausgewählte Werke, Anekdoten und Begegnungssplitter.* Huber.

Professionelle Selbstpflege

Kieser, G. (2021). *Achtsamkeitsbasierte Persönlichkeitsentwicklung. Praxisbuch für Menschen in Gesundheits-, Pflege- und Sozialberufen.* Hogrefe.
Sheridan, C. (2020). *Achtsamkeit und Mitgefühl in der Pflege. Praxisbuch für achtsame und selbstmitfühlende Pflege.* Hogrefe.

FACHZEITSCHRIFT

Hahn, S., Sauter, D. & Zuaboni, G. (Hrsg.). *Psychiatrische Pflege* (6 Hefte/Jahr).
Batra, A., Bühringer, G., Mühlig, S. & Rumpf, H.-J. (Hrsg.). *SUCHT* (6 Hefte/Jahr).

Zusammenstellung: Jürgen Georg (01-2024)

Sachwortverzeichnis

A

Ablenkung 74, 89, 108, 120, 128
Ablenkung, körperliche 119, 121
Absichtsunterstellung 47
Abstandsverringerung, räumlicher 74
Affektdurchbruch 63
Affektregulation 35, 61, 113, 120
- Alltagsphase 64, 113
- Chaosphase 64, 80, 114
- Deeskalationsphase 114
- Eskalationsphase 64, 113
- Modell 63
- Phasen 64
Affektübertragung 71
- Gewinner ist Verlierer 75
- Konfliktrisiko senken 74
- Musterspiegelung im Gehirn 72
- Reaktion auf den Patienten 73
Alltagsanforderungen 83
- Patientenwille, eingeschränkter 84
- übliche 84
Alltagsgestaltung, sinnvolle 42
Anforderungen 30
Anpassungsunvermögen 35
Ansprüche, überhöhte 34
Arbeitsgedächtnis 34
Arbeitsmaterial 133
- Handlungspläne und Fallstudien 139
- Prinzipien 135
Aufforderungen, subtile 88
Aufforderung, unpassend formulierte 110
Ausdauer 35
Autorität, zuerkannte 91
- Autorität gewinnen 93
- Autoritätspersonen kritisieren 95
- Führung 97
- Macht verdienen 93
- Macht verstehen 93
- Meinungsfreiheit 95

B

Bedürfnisse 36, 92, 121
- Erfüllung 123
- Rücksicht 36
- soziale 121
Belohnungszentrum 49
Berührungen, sanfte 74
Bestrafung 48, 58
Bestrafungstendenzen 49
Beteiligungsgefühl 87, 130
Blickkontakt 74

D

Denken, merken und verarbeiten 34

E

Eigenschaften, menschliche 32
- Normalverteilung 32
- Normalverteilungskurve 32
Entspannung 119
Erfolgserlebnisse 56, 58
Erwartungen 33
Erwartungen, überhöhte 30

F

Fähigkeiten 29, 30, 33
- Erwartungen, überhöhte 34
- individuelle 29, 33
- Mitarbeitergrenzen 50
Fallstudien 99, 107, 139
Falschparker-Metapher 104
Festhalten 74, 80, 118
Fixation 80, 81, 119, 149
Freizeitgestaltung, sinnvolle 43
Frühwarnzeichen-Liste 108
Führungsstil 91, 97

G
Geduld 35, 63
Gefühle, ansteckende 71
Gesundheitsverhaltensmuster, funktionelle/ Gordon 214
Gewaltsituationen 118

H
Handlung 34
- im Affekt 62
- Konsequenzen abschätzen 34
- sinngebende 39, 40
Handlungspläne und Fallstudien 99, 107, 139
Handlungsplan, guter 108
Handlungsplan-Schritte 108
Hobbessche Staat 92

I
Impulsen widerstehen 35

K
Konflikte, gewalttätige verhindern 118
Konfliktlösungen 77, 116
- Handlungsplan bei Versagen 79
- Lösungen mit Konflikteskalation 116
- Lösungsversuche 78
- Mehrfach-Fixation 81
- Personal als Gewinner 79
- Zwangsmaßnahmen 80
Konfliktprävention 119
Konfliktsituationen, sich wiederholende 112
Konfliktsituationen verhindern 113
- Alltagsphase 113
- Chaosphase 114
- Deeskalationsphase 114
- Eskalationsphase 113
Körpersprache, ruhige 74

L
Lernen 55
- aus Erfolgen 56, 58
- aus Misserfolgen 55, 56
- Hirnaktivität 56
- Zurechtweisung 57, 58

Low-Arousal-Approach 17, 21, 128, 130

M
Macht 93
Machtlosigkeit 16, 47
- Mitarbeiter 16, 47
- Patienten 16, 31
Maßregelung 57
Meinungsfreiheit 94, 95
Methoden-Fokussierung 115
Misserfolge 55, 56, 58

P
Patientenautonomie, eingeschränkte 83, 84
- Ablenken vers. Grenzsetzung 89
- Gründe 85
- Strategien, sinnvolle 87
- Zustimmung einholen 86
Patientenmotivation 89
Patientenvorbereitung 88
PLST-Modell
- Überlastung, stressbedingte 207
Prinzipien 17, 21, 135
Problemprüfung beteiligter Personen 23
Professionalisierung 115
Psychiatrie 12, 16, 143

Q
Quervain-Effekt 49

R
Raumausgestaltung 42
Regeln, sinnlose 41
Rücksichtnahme 36, 127
Ruhig bleiben 35

S
S3-Leitlinie 144, 145
Selbstbeherrschung 62, 67
- Behalten 67
- Das Beste geben 68
- Strategien 68
- Strategien, alternative 69

Sachwortverzeichnis

- Strategien, negative 68
Sich beruhigen 35, 62, 119
Sinngebung 39, 87
Sozialkompetenz einschätzen 35
Spiegelneuronen 72
Stresstoleranz 35

T

Tagesstrukturierung/-planung 34, 42

U

Umgang, rücksichtsvoller 127
- Beteiligung und Ziele 130
- Details, kleine 130
Umgebung, ruhige 42

V

Verantwortungsabwälzung 50
Verantwortungsträger 46
Verantwortungsübernahme 45, 59

Verhalten, herausforderndes 11, 16
- Einordnung in die Psychiatrie 143
- Teil des Alltags 33
Verhalten, menschliches 29
Verhalten, selbstverletzendes 43, 46
Versorgung, psychiatrische 12
Vertrauen, zerstörtes 112

W

Werkstatt-Metapher 99, 101
- Mechaniker-Ausreden 102
- Pflegepersonal-Ausreden 103
Wutkontrolle 63

Z

Ziele, klare 130
Zugehörigkeitsgefühl 88
Zusammenarbeit 61
Zustimmung 35, 86
Zwangsmaßnahmen 80, 81, 118, 145
- Vermeidung 80